O GRANDE IMPOSTOR

Autora da obra

Insana: Meu mês de loucura (best-seller do *New York Times*)

SUSANNAH CAHALAN

O GRANDE IMPOSTOR

A MISSÃO SECRETA QUE MUDOU NOSSA COMPREENSÃO DA LOUCURA

ALTA/CULT
EDITORA
Rio de Janeiro, 2021

O Grande Impostor

Copyright © 2021 da Starlin Alta Editora e Consultoria Eireli.
ISBN: 978-85-5081-592-3

Translated from original The Great Pretender. Copyright © 2019 by Susannah Cahalan, LLC. ISBN 978-1-5387-1528-4. This translation is published and sold by permission of Grand Central Publishing a division of Hachette Book Group, Inc, the owner of all rights to publish and sell the same. PORTUGUESE language edition published by Starlin Alta Editora e Consultoria Eireli, Copyright © 2021 by Starlin Alta Editora e Consultoria Eireli.

Todos os direitos estão reservados e protegidos por Lei. Nenhuma parte deste livro, sem autorização prévia por escrito da editora, poderá ser reproduzida ou transmitida. A violação dos Direitos Autorais é crime estabelecido na Lei nº 9.610/98 e com punição de acordo com o artigo 184 do Código Penal.

A editora não se responsabiliza pelo conteúdo da obra, formulada exclusivamente pelo(s) autor(es).

Marcas Registradas: Todos os termos mencionados e reconhecidos como Marca Registrada e/ou Comercial são de responsabilidade de seus proprietários. A editora informa não estar associada a nenhum produto e/ou fornecedor apresentado no livro.

Impresso no Brasil — 1ª Edição, 2021 — Edição revisada conforme o Acordo Ortográfico da Língua Portuguesa de 2009.

Erratas e arquivos de apoio: No site da editora relatamos, com a devida correção, qualquer erro encontrado em nossos livros, bem como disponibilizamos arquivos de apoio se aplicáveis à obra em questão.

Acesse o site **www.altabooks.com.br** e procure pelo título do livro desejado para ter acesso às erratas, aos arquivos de apoio e/ou a outros conteúdos aplicáveis à obra.

Suporte Técnico: A obra é comercializada na forma em que está, sem direito a suporte técnico ou orientação pessoal/exclusiva ao leitor.

A editora não se responsabiliza pela manutenção, atualização e idioma dos sites referidos pelos autores nesta obra.

Dados Internacionais de Catalogação na Publicação (CIP) de acordo com ISBD

C132g   Cahalan, Susannah
           O Grande Impostor: a missão secreta que mudou nossa compreensão da loucura / Susannah Cahalan ; traduzido por Wendy Campos. - Rio de Janeiro, RJ : Alta Books, 2021.
           400 p. ; 16cm x 23cm.

           Tradução de: The Great Pretender
           Inclui índice.
           ISBN: 978-85-5081-592-3

           1. Medicina. 2. Saúde mental. I. Campos, Wendy. II. Título.

                                                    CDD 616.89
2021-2657   CDU 613.86

Elaborado por Vagner Rodolfo da Silva - CRB-8/9410

Rua Viúva Cláudio, 291 — Bairro Industrial do Jacaré
CEP: 20.970-031 — Rio de Janeiro (RJ)
Tels.: (21) 3278-8069 / 3278-8419
www.altabooks.com.br — altabooks@altabooks.com.br

Produção Editorial
Editora Alta Books

Gerência Comercial
Daniele Fonseca

Editor de Aquisição
José Rugeri
acquisition@altabooks.com.br

Produtores Editoriais
Illysabelle Trajano
Thales Silva
Thiê Alves

Marketing Editorial
Livia Carvalho
Gabriela Carvalho
Thiago Brito
marketing@altabooks.com.br

Equipe de Design
Larissa Lima
Marcelli Ferreira
Paulo Gomes

Diretor Editorial
Anderson Vieira

Coordenação Financeira
Solange Souza

Produtor da Obra
Maria de Lourdes Borges

Equipe Ass. Editorial
Brenda Rodrigues
Caroline David
Luana Rodrigues
Mariana Portugal
Raquel Porto

Equipe Comercial
Adriana Baricelli
Daiana Costa
Fillipe Amorim
Kaique Luíz
Victor Hugo Morais
Viviane Paiva

Atuaram na edição desta obra:

Tradução
Wendy Campos

Copidesque
Samantha Batista

Revisão Gramatical
Thaís Pol
Hellen Suzuki

Diagramação
Joyce Matos

Ouvidoria: ouvidoria@altabooks.com.br

Editora afiliada à:

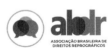

Para aqueles que precisam acreditar

"Você teria que ser louco para se internar voluntariamente em um hospital psiquiátrico."

— *Paixões que Alucinam*, 1963

SOBRE A AUTORA

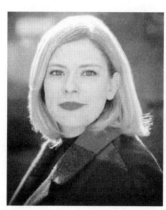

Susannah Cahalan é uma autora premiada, e seu livro *Insana: Meu mês de loucura,* que relata sua batalha contra uma rara doença cerebral autoimune, entrou para a lista de best-sellers do *New York Times.* Ela mora no Brooklyn.

AGRADECIMENTOS

Há cinco anos, quando comecei a pesquisa para este livro, o Dr. E. Fuller Torrey me escreveu um e-mail após nossa primeira reunião: "É um bom projeto para uma leiga, porque você o apresenta com uma nova perspectiva, sem a contaminação da sabedoria reverenciada dos profissionais que até podem saber do que estão falando, mas muitas vezes não sabem." Gosto do sentimento que me traz (o e-mail fica fixado acima da minha mesa) — e, apesar de ter encontrado muitos profissionais que não sabem do que estão falando, encontrei muitos mais que sabem. Esta é uma lista, de maneira alguma definitiva, das muitas pessoas generosas que tiraram um tempo de suas vidas ocupadas para me ajudar a escrever este livro.

Em primeiro lugar, meus sinceros agradecimentos a Florence Keller e LaDoris Cordell, as Mulheres Maravilhosas de Wilkie Way, que me guiaram durante anos pesquisando e escrevendo, fornecendo apoio, sabedoria e conselho. Vocês duas agregaram muito à minha vida e sou eternamente grata por David ter nos unido. Eu não poderia ter escrito este livro sem vocês.

Este não era o livro que eu pretendia escrever inicialmente. Enquanto pesquisava, porém, passei um tempo com o filho de David Rosenhan, Jack, e sua esposa, Sheri, duas pessoas extremamente gentis e generosas. Sou grata pelo seu tempo — é uma alegria conhecê-los.

Adorei as horas passadas com Bill e Maryon Underwood. Foi maravilhoso percorrer a estrada da memória. E, a Harry Lando — a grande nota de rodapé —, obrigada por ser tão aberto e honesto. Espero ter feito justiça às suas experiências.

xii AGRADECIMENTOS

É preciso um pequeno exército para preparar o que está no meu notebook para consumo público. Obrigada à dupla de agentes Larry e Sascha Alper, que ajudaram a conduzir este projeto e a encontrar o lar perfeito. Obrigada à magnífica Millicent Bennett: você é um presente enviado do céu dos escritores e prezo o dia em que nossos caminhos se cruzaram. Obrigada por seu apoio incansável, sua mente brilhante e sua firme convicção neste projeto. Obrigada a Carmel Shaka por nos manter no caminho durante um período muito atribulado. Agradeço à equipe dos sonhos da Grand Central Publishing por defender este livro, especialmente Michael Pietsch, Ben Sevier, o colega Hilltopper Brian McLendon, Karen Kosztolnyik e Beth deGuzman. Agradeço também à equipe de publicidade liderada por Matthew Ballast com a ajuda de Kamrun Nesa e Jimmy Franco e da especialista em mídia social Alana Spendley. Agradeço à equipe de vendas — Ali Cutrone, Alison Lazarus, Chris Murphy, Karen Torres, Melissa Nicholas e Rachel Hairston — pelo entusiasmo inicial (mesmo depois de eu conversar com eles com meu "cérebro de mãe" de gêmeos recém-nascidos). Agradeço à equipe de arte e produção supertalentosa — Albert Tang, Kristen Lemire, Erin Cain, Carolyn Kurek, Laura Jorstad e uma menção especial a Tareth Mitch, que, no final de uma sexta-feira, salvou o dia.

Agradeço aos meus primeiros leitores: Dr. Dominic Sisti, por seu olhar diferenciado sobre o diagnóstico e o papel das instituições (assim como seu apoio ao longo da redação); Dr. Andrew Scull, por me ajudar a entender o lugar de Rosenhan na história e seu entusiasmo contagioso pela pesquisa; Dr. Will Carpenter, por sua perspectiva sobre o lado biológico da psiquiatria; Dr. Len Green, por seu ponto de vista sobre a história da psicologia e a crise de replicabilidade; Dr. Michael Meade, por sua sabedoria geral; Dr. Craig Haney, por ter tempo para me ajudar a entender a gama de horrores que acontecem em casas de detenção e prisões. Agradeço à Dra. Belinda Lennox, que leu um rascunho inicial e pediu que eu fosse um pouco mais gentil com o campo; e obrigada à brilhante Maureen Callahan, que me pressionou a ser um pouco mais exigente. Ada Calhoun e Karen Abbott, minhas amadas Irmãs do Dramalhão, que me ofereceram apoio e entusiasmo quando mais precisei. Panio Gianopoulos, combinação de super-homem e ser humano, que me ajudou a controlar o caos dos primeiros rascunhos; e Karen Rinaldi, que me ajudou a manter minha cabeça erguida. Agradeço ao Dr. Niall Boyce, por me apresentar o conceito de micro-história, e a Allen Goldman, por seu apoio inabalável e clareza durante as etapas finais do livro. Agradeço a Hannah Green, por sua compreensão das complexidades do sistema de justiça criminal, e à Dra. Heather Croy, cuja ajuda com os gêmeos me permitiu terminar este livro. Agradeço também a Shannon Long e Emmett Berg, por sua ajuda na pesquisa; e especialmente à notável Glyn Peterson, que foi além com sua verificação de fatos com olhos de águia.

Um cumprimento especial para a Dra. Deborah Levy e o Dr. Joseph Coyle por me enviarem nessa missão — quem poderia imaginar que um comentário improvisado feito em um restaurante lotado consumiria os cinco anos seguintes de minha vida? Agradeço também ao Dr. Lee Ross, que ajudou a despertar um interesse precoce por Rosenhan e seu famoso estudo.

Agradeço à equipe de Coleções Especiais da Universidade Stanford e à Swarthmore College, por me deixarem acampar por lá e mergulhar em minha pesquisa. À pesquisadora principal do Hospital Haverford, Margaret Schaus, que me forneceu um tesouro de fontes primárias, assim como a Historical Society of Pennsylvania. Agradeço ao Treatment Advocacy Center, especialmente a E. Fuller Torrey e Maree Webster, que me proporcionaram uma visita ao banco de cérebros do Stanley Medical Research Institute. Agradeço também ao Center of Inquiry, por organizar uma viagem de pesquisa estranha e divertida. Obrigada também a Emilie David, da revista *Science,* por sua ajuda na busca de documentos, e agradeço ao DJ Jaffe, por reservar um tempo para me apresentar todos os fatos.

E aos funcionários e pacientes dos seguintes hospitais, obrigada por me receber: McLean Hospital (especialmente o Dr. Bruce Cohen, o Dr. Dost Ongur e o Dr. Joseph Stoklosa), o Santa Clara Valley Medical Center, o Zucker Hillside Hospital e a equipe do Early Treatment Program e do programa PEACE, da Universidade da Pensilvânia (especialmente a Dra. Irene Hurford).

Existem museus alucinantes em todo o país dedicados à história da psiquiatria, mas muitos estão escondidos do público em geral. Agradeço ao assistente social e historiador Dr. Anthony Ortega, por sua visita inesquecível ao Museu do Hospital Estadual de Patton, ao Hospital Bethlem e ao Institute of Living por me permitirem visitar suas coleções.

Obrigada ao Dr. Michael First por ser tão compreensivo; à Dra. Nancy Horn por seu ponto de vista tão apaixonado; à Dra. Janet Williams por trazer o Dr. Robert Spitzer à vida; a Mary Bartlett e Cláudia Bushee por responderem às minhas perguntas intrusivas sobre sua família. Agradeço ao Dr. Allen Frances por sua perspectiva sobre o *DSM*; ao Dr. Gary Greenberg e ao Dr. Ian Cummins por me ajudarem a entender essa história; aos Drs. Ken e Mary Gergen por me proporcionarem um momento de esclarecimento; à Dra. Karen Bartholomew por ir além; obrigada ao Dr. Jeffrey Lieberman pela lição de história em quatro partes; obrigada ao Dr. Matthew State e ao Dr. Steven Hyman por me deixarem empolgada com o futuro do campo; obrigada ao Dr. Chris Frith e ao Dr. Thomas Insel por responderem a muitas perguntas estúpidas com tanta paciência. Obrigada à equipe Watson da IBM (especialmente a Guillermo Cecchi) por me convidar para sua sede. Sou grata a Ron Powers por seu belo livro *No One Cares About Crazy People* e sua cópia com a dedicatória perfeita de *Good Night Moon* [ambos sem publicação no Brasil]. Sou muito grata a Justen Ahren e à comunidade Noepe por me dar um lugar no canto mais bonito do mundo para escrever.

Por suas perspectivas sobre Rosenhan, o homem, obrigada a: Dra. Edith Gelles, Dra. Helena Grzegolowska-Klarkowska, Abbie Kurinsky, Linda Kurtz, Dra. Miv London, Vivian London, Pamela Lord, Harvey Shipley Miller, Dra. Kenneth P. Monteiro, Hank O'Karma e Dr. Lee Shulman.

Por sua perspectiva sobre o psicólogo David Rosenhan, agradeço a: Robert Bartels, Dr. Daryl Bem, Dr. Gordon Bower, Dr. Bruno Breitmeyer, Dr. Allen Calvin, Dr. Gerald Davison, Dr. Thomas Ehrlich, Dra. Phoebe Ellsworth, Drs. Raquel e Ruben Gur, Dra. Eleanor Maccoby, Dr. David Mantell, Bea Patterson, Dr. Henry O. Patterson, Dr. Robert Rosenthal,

Dr. Peter Salovey, Dr. Barry Schwartz, Dr. Martin Seligman, Dr. Ervin Staub e Dr. Philip Zimbardo.

Por suas perspectivas sobre o estudo, obrigada a: Dr. Matthew Gambino, Dr. Peter Gray, Dr. Benjamin Harris, Dr. Voyce Hendrix, Dr. Marc Kessler, Dra. Alma Menn, Dr. John Monahan, Dra. Gina Perry e Dr. Christopher Scribner.

Por sua perspectiva sobre o passado, o presente e o futuro da psiquiatria, agradeço a: Richard Adams, Dr. Justin Baker, Dr. Gary Belkin, Dr. Richard Bentall, Dra. Carol Bernstein, Claire Bien, Dr. Joel Braslow, Dra. Cheryl Corcoran, Dr. Philip Corlett, Dr. Anthony David, Dra. Lisa Dixon, Mark Gale, Dr. Steven Hatch, Dr. Robert Heinssen, Dr. John Kane, Dr. Ken Kendler, Dr. Richard Lamb, Dr. Robert McCullumsmith, Kerry Morrison, Dr. Souhel Najjar, Dr. Stephen Oxley, Dr. Roger Peele, Dr. Thomas Pollack, Dr. Steven Sharfstein, Dra. Kate Termini, Dr. Jim van Os, Dr. Mark Vonnegut e Bethany Yeiser.

Muito obrigada principalmente a Stephen Grywalski. Os últimos quatro anos foram intensos — um casamento, uma discussão com Marie Laveau, um íleo, uma mudança —, você é meu defensor incansável e me deu o maior presente de todos: nossos gêmeos, Genevieve e Samuel. Sem você, nada disso seria possível.

SUMÁRIO

Prefácio xix

Parte Um

1 Imagem Espelhada 3

2 Neilie Bly 13

3 A Sede da Loucura 25

4 Ser São em Lugares Insanos 37

5 Uma Incógnita Envolta em Mistério Dentro de um Enigma 47

Parte Dois

6 A Essência de David 57

7 "Vá com Cuidado, ou Melhor, Não Vá" 67

8 "Posso Não Ser Desmascarado" 79

9 Internado 87

10 Nove Dias Dentro de um Hospício 91

Parte Três

11 Entrando 117

12 ... E Apenas os Insanos Sabiam Quem Era São 129

13 W. Underwood 139

14 Oito Maluco 143

xviii   Sumário

15 Ala 11   157

16 Alma Congelada   165

17 Rosemary Kennedy   173

Parte Quatro

18 O Caçador da Verdade   183

19 "Todas as Outras Perguntas Partem Daí"   193

20 Critério-subversão   203

21 A SCID   211

Parte Cinco

22 A Nota de Rodapé   225

23 É Tudo Coisa da Sua Cabeça   241

24 Sistema de Saúde Mental Sombrio   247

25 O Golpe Final   259

26 Uma Epidemia   277

27 Luas de Júpiter   291

Epílogo   307
Notas   313
Índice   369
Permissões   375

PREFÁCIO

A história a seguir é verdadeira. E ao mesmo tempo não é.

Esta é a primeira internação do paciente nº 5213.[1] O nome dele é David Lurie, um redator publicitário de 39 anos, casado, com dois filhos e que ouve vozes.

O psiquiatra abre a entrevista de admissão com algumas perguntas de orientação: *Qual é o seu nome? Onde você está? Que dia é hoje? Quem é o presidente?*

Ele responde a todas as quatro perguntas corretamente: *David Lurie, Hospital Estadual de Haverford, 6 de fevereiro de 1969, Richard Nixon.*

Então, o psiquiatra pergunta sobre as vozes.

O paciente conta que elas lhe dizem: "Está vazio. Nada dentro. É oco. Faz um barulho oco."

"Você reconhece as vozes?"[2], pergunta o psiquiatra.

"Não."

"São vozes masculinas ou femininas?"

"São sempre homens."

"E você as ouve agora?"

"Não."

"Você acha que elas são reais?"

"Não, tenho certeza que não. Mas não consigo fazê-las parar."

A discussão segue para a vida além das vozes. O médico e o paciente falam sobre os sentimentos latentes de paranoia, insatisfação, de sentir-se de alguma forma inferior a seus colegas. Discutem sua infância como filho de um casal de judeus ortodoxos devotos e seu relacionamento com a mãe, que antes era intenso e depois esfriou ao longo do tempo; falam sobre os problemas conjugais e sua luta para abrandar a raiva que às vezes é dirigida a seus filhos. A entrevista continua dessa maneira por trinta minutos, momento em que o psiquiatra reuniu quase duas páginas de anotações.

O psiquiatra o interna com o diagnóstico de esquizofrenia, tipo esquizoafetivo.

Mas há um problema. David Lurie não ouve vozes. Ele não é um redator publicitário, e seu sobrenome não é Lurie. Na verdade, David Lurie não existe.

O nome da mulher não importa. Apenas imagine alguém que você conhece e ama. Ela tem 20 e poucos anos quando seu mundo começa a desmoronar. Não consegue se concentrar no trabalho, para de dormir, fica inquieta na multidão e depois se isola em seu apartamento, onde vê e ouve coisas que não existem — vozes sem corpo que a deixam paranoica, assustada e irritada. Ela anda de um lado para o outro pelo apartamento até sentir que vai explodir. Então, sai de casa e vaga pelas ruas movimentadas da cidade, tentando evitar os olhares fulminantes dos transeuntes.

A preocupação de sua família aumenta. Eles a acolhem, mas ela foge deles, convencida de que fazem parte de uma conspiração elaborada para destruí-la. Eles a levam para um hospital, onde se desconecta cada vez mais da realidade. Lá ela é contida e sedada pela equipe exausta. Começa a ter "ataques" — seus braços se agitam e seu corpo treme, deixando os médicos perplexos, sem respostas. Eles aumentam as doses de medicamentos antipsicóticos. Exames e mais exames não revelam nada. Ela está cada vez mais psicótica e violenta. Os dias se transformam em semanas. Então ela murcha como um balão furado, subitamente desanimada. Perde a capacidade de ler, escrever e, por fim, para de falar, passando horas olhando fixamente para a tela da televisão. Às vezes, fica agitada e suas pernas sacolejam em estranhos espasmos. O hospital decide que não consegue mais lidar com ela, anotando em seus registros médicos: TRANSFERIR PARA PSIQUIATRIA.

O médico escreve em seu prontuário. Diagnóstico: esquizofrenia.

PREFÁCIO   xxi

*   *   *

A mulher, ao contrário de David Lurie, existe. Eu a vi nos olhos de um menino de 8 anos, de uma mulher de 86 anos e de uma adolescente. Ela também existe dentro de mim, nos cantos mais escuros da minha psique, como uma imagem espelhada do que poderia facilmente ter acontecido comigo aos 24 anos de idade, se eu não tivesse sido poupada da transferência final para a ala psiquiátrica, graças ao talento e a um palpite de sorte de um médico atencioso e criativo que identificou um sintoma físico — inflamação no cérebro — e me salvou do erro no diagnóstico. Se não fosse por essa reviravolta, eu provavelmente estaria perdida dentro do nosso deteriorado sistema de saúde mental ou, pior ainda, seria sua vítima fatal — tudo por causa de uma doença autoimune tratável disfarçada de esquizofrenia.

O imaginário "David Lurie", eu viria a saber, era o "pseudopaciente" original, o primeiro de oito homens e mulheres sãos e saudáveis que, há quase cinquenta anos, se internaram voluntariamente em instituições psiquiátricas para testar em primeira mão se médicos e funcionários seriam capazes de distinguir sanidade de insanidade. Eles faziam parte de um estudo científico famoso e revolucionário que, em 1973, abalaria o campo da psiquiatria e mudaria fundamentalmente o debate nacional sobre saúde mental. Esse estudo, publicado com o título "On Being Sane in Insane Places" [Sobre Ser São em Ambientes Insanos, em tradução livre], reformulou drasticamente a psiquiatria e, ao fazê-lo, provocou um debate não apenas sobre o tratamento adequado dos doentes mentais, mas também sobre como definimos e empregamos o estigmatizado termo *doença mental*.

Por razões, e maneiras, muito diferentes, "David Lurie" e eu desempenhamos papéis paralelos. Fomos embaixadores entre o mundo dos sãos e o mundo dos doentes mentais, uma ponte para ajudar os outros a entender a divisão: o que era real e o que não era.

Ou era o que eu pensava.

Nas palavras do historiador médico Edward Shorter, "A história da psiquiatria[3] é um campo minado". Leitor: cuidado com os estilhaços.

O GRANDE IMPOSTOR

PARTE UM

Demasiada Loucura é o mais divino Juízo
Para um Olhar criterioso
Demasiado Juízo — a mais severa Loucura
É a Maioria que
Nisto, como em Tudo, prevalece
Consente — e és são
Objecta — és perigoso de imediato
E acorrentado.[1]

— Emily Dickinson

1

IMAGEM ESPELHADA

A psiquiatria, como um ramo distinto da medicina, progrediu muito em sua curta vida. Rejeitou as práticas vergonhosas do passado recente — lobotomias, esterilizações forçadas, depósito de gente. Os psiquiatras de hoje ostentam um arsenal variado de medicamentos eficazes e abandonaram amplamente as armadilhas não científicas da baboseira psicanalítica, as mães "esquizofrenogênicas" e "geladeiras" do passado, acusadas de desencadearem a insanidade em seus filhos. Duas décadas depois da virada do século XXI, a psiquiatria agora reconhece que doenças mentais graves são distúrbios cerebrais legítimos.

Apesar de todos os avanços, esse campo ainda está atrás do restante da medicina. A maioria de nossas principais inovações — medicamentos melhores, terapias aprimoradas — já estava disponível na época em que pisamos na lua pela primeira vez. Embora a American Psychiatric Association nos assegure que os psiquiatras são especialmente qualificados para "avaliar os aspectos mentais e físicos dos problemas psicológicos",[1] eles são, como toda a medicina, limitados pelas ferramentas à sua disposição. Até o momento, não existem medidas objetivas consistentes que possam produzir um diagnóstico psiquiátrico definitivo — não há exames de sangue para diagnosticar depressão ou exames cerebrais para confirmar a esquizofrenia. Os psiquiatras confiam nos sintomas observados combinados com o histórico dos pacientes e entrevistas com familiares e amigos para fazer um diagnóstico. Seu órgão de estudo é a "mente", sede da personalidade, identidade e individualidade; portanto, não deve surpreender que seu estudo seja mais impenetrável do que a compreensão, digamos, da biologia do câncer de pele ou da mecânica da doença cardíaca.

"A psiquiatria tem um trabalho difícil.[2] Para obter as respostas que precisamos, a verdade sobre o que realmente está acontecendo, precisamos entender nosso órgão mais complexo, o cérebro", disse o psiquiatra Dr. Michael Meade. "Entender como esse órgão físico dá origem ao fenômeno da consciência, da emoção, da motivação, todas as funções complexas que os seres humanos consideram como a possível distinção entre nós e outros animais."

Doenças como a que "ensandeceu" meu cérebro em 2009 são chamadas de grandes impostoras,[3] porque fazem a ponte entre os mundos médicos: seus sintomas imitam os comportamentos de doenças psiquiátricas como esquizofrenia ou transtorno bipolar, mas esses sintomas têm causas físicas conhecidas, como reações autoimunes, infecções ou alguma outra disfunção detectável no corpo. Os médicos usam termos como *orgânica* e *somática* para descrever doenças como a minha, enquanto doenças psiquiátricas são consideradas *inorgânicas*, *psicológicas* ou *funcionais*. Todo o sistema se baseia nessa distinção, na categorização da doença como uma ou outra, e determina como tratamos os pacientes da parte superior e inferior da escala.

Então, o que *é* doença mental? A questão de como separar a sanidade da loucura, de como definir as doenças mentais, vai além da semântica e da decisão de que tipo de especialista cuidará de você ou de seu ente querido durante um período de intensa necessidade. A capacidade de responder com precisão a essa pergunta molda tudo — desde como medicamos, tratamos, oferecemos seguros-saúde e hospitalizamos até como policiamos e quem escolhemos aprisionar. Quando os médicos me diagnosticaram com uma doença orgânica (física, corporal, *real*) em oposição a uma psiquiátrica (da mente e, portanto, de alguma forma *menos real*), significava que eu receberia tratamentos que salvam vidas, em vez de ser isolada do resto da medicina. Essa separação atrasaria ou atrapalharia os esforços da minha equipe médica para resolver o mistério em meu cérebro e provavelmente levaria à minha incapacidade ou morte. Entretanto, as implicações de uma

Imagem Espelhada 5

decisão como essa não podiam ser maiores, como me disse o psiquiatra Anthony David: "O público leigo ficaria horrorizado ao perceber o quão falho e arbitrário é o diagnóstico médico."[4]

De fato, esse sistema de diagnóstico "falho e arbitrário" tem implicações que mudam a vida de um em cada cinco adultos[5] que vivem nos Estados Unidos e que experimentarão sintomas de doença mental este ano. Afeta ainda com mais urgência os 4% dos norte-americanos[6] que sofrem de doenças mentais graves,[*] um segmento da população cuja vida é, muitas vezes, abreviada[8] em dez a vinte anos. Apesar de todo o nosso progresso médico — do qual fui destinatária direta —, os mais doentes entre nós estão ficando mais doentes.

Mesmo que você seja um dos poucos sortudos que nunca questionou o funcionamento de suas sinapses, essa limitação também o afeta. Afeta como você rotula seu sofrimento, como compara suas excentricidades com o grupo, como compreende a si mesmo. Afinal, os psiquiatras eram conhecidos como alienistas — um termo que transmite a ideia não apenas do status externo dos médicos em relação ao restante da medicina e da alienação dos pacientes de si mesmos, mas também de serem *o outro*. "A loucura assombra a imaginação humana.[9] Ela fascina e assusta ao mesmo tempo. Poucos são imunes a seus terrores", escreveu o sociólogo Andrew Scull em seu livro *Madness in Civilization* [sem publicação no Brasil]. "Ela desafia o nosso senso dos limites do que é ser humano." É inegável: há algo profundamente perturbador em uma pessoa que não compartilha nossa realidade, mesmo que a ciência nos mostre que os mapas mentais que cada um de nós cria em nossos próprios mundos são totalmente únicos. Nossos cérebros interpretam nosso ambiente de maneiras altamente específicas — seu azul pode não ser o meu azul.[10] No entanto, o que tememos é a imprevisibilidade de um "outro" mentalmente doente. Esse medo surge da

---

* Doença mental grave é definida pelo National Institute of Mental Health como "transtorno mental, comportamental ou emocional[7] (...) resultando em grave comprometimento funcional, que interfere substancialmente ou limita uma ou mais atividades importantes da vida".

6   O Grande Impostor

constatação de que, por mais sãos, saudáveis ou normais que acreditemos que somos, nossa realidade também pode ser distorcida.

Antes de completar 24 anos, tudo que eu realmente sabia sobre loucura se resumia à leitura de um exemplar roubado de *Go Ask Alice* [sem publicação no Brasil] na escola primária, a ouvir falar do irmão do meu padrasto diagnosticado com esquizofrenia, ou a desviar os olhos quando passava por uma pessoa sem-teto que lutava com inimigos imaginários. O mais perto que cheguei de encarar a loucura foi quando, como repórter de tabloide, entrevistei um notório sociopata na prisão, cuja inteligência sagaz rendeu uma excelente matéria. A doença mental era cinematográfica: o gênio matemático John Nash, interpretado por Russell Crowe em *Uma Mente Brilhante*, desenhando equações em lousas, ou a sensual borderline de Angelina Jolie em *Garota Interrompida*. Parecia quase atraente, algum tipo de clube privado perturbado, mas sofisticado.

E então veio minha doença, a encefalite autoimune que me devastaria, roubando brevemente minha sanidade mental e mudando minha vida. Fragmentos vívidos daquele tempo permanecem comigo uma década depois, cacos de minhas próprias memórias, histórias de minha família ou meus registros médicos: primeiro, a depressão e os sintomas de gripe, a psicose, a incapacidade de andar ou falar, as punções lombares, a cirurgia no cérebro. Lembro-me vividamente dos percevejos imaginários, que eu acreditava terem infestado meu apartamento; das minhas crises na redação do *New York Post*; de quase pular pela janela do apartamento do terceiro andar de meu pai; das enfermeiras, que eu estava convencida de serem, na verdade, repórteres disfarçadas, enviadas para me espionar; dos olhos flutuantes que me aterrorizavam no banheiro; da crença de que poderia envelhecer as pessoas com a minha mente. Lembro-me também do psiquiatra presunçoso e impassível que me tratou no hospital, me chamando de "caso interessante" e me administrando o que mais tarde descobriríamos que eram quantidades desnecessárias de medicamentos antipsicóticos. Foi nessa época que a equipe médica começou a desistir do meu caso, e as palavras TRANSFERIR PARA PSIQUIATRIA começaram a aparecer em meus registros médicos.

Minha família, como muitas antes, lutou contra a tirania do rótulo de doença mental. Meus pais eram resolutos: eu estava *agindo como* louca, claro, mas *eu* não era louca. Havia uma diferença. Eu poderia parecer violenta, paranoica e delirante, mas estava doente. Não era *eu*. Alguma coisa se apoderara de mim da mesma maneira que a gripe, o câncer ou a má sorte. Mas quando os médicos não conseguiram encontrar imediatamente uma causa física, nada de concreto para identificar e tratar como uma infecção ou tumor, o foco mudou. Eles consideraram um possível diagnóstico de transtorno bipolar e depois um de transtorno esquizoafetivo, à medida que minha psicose se intensificava. Dados meus sintomas, o diagnóstico dos psiquiatras fazia sentido. Eu estava alucinando; estava psicótica; experienciei um declínio cognitivo. Nenhum outro exame poderia explicar a mudança repentina. Eles viam uma paciente bipolar. Viam uma pessoa esquizoafetiva. Estavam errados. Mas, em praticamente qualquer outro caso, estariam "certos".

A psiquiatria não é a única disciplina a vagar em meio a essa nebulosidade diagnóstica. São altas as probabilidades de que, durante a sua vida, você sofra um dia de uma doença cujas causas e tratamentos ainda são desconhecidos, ou enfrente um erro médico significativo que pode atrasar o tratamento adequado, causar danos ou contribuir para causar sua morte. A lista de doenças conhecidas sem causa e cura é longa — da doença de Alzheimer, à síndrome cardíaca X à síndrome da morte súbita infantil. Estima-se que um terço das pessoas que consultam seus clínicos gerais sofram de sintomas que não têm causa conhecida ou são considerados "inexplicáveis em termos médicos".[11] Não sabemos realmente como funcionam os medicamentos corriqueiros, como o Tylenol,[12] nem exatamente o que acontece no cérebro durante a anestesia,[13] mesmo que 250 milhões de pessoas se submetam a ela todos os anos.

Pense no papel que a ganância, a arrogância e a prescrição excessiva motivada pelo lucro desempenharam na condução da epidemia de opiáceos — era prática comum prescrever medicamentos altamente viciantes para a dor até percebermos os danos incalculáveis e as mortes que causavam. Dogmas aceitos frequentemente passam por reavaliações.

8   O Grande Impostor

A medicina, quer gostemos de admitir ou não, frequentemente opera mais na fé do que na certeza. Em alguns casos especiais, podemos prevenir doenças com vacinas (por exemplo, varíola, poliomielite, sarampo) ou com medidas de vida saudável (purificando a água potável ou deixando de fumar) e exames preventivos (como é o caso dos cânceres de próstata, de mama e de pele), mas na maioria das vezes estamos limitados em nossa capacidade de *cura*.

Apesar de compartilhar das mesmas incertezas, a psiquiatria é diferente de outras áreas da medicina em aspectos cruciais: nenhuma outra especialidade pode forçar o tratamento, nem deter as pessoas contra sua vontade. Nenhum outro campo enfrenta com tanta regularidade uma condição como a anosognosia,[14] na qual uma pessoa não tem consciência da própria doença, exigindo que os médicos tomem decisões difíceis sobre como e quando intervir. A psiquiatria faz julgamentos sobre as pessoas — sobre as personalidades, crenças, a moral. É um espelho apoiado pela sociedade em que é praticada. Uma etiqueta aplicada ao seu prontuário por um médico poderia levá-lo sem dificuldades a um hospital completamente diferente, com seus registros psiquiátricos segregados do restante de seus registros médicos.

Foi aqui que minha história divergiu da de tantos outros pacientes. Graças a muitos fatores de sorte que ajudaram a me diferenciar — minha idade, raça, localização, situação socioeconômica, cobertura de seguro generosa —, os médicos pressionaram por mais exames, o que levou a uma punção na coluna vertebral que revelou a presença de autoanticorpos a alvos cerebrais. Os médicos foram confrontados com evidências tangíveis que refutavam o diagnóstico psiquiátrico. Minha doença era agora confortavelmente *neurológica*. Eu tinha exames de fluido espinhal, exames de anticorpos e estudos acadêmicos para me apoiar. Os médicos poderiam fornecer uma explicação de uma frase para o que aconteceu: meu corpo atacou meu cérebro. E havia soluções que poderiam levar a melhorias — até uma cura. Esperança, clareza e otimismo substituíram o tratamento vago e distante. Ninguém me culpou ou questionou se cada sintoma era real. Eles não perguntaram sobre consumo de álcool, níveis de estresse ou relacionamentos familiares. As pessoas pararam de insinuar que o problema era coisa da minha cabeça.

A minha história se tornou um exemplo triunfante de progresso médico, graças à neurociência de ponta. *Essa garota era louca, agora está curada.* A medicina repousa em um pedestal de histórias como essas — o pai com câncer de pulmão em estágio quatro que entra em remissão completa após terapia direcionada; a criança que recebe implantes cocleares e nunca terá que conhecer um mundo sem som; o menino com uma doença de pele rara que é salvo por uma nova pele produzida a partir de células-tronco. Histórias como essas reforçam a crença de que a medicina segue um caminho linear de progresso, de que estamos sempre avançando — desvendando mistérios do corpo e aprendendo mais sobre as fronteiras definitivas de nossas mentes no caminho de curar a todos.

Após meu diagnóstico, passei quatro anos coletando fatos sobre minha doença, sobre as idades de início e novos avanços nas terapias de infusão — uma espécie de armadura para me defender da irracionalidade solitária de tudo isso. *Sou a prova do nosso avanço.* Ainda assim, sou perseguida pela ameaça sempre presente de que a psicose retornará. Escrevendo isso agora, no meio da minha gravidez de gêmeos, não consigo esquecer como meu corpo pode falhar comigo (e de fato falhou). Por mais traumático que tenha sido o diagnóstico de melanoma que recebi no final da minha adolescência, não parecia que a doença tinha tocado *uma parte da minha alma* da mesma maneira que minha experiência com a psicose. A psicose é a coisa mais assustadora que já me aconteceu. Era neurológica, "orgânica", mas veio *de mim*, de dentro de quem eu sou, tornando-a muito mais assustadora do que qualquer outra doença "física". Ela abalou meu senso de "eu", minha maneira de ver o mundo, meu conforto em minha própria pele e abalou os fundamentos de quem sou. Não há fatos suficientes capazes de me armar contra esta verdade: estamos todos pendurados por um fio muito fino, e alguns de nós não sobreviverão à queda.

Publiquei *Insana: Meu mês de loucura* para ajudar a aumentar a conscientização sobre minha condição e, posteriormente, fui convidada a dar palestras em inúmeras escolas de medicina e conferências neurológicas,

10   O Grande Impostor

divulgando a minha doença, como uma missionária determinada a garantir que ninguém mais fosse deixado sem diagnóstico. A certa altura, tive a chance de me dirigir a um grande grupo de psiquiatras dentro de um hospital psiquiátrico em funcionamento. Era situado em um quartel renovado do Exército, mas parecia leve, branco e moderno. *Como um hospital de verdade*, lembro-me de pensar. (Depois de fazer as malas para a viagem, certifiquei-me de levar minha roupa mais adulta, sofisticada, *não louca*, um vestido simples preto e turquesa da Ann Taylor com um blazer preto.)

Após minha apresentação naquele dia, um psiquiatra se apresentou ao grupo de palestrantes, falando em tom suave, mas urgente, sobre um de seus pacientes. Ele havia diagnosticado uma jovem mulher com esquizofrenia, mas, nas suas palavras: "Algo não se encaixava." De fato, eu fazia ele se lembrar dela. A mulher era quase da mesma idade, tinha um diagnóstico semelhante e exibia sintomas semelhantes. Mas também parecia semelhante ao mar de outras pessoas com doenças mentais graves que estavam sendo tratadas com ela. A questão era: como saber a diferença? Como decidir quem responderá à intervenção que recebi — as infusões que ajudaram a impedir meu corpo de lutar contra ele próprio — ou aos tratamentos psiquiátricos? O grupo de médicos discutiu os próximos passos, os exames de sangue, as punções lombares e as ressonâncias magnéticas que poderiam oferecer um diagnóstico alternativo para essa jovem. Mais tarde, enquanto caminhávamos por uma das unidades do hospital e passamos por uma reunião de terapia em grupo, não pude deixar de pensar: *será que ela está aí?*

Depois da palestra, soube que a jovem realmente havia testado positivo para encefalite autoimune, a mesma doença que tive. Mas, como permaneceu dois anos sem o diagnóstico correto, ao contrário do único mês que passei no hospital, ela provavelmente nunca recuperaria as habilidades cognitivas que perdera. Não conseguia mais cuidar de si mesma nem das formas mais básicas, e, apesar de seu diagnóstico bem-sucedido, ela, agora, segundo um médico, seria eternamente uma criança.

Pensei que havia encerrado esse capítulo de minha história depois de publicar minhas memórias. Mas depois de ficar cara a cara com a loucura e voltar para contar, quando você se vê como uma ponte entre os dois mundos, não consegue mais dar as costas. Não consegui afastar o pensamento das palavras TRANSFERIR PARA PSIQUIATRIA em meus próprios registros médicos. O que aconteceu com essa jovem quase aconteceu comigo. Era como ver meu reflexo no espelho. Ela era minha possível imagem, minha imagem espelhada.

Como nós — eu e minhas imagens no espelho — somos diferentes dos milhões de pessoas com doenças mentais graves? Como podíamos ser mal diagnosticadas tão facilmente? De qualquer maneira, o que significa doença mental e por que uma aflição seria mais "real" que outra? Essas perguntas me assombram desde o lançamento de minhas memórias, quando as histórias das batalhas das pessoas no sistema médico começaram a chegar à minha caixa de entrada. Alguns escrevem esperando ter minha doença. Qualquer coisa, eles dizem, menos doença mental.

Um e-mail foi do pai de um homem de 36 anos que lutou por duas décadas com uma psicose debilitante. Ele me disse o quão pouco a medicina moderna tinha a oferecer. "Eles parecem culpar meu filho[15] por sua 'doença psiquiátrica', alegando que ele não tem nenhuma 'doença física' que eles possam curar", escreveu. Os remédios, o único tratamento oferecido, não ajudaram; na verdade, pioraram o quadro. Apesar dos pedidos da família por outras opções, a resposta foi: "Tome os remédios — ou o forçaremos a tomá-los."

O pai reconheceu a situação de sua família em minha história e se inspirou na reação bem-sucedida de meus pais contra o sistema médico. Minha recuperação reforçou sua determinação de continuar procurando respostas mais significativas para o filho. Mas algo que eu lhe disse posteriormente o incomodou. Em seu e-mail, ele incluiu um link do YouTube de uma palestra minha em um evento de lançamento da edição de brochura do meu livro. Enquanto assistia ao vídeo, senti como se levasse um tapa na cara pela minha própria mão. Ele citou minhas palavras para mim: "Minha doença parecia ser uma condição psiquiátrica, mas *não* era uma condição psiquiátrica — era uma condição física."

Esse pai se sentiu traído ao me ouvir expressar a mesma distinção injusta que ouviu tantas vezes dos médicos de seu filho. "O cérebro é um órgão físico e a doença física ocorre dentro do cérebro. Por que isso a torna uma 'condição psiquiátrica' em vez de uma 'doença física'?", escreveu. "O que não estou conseguindo entender?"

Ele tinha razão, é claro. Como eu havia adotado tão facilmente a mesma dicotomia não comprovada que poderia ter me confinado a uma ala psiquiátrica ou até me matado? Seria uma necessidade de acreditar que, por ter um distúrbio físico, fui "curada" de uma maneira que me diferenciava de pessoas com condições psiquiátricas? O que mais eu aceitei — *nós aceitamos* — como verdades e que pode ser perigosamente reducionista? Quantas falácias sobre a mente e o cérebro estamos todos aceitando como verdades? Onde está a fronteira entre doença cerebral e doença mental, e por que tentamos diferenciá-las? Estamos encarando a doença mental de maneira totalmente errada?

Para responder a isso, tive que seguir o conselho que meu médico favorito, meu Dr. House pessoal, o neurologista Dr. Souhel Najjar, costuma dizer aos seus residentes: "Você precisa olhar para trás para ver o futuro."

2

NELLIE BLY

Nova York, 1887

A jovem fixou o olhar no próprio rosto, mal registrando os olhos arregalados e tristes que a encaravam no espelho.[1] Ela sorriu. Ficou furiosa. Fez uma careta. Leu em voz alta histórias de fantasmas, até se assustar tanto que precisou acender a lamparina antes de poder voltar ao espelho. Ela praticou esses olhares hediondos até o amanhecer, quando se limpou, colocou um vestido velho e puído e tentou conter a crescente incerteza sobre o que estava por vir. Havia uma chance de ela nunca voltar para casa, ou que, mesmo que o fizesse, essa missão mudasse sua vida para sempre. "A pressão de fingir-se de louca",[2] escreveu, "poderia transformar meu próprio cérebro, e eu nunca mais voltaria".

Apesar de faminta, pulou o café da manhã e foi para o Lar Temporário para Mulheres na Segunda Avenida. Naquela manhã, ela se chamava Nellie Brown, embora tivesse nascido Elizabeth Jane Cochran, e como jornalista usasse o nome Nellie Bly. Sua missão, dada por seu editor no jornal *New York World,* de Joseph Pulitzer, era se infiltrar no notório Asilo para Mulheres Lunáticas na ilha Blackwell como paciente mental para escrever uma narrativa "nua e crua"[3] em primeira pessoa sobre as condições lá. Para conseguir entrar no asilo da ilha Blackwell ela precisaria "provar" que era realmente louca. Foi por isso que se forçou a ficar acordada a noite toda, esperando que a tensão física da privação do sono, combinada com sua aparência desgrenhada e seu olhar vazio, pudesse induzir a supervisora do

14   O GRANDE IMPOSTOR

lar temporário a chamar as autoridades para levá-la a um asilo, colocando todo o plano em movimento.

Quando o governo dos EUA começou a registrar a incidência de doença mental, dividiu-a em duas grandes categorias: "idiotismo" e "insanidade".[4] Em 1880, o censo havia se expandido para incluir sete categorias de doenças mentais[5] (mania, melancolia, monomania, paresia, demência, epilepsia e dipsomania), mas, na primeira metade do século XIX, a maioria dos médicos acreditava que só havia um tipo único de loucura, algo que chamavam de psicose unitária.[6] Se você agia como louco, era louco.

Quase qualquer coisa poderia colocar uma pessoa sob a tutela do Estado. "Epilepsia compulsiva, distúrbios metabólicos, sífilis, distúrbio de personalidade devido à encefalite epidêmica, condições morais adversas como: perda de amigos, problemas nos negócios, tensão mental, fervor religioso, insolação e hipertermia",[7] dizia um registro de admissão do arquivo do Patton State Hospital, na Califórnia. Uma razão para internação no Patton State no século XIX era a masturbação excessiva. Outro era ter sido "escoiceado na cabeça por uma mula". Outros registros hospitalares mostram[8] que algumas pobres almas foram internadas por "consumo habitual de balas de hortelã-pimenta" ou "uso excessivo de tabaco". Desnorteado depois da morte de um filho? Você pode ser internado. Falou alguns palavrões? Direto para a cela. Deixe de menstruar um mês e poderá ser internada. Esse tipo de diagnóstico conveniente, o tipo dado aos cidadãos que não se adequam aos padrões, lota os anais da psiquiatria. A histeria era atribuída às mulheres que ousavam desafiar os costumes sociais. Na Inglaterra, sufragistas militantes, em particular, foram diagnosticadas com "histeria insurgente".[9] No século XIX, um médico da Louisiana[10] descreveu duas "condições" únicas dos escravos que estudou: disestesia etiópica ou preguiça patológica; e drapetomania, o desejo (aparentemente inexplicável) de escapar da escravidão. O tratamento para ambas incluía chibatadas. Essas não eram, em nenhum sentido médico ou científico, doenças ou distúrbios reais — eram pseudociência, restrições puramente sociais disfarçadas de medicina.

Jogue uma pedra na multidão[11] no final de 1800, e há uma boa chance de você acertar alguém que tenha passado algum tempo em um asilo para doentes mentais. E, para aqueles que acabaram confinados, não havia grandes chances de que conseguissem sair ilesos. Uma vez declarado insano, você poderia perder permanentemente a custódia de seus filhos, seus direitos de propriedade e de herança. Muitos permaneceriam trancafiados por um longo tempo, se não o resto de suas vidas. Aqueles que resistiam frequentemente eram espancados ou "tratados" com sangrias, sanguessugas, enemas e indução de ataques de vômitos intensos (partes essenciais do arsenal de cuidados da medicina geral na época). Uma parcela substancial de pessoas internadas em hospitais psiquiátricos nesse período morreu poucos meses, até semanas, depois da internação — embora nada comprove definitivamente se isso ocorreu por realmente sofrerem de condições médicas fatais diagnosticadas incorretamente, se as condições dos hospitais levaram a um fim precoce ou se foi uma combinação dos dois.

A maleabilidade das definições de insanidade da época significava que qualquer homem com certa situação econômica e linhagem poderia pagar um médico ou dois para despachar qualquer pessoa de quem quisessem se livrar, como uma esposa desobediente ou um parente inconveniente. É compreensível que isso gerasse uma ansiedade generalizada em relação aos diagnósticos falsos. Os jornais alimentaram esse medo publicando uma série de artigos sobre pessoas marginalizadas em hospitais psiquiátricos que não estavam realmente doentes.

Havia Lady Rosina,[12] uma escritora britânica muito autêntica, cujas visões feministas a afastaram de seu famoso marido, o escritor Sir Edward Bulwer-Lytton (criador da frase de abertura mais clichê de todos os tempos: "Era uma noite escura e tempestuosa"). Sir Bulwer-Lytton não tinha tempo para uma esposa tão eloquente, especialmente com sua cadeira no Parlamento em risco, então tentou trancafiá-la e calá-la. Graças à sua própria notoriedade e à pressão que a imprensa colocou sobre o marido, ela emergiu três semanas depois e escreveu sobre sua experiência em *A Blighted Life* ["Uma Vida Arruinada", em tradução livre], na década de 1880. "Nunca fora aprovada uma lei mais criminosa[13] ou despótica do que a que agora permite que um marido tranque sua esposa em um asilo com

O Grande Impostor

base no atestado de dois médicos homens, que muitas vezes com pressa, frequentemente por suborno, atestam a loucura onde não existe."

Elizabeth Packard deu seguimento[14] à luta de Lady Rosina nos Estados Unidos. Elizabeth entrou em conflito com seu marido, Teófilo, um ministro presbiteriano, por causa do interesse dela pelo espiritualismo. Seus interesses religiosos a tornaram uma ameaça direta ao status do marido na comunidade. Para salvar sua própria reputação, ele conseguiu que um médico a declarasse "levemente insana" e a levasse ao Jacksonville Insane Asylum, onde morou por três anos. Quando foi liberada aos cuidados do marido, Elizabeth conseguiu escapar do quarto em que ele a trancara, jogando um bilhete pela janela. Esse bilhete chegou até uma amiga, que providenciou que um grupo de homens solicitasse uma ordem de *habeas corpus* em seu nome, dando a ela a oportunidade de defender sua sanidade no tribunal. O júri deliberou por apenas sete minutos e concluiu que, apesar do que o marido e os médicos disseram, Elizabeth era sã. Ela publicou o livro *The Prisoners' Hidden Life* ["A Vida Oculta dos Prisioneiros", em tradução livre], que também contou experiências de outras mulheres jogadas em hospitais por seus entes queridos. Graças ao seu trabalho, o estado de Illinois aprovou um "Projeto de Lei para a Proteção da Liberdade Pessoal", que garantia que todos os acusados de insanidade pudessem se defender diante de um júri — uma vez que os médicos, como foi reconhecido, podiam ser comprados. (Havia um lado negativo nas reformas de Elizabeth, pois os jurados podiam ser totalmente ignorantes sobre assuntos relacionados a doenças mentais.)

Depois da bem-sucedida encenação de Bly no lar temporário para que a polícia fosse chamada, ela foi escoltada ao Distrito Policial de Essex Market, em Manhattan, onde foi levada à presença do juiz que decidiria se ela deveria ou não ser confinada. Para sua sorte, ou melhor, para a do *New York World*, o juiz acreditou na história encenada naquela manhã.

"Pobre moça",[15] pensou o juiz Duffy, "ela está bem-vestida e é uma dama... Não hesitaria em dizer que é uma boa garota". Embora usasse suas roupas mais esfarrapadas e agisse da maneira mais insana possível, seu semblante e gestual refinados tornavam difícil para ele dar o próximo passo. O juiz entendeu que a ilha Blackwell estava longe de ser um local de refúgio e hesitou em enviar alguém que achava ser muito bem-educada para sofrer as indignidades que aconteciam lá. "Não sei o que fazer com essa pobre garota", disse o juiz. "Ela precisa de cuidados."

"Envie-a para a ilha", sugeriu um dos policiais.

O juiz chamou um "especialista em insanidade", um termo coloquial da época para descrever os médicos que escolheram trabalhar com os insanos. Esses especialistas, também chamados de alienistas e psicólogos médicos, ou ridicularizados como "médicos de asilo", "charlatões" ou "médicos loucos",[16] passavam a vida praticamente confinados, como seus pacientes, em asilos. (*Psiquiatra*[17] se tornaria o termo preferencial no início do século XX.)

O especialista em insanidade pediu que Bly dissesse "ah" para que ele pudesse ver sua língua. Examinou seus olhos com uma luz, sentiu seu pulso e ouviu as batidas do seu coração. Ela prendeu a respiração. "Eu não tinha a menor ideia de como o coração de uma pessoa louca batia", escreveu mais tarde. Aparentemente, seus sinais vitais falaram por ela: seja qual for o critério que usou para distingui-la dos sãos, o especialista a levou para a ala de insanos de Bellevue. Lá, ela foi examinada por um segundo médico que a considerou "demente positiva" e a enviou para a ilha Blackwell.

Quando Bly desceu do barco na praia, a atendente encharcada de uísque a recebeu no asilo de mulheres: "Um lugar insano, de onde você nunca sairá."

A palavra *asilo*[18] vem de uma palavra grega antiga que significa "protegido de ser capturado" (por, digamos, um guerreiro homérico). Entre os romanos, a palavra evoluiu para o seu significado atual — "um lugar de refúgio" ou "um lugar a salvo da violência". Os primeiros asilos[19] construídos especificamente para abrigar os doentes mentais surgiram no Império Bizantino por volta de 500 d.C., e, na virada do novo milênio, muitas cidades da Europa, Oriente Médio e no Mediterrâneo tinham o seu.[20] Por mais avançados que pareçam, hospitais como os conhecemos hoje são um conceito moderno. No início, não havia muita diferença entre prisões, ca-

18   O Grande Impostor

sas precárias e hospitais,[21] e esses "asilos" eram conhecidos pelo tratamento brutal de suas pacientes.

A grande maioria dos doentes mentais vivia com suas famílias, mas isso também parece mais idílico do que de fato é. Na Irlanda do século XVIII,[22] os membros da família com doenças mentais eram mantidos em buracos a 1,5m abaixo do piso da casa, um espaço insuficiente para a maioria se levantar, coberto com uma barreira para impedir a fuga. ("Lá geralmente ele morre.") O resto da Europa naquela época não era mais avançado. Na Alemanha, um adolescente que sofria de alguma aflição psicológica desconhecida ficou acorrentado em um chiqueiro por tanto tempo que perdeu o movimento das pernas; na Inglaterra, os doentes mentais eram acorrentados ao chão em *workhouses* (uma espécie de asilo para pessoas carentes); em uma cidade na Suíça, um quinto dos doentes mentais estava sob constante restrição em casa.

O hospital psiquiátrico mais antigo da Europa,[23] o Bethlem Royal Hospital (apelidado de "Bedlam"), começou como um monastério em Londres em 1247 e era um hospital no sentido medieval: uma instituição de caridade para os necessitados. Bethlem começou a atender exclusivamente os loucos cerca de um século depois; a ideia deles de curar era amarrar, chicotear e privar de alimentos os pacientes para expurgar a doença de seu corpo por meio da punição. Uma pessoa, confinada em Bethlem por quatorze anos, foi mantida com um "anel de ferro robusto"[24] em volta do pescoço e uma pesada corrente presa à parede, permitindo que se movesse apenas trinta centímetros. A crença na época era que os loucos não eram mais do que animais e deveriam ser tratados ainda pior porque, diferentemente do gado, eram inúteis.

Em meados do século XIX, a ativista norte-americana Dorothea Dix[25] empregou sua considerável herança para se dedicar[26] a essas questões com uma ferocidade de propósito nunca mais vista. Ela viajou mais de 50 mil quilômetros pelos EUA[27] ao longo de três anos para denunciar as brutalidades causadas aos doentes mentais, descrevendo "o mais triste cenário de sofrimento e degradação humana",[28] uma mulher arrancando a própria pele,[29] um homem forçado a viver em um curral, uma mulher confinada em uma gaiola subterrânea sem acesso à luz e pessoas acorrentadas por *anos*. Claramente, o sistema norte-americano não havia aprimorado muito os antigos tratamentos "residenciais" da Europa. Dix, defensora incansável, pediu à Assembleia Legislativa de Massachusetts que assumisse a "causa sagrada"[30] de cuidar dos doentes mentais durante um período em que as mulheres não eram bem-vindas na política. Seus esforços ajudaram a fundar 32 novos[31] asilos terapêuticos fundamentados na filosofia do tratamento moral. Dorothea Dix morreu em 1887, no mesmo ano em que nossa brava Nellie Bly se infiltrou na ilha Blackwell, essencialmente continuando o legado de Dix, expondo quão pouco havia realmente mudado.

O asilo na ilha Blackwell deveria ter sido diferente. Construído como um "farol para todo o mundo",[32] situado em uma área de 60 hectares[33] no meio do East River, tinha como objetivo incorporar a teoria do tratamento moral defendido por Dix. Seus princípios centrais vieram do médico francês Philippe Pinel, considerado o responsável pela libertação dos pacientes (literalmente) e por incitar uma abordagem mais humanista no tratamento da loucura — embora seu legado, sugerem os historiadores, venha mais do mito do que da realidade. "Os doentes mentais, longe de serem culpados[33] e merecedores de punição, são pessoas doentes cujo estado miserável merece toda a devida consideração ao sofrimento da humanidade", afirmou Pinel.

O médico de Connecticut, Eli Todd,[34] introduziu o tratamento moral nos EUA e destacou as novas necessidades: paz e sossego, dieta saudável e rotinas diárias. Esses novos "retiros" substituíram os antigos "hospícios" ou "manicômios" e se mudaram para um ambiente tranquilo, longe do estresse da cidade. Em alguns casos, os asilos se expandiram em pequenas cidades, onde superintendentes, médicos e enfermeiras dos hospitais moravam com os pacientes. Eles cuidavam de fazendas e cozinhavam juntos, e até faziam seus próprios móveis e administravam suas próprias ferrovias. A ideia era que rotinas ordenadas e o trabalho diário criassem um propósito e que o propósito levaria à recuperação. O segredo era a relação médico-paciente. As pessoas eram tratadas como pessoas, e os doentes podiam ser curados.

20   O GRANDE IMPOSTOR

Essa era a intenção, de qualquer maneira. O asilo de Blackwell pode ter sido fundado sobre esses ideais em 1839, mas na época de Nellie havia conquistado sua notoriedade como um dos asilos mais mortais do país. Depois de fazer uma visita em 1842, Charles Dickens quis imediatamente deixar a ilha e seu "ar estéril e apático de hospício".[35] (Mais tarde, Dickens tentou internar sua esposa, Catherine, em um asilo para que ele pudesse iniciar um caso com uma atriz mais jovem — um ato monstruoso, considerando o que sabia sobre esses lugares.) O asilo de Blackwell abrigava um número de pacientes muito superior à sua capacidade. Em um exemplo, seis mulheres[36] foram confinadas em uma sala destinada a apenas uma. Relatórios detalhavam "o fluxo contínuo de sofrimento",[37] incluindo uma mulher obrigada a dar à luz sozinha[38] em uma cela solitária usando *uma camisa de força* e outra que morreu[39] após confundir veneno de rato com pudim.

Os habitantes que Bly encontrou na ilha de Blackwell pareciam perdidos e sem esperança; alguns andavam em círculos, falando sozinhos; outros insistiam repetidamente que eram sãos, mas ninguém ouvia. Enquanto isso, Bly deixou de lado toda a encenação de insanidade quando entrou no hospital: "Conversei e agi exatamente como faço na vida cotidiana.[40] No entanto, é estranho dizer, quanto mais eu falava e agia como sã, mais louca pensavam que eu era", escreveu. Qualquer preocupação — que logo se tornaria esperança — de que ela pudesse ser desmascarada evaporou no minuto em que as enfermeiras a mergulharam em um banho de gelo e a esfregaram até sua pele arrepiada ficar azul, derramando três baldes seguidos de água sobre sua cabeça. Ela ficou tão surpresa que sentiu que estava se afogando (uma sensação parecida, imagino, com o afogamento simulado usado em tortura). "Pela primeira vez eu parecia louca", disse ela. "Incapaz de me controlar diante da situação absurda com que me deparei, caí na gargalhada."

No primeiro dia, ela descobriu rapidamente como era ser descartada pela humanidade. Qualquer gesto feminino capaz de chamar a atenção do juiz não fazia sentido aqui, onde ela era apenas mais uma de uma série de indignos sem valor. As pacientes — mesmo aquelas com feridas sifilíticas abertas — eram obrigadas a tomar banho na mesma banheira imunda até que a água ficasse espessa e suja o suficiente, com resíduos humanos e bichos mortos, para que as enfermeiras finalmente a trocassem. A comida era tão podre que até a manteiga era rançosa. A carne, quando oferecida, era tão dura que as mulheres mastigavam uma ponta e puxavam a outra com as duas mãos para rasgá-la em pedaços digeríveis. Bly tinha pudor demais para discutir isso em seu artigo, mas até usar o banheiro era uma experiência traumática. Eram longas calhas cheias de água que deveriam ser drenadas em intervalos regulares — mas, como tudo naquela ilha esquecida por Deus, o que deveria acontecer raramente acontecia.

Bly ouviu as histórias de suas irmãs na Ala 6. Louise Schanz, imigrante alemã, havia desembarcado nesse inferno simplesmente porque não sabia falar inglês. "Compare essa situação com a de um criminoso,[41] que tem todas as chances de provar sua inocência. Quem não preferiria ser um assassino e arriscar a pena de morte a ser declarado louco, sem esperança de escapar?", escreveu Bly.

Outra paciente contou a Bly sobre uma menina que havia sido espancada tão brutalmente pelas enfermeiras por recusar um banho que morreu na manhã seguinte. Um dos "tratamentos" usados na ilha era "o berço",[42] uma engenhoca aterradora na qual uma mulher era forçada a se deitar em uma gaiola tão confinante que impedia qualquer movimento — como uma tumba.

Depois de alguns dias, Bly reuniu evidências mais do que suficientes para sua denúncia, mas agora começava a se preocupar que nunca seria libertada. "Uma ratoeira humana",[43] ela o chamou. "É fácil entrar, mas, uma vez lá, é impossível sair." Não era um exagero. De acordo com um relatório de 1874,[44] as pessoas passavam em média de dez a trinta anos na ilha Blackwell.

A essa altura, Bly proclamava sua sanidade a quem quisesse ouvir, mas "quanto mais eu tentava assegurá-los de minha sanidade, mais duvidavam".[45]

"Para que vocês, médicos, estão aqui?"[46] — perguntou.

"Para cuidar dos pacientes e testar sua sanidade", respondeu o médico.

"Faça todos os testes em mim", disse ela, "e me diga: sou sã ou louca?".

22   O Grande Impostor

Mas não importava o quanto ela implorasse por uma reavaliação, a resposta permanecia a mesma: "Eles não prestaram atenção, pois achavam que eu delirava."

Felizmente, depois de dez dias sem notícias de Bly, seu editor enviou um advogado para tirá-la da ratoeira. Na segurança de Manhattan, Bly apresentou uma denúncia ilustrada em duas partes — a primeira chamada "Behind Asylum Bars" [Por Trás das Grades do Asilo, em tradução livre] e a segunda, "Inside a Madhouse" [Dentro do Manicômio, em tradução livre] — publicada no *New York World* em 1887. O artigo foi distribuído por todo o país, horrorizando o público e forçando os políticos a tomar providências. O promotor de justiça de Manhattan convocou um júri[47] para investigar; Bly testemunhou, e os jurados foram levados em uma excursão pela ilha, que fora rapidamente preparada. Mas nem tudo poderia ser acobertado. No final, graças à coragem dessa jovem repórter, o Departamento de Instituições de Caridade e Correções Públicas concordou com um aumento de quase 60% no orçamento anual para o atendimento dos internos.

Se o editor de Bly não tivesse intervindo, quanto tempo ela ficaria confinada na ilha? E o que dizer das outras mulheres ainda presas lá? A linha entre sanidade e insanidade era muito menos científica, menos quantificável do que gostariam de admitir. Um artigo no *New York World* relatou que a denúncia de Bly mostrou que "esses especialistas não são capazes de dizer realmente quem é e quem não é louco",[48] o que levantou a dúvida se "os conhecimentos científicos no diagnóstico mental detidos pelos médicos que a examinaram eram suficientes".

A verdade é que, nesse momento do século XIX, os alienistas ainda não sabiam o que fazer com as hordas de pessoas que lotavam seus asilos. Não é de surpreender que o restante da medicina não tenha utilidade para esses "especialistas em insanidade", que pareciam não ser especialistas em nada. Alguns anos antes de Bly se infiltrar, Louis Pasteur havia demonstrado com sucesso a teoria dos germes causadores das doenças, levando à descoberta de vacinas contra a cólera e a raiva, que revolucionaram a medicina ao introduzir o conceito de prevenção. No período de algumas décadas, a ciência médica abandonou amplamente a prática prejudicial da sangria e (décadas antes da internação de Bly) identificou a leucemia como um distúrbio do sangue, ajudando a lançar o novo campo da patologia. O invisível se tornou visível ao mesmo tempo em que a medicina entrava no século seguinte. No entanto, os alienistas, ainda cegos, tinham apenas seus manicômios, engenhocas cruéis, e nenhuma teoria sólida sobre como explicar nada disso.

Além de algum dinheiro sendo destinado para lidar com o problema, nada mudou após a denúncia de Bly. (Como veremos, seria necessário que uma bomba muito maior atingisse o coração da psiquiatria, quase um século depois.)

Uma das cidades mais sofisticadas e abastadas do mundo, agora consciente da crueldade vivida por seus cidadãos, simplesmente deu de ombros.

Como ainda fazemos.

3

A SEDE DA LOUCURA

Hoje, Blackwell não existe mais. Em 1973, a ilha foi renomeada em homenagem a Franklin D. Roosevelt, e o local onde Bly passou seus dez dias angustiantes agora abriga um condomínio de luxo. Mas o tipo de angústia que testemunhou lá não desapareceu. As perguntas que ela tentava responder — sobre o que significa ser são ou insano, o que significa cuidar de um ser humano que sofre e que muitas vezes nos assusta — permanecem.

A loucura persegue a humanidade[1] desde que os humanos foram capazes de registrar sua própria história. Mas a resposta para o que a *causa* — onde pode estar localizada, por assim dizer — nos ilude por esse mesmo tempo. A explicação se alternou ao longo da história entre três candidatos: mente/alma, cérebro e ambiente. Primeiro, acreditava-se que a loucura era sobrenatural, um efeito direto da intervenção dos deuses ou demônios. Graças a crânios escavados[2] datados em torno de 5000 a.C., sabemos que uma das primeiras soluções foi fazer buracos na cabeça para libertar os demônios que presumivelmente haviam se apossado dela, um procedimento chamado trepanação. Outra maneira de se livrar[3] dos demônios internos era sacrificar uma criança ou um animal para que o espírito maligno pudesse trocar uma alma por outra. Antigos hindus acreditavam que as convulsões eram obra de Grahi, uma deusa cujo nome se traduz literalmente em "aquela que se apodera".[4] Os gregos antigos acreditavam que a loucura recai sobre as pessoas quando seus deuses estavam zangados ou querendo se vingar — uma crença que continuou com os ensinamentos do judaísmo e do cristianismo. Perca a fé ou torne-se arrogante demais e "o Senhor te ferirá com loucura",[5] advertia o Antigo Testamento. No livro de Daniel, Deus castiga Nabucodonosor[6] ("E ele tem poder para humilhar aqueles que vivem com arrogância"[7]) instalando uma forma de loucura que o transforma em uma fera delirante, despindo-o de sua capacidade humana de pensamento racional. Exorcismos, tortura ritualística e até a queima em fogueiras foram algumas das abordagens empregadas para libertar as mentes inquietas do diabo. Aqueles que sobreviveram a tentativas de suicídio[8] — vistas como um ato estimulado pelo próprio diabo — foram arrastados pelas ruas e enforcados.

Os pensadores iluministas transformaram a loucura em irracionalidade e começaram a pensar nela como um subproduto do colapso da razão, e não como um resultado de possessão demoníaca. René Descartes argumentou que a mente/alma era imaterial, inerentemente racional e totalmente distinta de nossos corpos materiais. Embora a religião ainda tivesse claramente um papel nesse pensamento, essa dicotomia permitiu que a loucura se tornasse "inequivocamente um objeto legítimo da investigação filosófica e médica",[9] escreveu Roy Porter em *Uma História da Loucura*.

Essa área de investigação médica ganhou um nome em 1808: *psiquiatria*, cunhado pelo médico alemão Johann Christian Reil.[10] A nova especialidade médica (que deveria atrair apenas os profissionais com visão de futuro, escreveu Reil) trataria a mente e o cérebro, a alma e o corpo — o que hoje é chamado de abordagem holística. "Nunca encontraremos doenças puramente mentais, químicas ou mecânicas.[11] Em todas elas, podemos ver o todo", escreveu Reil. Os princípios que ele expôs ainda são muito relevantes hoje: as doenças mentais são universais; devemos tratar as pessoas com humanidade e aqueles que a praticam devem ser médicos, não filósofos ou teólogos.

A versão da psiquiatria de Reil não impediu os muitos médicos de perseguirem promessas de encontrar a "sede da loucura". Perguntavam-se: o que a causa? Ela tem um local ou hospedeiro? Podemos ser levados à loucura pelas circunstâncias e pelo ambiente, ou ela está enraizada apenas no órgão dentro de nosso crânio? Os alienistas começaram a atacar o corpo, esperando que a loucura pudesse ser isolada e atacada — criando alguns

A Sede da Loucura   27

tratamentos realmente horríveis ao longo do caminho, desde cadeiras giratórias[12] (desenvolvidas por Erasmus Darwin, avô de Charles Darwin), que induziam vertigem e vômitos extremos que supostamente acalmavam o paciente para um estado de estupor; até "banhos de surpresa",[13] onde o chão se abria, lançando os pacientes na água fria para interromper a loucura com o susto. Por mais brutais que fossem, esses tratamentos eram considerados um avanço: pelo menos não estávamos mais atribuindo sua causa ao diabo e aos demônios.

Um dos primeiros adeptos, chamado Benjamin Rush,[14] um dos signatários da Declaração da Independência, acreditava que a causa da loucura estava nos vasos sanguíneos do cérebro. Isso o levou a sonhar com alguns tratamentos malucos, incluindo a "cadeira tranquilizadora" (um dos piores casos de propaganda enganosa de todos os tempos), um terrível aparelho de privação sensorial em que os pacientes eram amarrados a uma cadeira com uma caixa de madeira sobre suas cabeças para bloquear os estímulos sensoriais, restringir os movimentos e reduzir o fluxo de sangue para o cérebro. Os pacientes ficavam presos a essa cadeira por tanto tempo que o assento foi modificado para incluir um grande buraco que poderia servir como vaso sanitário. Os loucos não eram apenas negligenciados e ignorados; sofriam abusos e tortura — a "alteridade" das doenças mentais tornava os atos de puro sadismo justificáveis.

A invenção do microscópio levou a descrições dos contornos do cérebro e do sistema nervoso em nível celular. Em 1874, o médico alemão Carl Wernicke[15] identificou uma área do cérebro que, quando danificada, criava uma incapacidade de compreender o significado das palavras faladas, uma condição chamada afasia de Wernicke. Em 1901, o Dr. Alois Alzheimer,[16] residente em Frankfurt, tratou uma mulher de 51 anos com sintomas profundos de psicose e demência. Quando ela morreu, em 1906, o Dr. Alzheimer abriu seu crânio e encontrou a causa: depósitos de placas que pareciam pedaços fibrosos de queijo emaranhado. Será que a doença mental da mulher fora causada apenas por infeliz acúmulo de matéria?

28   O Grande Impostor

O maior triunfo veio do estudo da sífilis, uma doença praticamente esquecida hoje (apesar de ter ressurgido*)[17], que surgiu por volta de 1400. Os famosos suspeitos de terem sífilis poderiam lotar um Hall da Fama da civilização ocidental: Vincent van Gogh, Oscar Wilde, Friedrich Nietzsche, Henrique VIII, Leon Tolstói, Scott Joplin, Abraham Lincoln, Ludwig van Beethoven e Al Capone.

Histórias da "mais destrutiva de todas as doenças"[18] circulam desde o final da Idade Média. Mais tarde, os médicos a chamaram de "paralisia geral do insano" — um grupo de pacientes condenados que compreendiam cerca de 20% de todas as internações de homens em asilos no início do século XX. Esses pacientes chegavam ao hospital cambaleantes, maníacos e fisicamente desequilibrados. Alguns, em delírios de riqueza, gastavam todo o seu dinheiro em itens ridículos, como chapéus extravagantes. A fala soava espástica e hesitante. Ao longo de meses ou anos, eles definhavam, perdiam suas personalidades, memórias e capacidade de andar e conversar, passando seus últimos dias isolados em enfermarias de algum asilo local até a morte. As histórias dos pacientes, quando disponíveis, revelaram um padrão: muitos desses homens e mulheres desenvolveram feridas de sífilis mais cedo em suas vidas. Poderia essa doença sexualmente transmissível ser uma causa latente de loucura?

A resposta veio quando dois pesquisadores identificaram bactérias em forma de espiral chamadas *Spirochaeta pallida*[19] durante a necrópsia dos cérebros dos loucos com paralisia geral. Aparentemente, a doença pode permanecer dormente por anos; mais tarde, invade o cérebro e causa um conjunto de sintomas que agora conhecemos como sífilis terciária.[20] (A sífilis era chamada de grande varíola,[21] moléstia infinita,[22] doença de prostituta,[23] grande imitadora[24] e grande farsante[25] — mais um exemplo das grandes doenças impostoras, porque poderia parecer uma série de outras condições, incluindo insanidade.) Isso foi, como descreveu o psicólogo contemporâneo Chris Frith, "como descascar a cebola do diagnóstico".[26] Havíamos identificado algo que considerávamos, de modo geral, "insani-

---

*. As taxas de sífilis estão aumentando nos EUA. Em 2000, havia apenas 6 mil casos; em 2017, havia 30.644.

dade" como tendo uma causa física. E a melhor parte era que poderíamos curá-la se a identificássemos cedo o suficiente.

(Embora tenham causas diferentes, os sintomas da sífilis são muito semelhantes aos da encefalite autoimune, a doença que me atingiu, o que, na minha opinião, poderia conceder à encefalite autoimune a duvidosa honra de ser a sífilis da minha geração.)

Quanto mais aprendemos sobre a ciência da mente, mais nebulosa fica a fronteira entre neurologia e psiquiatria. Durante o século XX, a neurologia se separou em um ramo distinto da medicina e, ao fazê-lo, "reivindicou domínio exclusivo[27] sobre as doenças orgânicas do sistema nervoso" — como acidente vascular cerebral, esclerose múltipla e Parkinson.[28] Enquanto isso, os psiquiatras assumiram aquelas "que não poderiam ser satisfatoriamente especificadas[29] pela ciência laboratorial" — como esquizofrenia, depressão e transtornos de ansiedade.[30] Quando ocorria um avanço biológico, a doença passava da psiquiatria para o restante da medicina. Os neurologistas trabalhavam para descobrir como os danos ao cérebro prejudicam a função física; os psiquiatras, para entender como esse órgão gera emoções, motivação e o eu. Embora os dois campos se sobreponham consideravelmente, a separação incorpora nosso dualismo mente/corpo — e isso continua até hoje.

Claramente, a sífilis e a doença de Alzheimer não eram as únicas causas de insanidade. Para rastrear e curar as outras — se pudessem ser identificadas —, os psiquiatras ainda precisavam desenvolver uma linguagem de diagnóstico que ajudasse a identificar os diferentes tipos (que, esperava-se, levariam à exclusão de diferentes causas) de doenças mentais.

O psiquiatra alemão Emil Kraepelin[31] lidava com essa questão desde o final do século XIX, e, embora você provavelmente nunca tenha ouvido falar dele, seu trabalho teve mais influência na maneira como a psiquiatria é praticada hoje do que o do famoso Sigmund Freud, nascido no mesmo ano de 1856. Filho de um ator errante/cantor de ópera/contador de histórias, Kraepelin dedicou sua vida a organizar doenças mentais em partes ordenadas, talvez como uma reação a um pai tão não convencional. Ao fazer isso, ele dotou o campo nascente de uma nova nosologia, ou siste-

30   O GRANDE IMPOSTOR

ma de diagnóstico, que mais tarde inspiraria o *Diagnostic and Statistical Manual of Mental Disorders* [Manual Diagnóstico e Estatística de Transtornos Mentais, em tradução livre], a bíblia da psiquiatria hoje. Kraepelin estudou milhares de casos e os subdividiu, classificando o que foi descrito como "loucura" em categorias claras com sintomas variados, da melhor maneira possível. Isso culminou na descrição do termo médico[32] *denebtia praecox* [demência precoce]. Kraepelin a definiu em seu livro de 1893, *Demência Precoce,* como uma demência permanente de início precoce, uma doença biológica que causava psicose e tinha um curso deteriorante com poucas esperanças de melhora, causando "incapacidade incurável e permanente".[33] Kraepelin separou os pacientes com demência precoce dos pacientes com "psicose maníaco-depressiva", um distúrbio de humor e emoção que variava de depressão a mania, com melhor prognóstico em longo prazo. Essa divisão continua até hoje com os nomes de esquizofrenia (e seus componentes) e transtorno bipolar (e seus componentes). (Em 1908, quase duas décadas depois de Kraepelin apresentar o diagnóstico de demência precoce ao público, o psiquiatra suíço Paul Eugen Bleuler[34] experimentou o novo termo, *esquizofrenia*, que se traduz em "divisão da mente", contribuindo para uma longa confusão** em relação ao termo. Mais tarde, o psiquiatra Kurt Schneider[35] definiu com mais minúcia a esquizofrenia, com uma lista de "sintomas de primeira ordem" que incluem alucinações auditivas, delírios e transmissão de pensamentos.)

Agora, finalmente, os psiquiatras poderiam fazer previsões sobre o curso das doenças e os resultados. Mais importante, eles poderiam fornecer um nome para o sofrimento de seus pacientes, algo que eu pessoalmente argumentaria ser uma das coisas mais importantes que um médico pode fazer, mesmo que não haja cura próxima. Mas a causa permaneceu obscura — e permanece até hoje.

**. *Esquizofrenia* continua sendo um dos termos médicos mais mal utilizados. Digite "esquizofrênico" em uma pesquisa no Google News e você terá vários usos que descrevem tudo, desde o filme de Brad Pitt *Máquina de Guerra* às novas diretrizes da comunidade do Facebook — todos usos totalmente incorretos.

A Sede da Loucura   31

Os médicos começaram a cortar e abrir caminho pelos cérebros "insanos". Eles removeram ovários de mulheres, vesículas seminais de homens e a tireoide de pessoas vivas com base em teorias mal engendradas das origens genéticas da loucura. Um psiquiatra norte-americano chamado Henry Cotton,[36] superintendente do Trenton State Hospital em Nova Jersey, ofereceu uma "teoria da infecção focal" das doenças mentais, que postulava que o subproduto tóxico de infecções bacterianas havia migrado para o cérebro, causando insanidade. Não era uma ideia terrível em teoria (existem causas infecciosas de psicose), mas as soluções de Cotton eram um pesadelo. Na tentativa de eliminar a infecção, ele começou arrancando dentes. Quando isso não funcionou, ele se recusou a reconsiderar e passou a remover amígdalas, cólons e baços, o que geralmente resultava em incapacidade permanente ou morte — e se safou porque seus pacientes não tinham nem recursos, nem status social para detê-lo.

Médicos e pesquisadores também adotaram o crescente movimento eugênico,[37] que argumentava que a loucura era uma condição hereditária transmitida por genes inferiores. Nos Estados Unidos, 32 estados aprovaram leis de esterilização forçada[38] entre 1907 e 1937 — por que não impedir a disseminação de indesejáveis, pensaram, eliminando sua capacidade de se reproduzir? Os nazistas adotaram o sadismo endossado pela ciência dos Estados Unidos, esterilizando cerca de 300 mil[39] pacientes psiquiátricos alemães (o diagnóstico mais comum era "debilidade mental",[40] seguido de esquizofrenia e epilepsia) entre 1934 e 1939, antes de dar um passo adiante e começar a exterminar "vidas sem valor" — executando mais de 200 mil pessoas com doenças mentais na Alemanha até o final da Segunda Guerra Mundial.

No rescaldo da guerra, quando todo o horror das atrocidades nazistas atingiu o público norte-americano, parecia que já passara da hora de uma reavaliação da psiquiatria e de sua obsessão por encontrar causas biológicas para doenças mentais — especialmente em 1955,[41] quando mais de meio milhão de pessoas viviam em hospitais psiquiátricos, o maior número de todos os tempos.

32   O Grande Impostor

Em uma estranha confluência de eventos, no mesmo ano em que Kraepelin popularizou a demência precoce, Freud surgiu com uma nova teoria de tratamento da mente, chamada psicanálise. Enquanto os psiquiatras em manicômios examinavam o corpo, outro grupo de médicos, os psicanalistas, se afastaram tanto da busca por uma resposta no campo físico que era como se estivessem praticando uma disciplina completamente diferente. A psiquiatria fora dos manicômios tinha pouco em comum com a praticada dentro deles. Fora, reinava a ideia de que era a *mente* a sede de todo sofrimento mental, não a matéria cinzenta do cérebro. Para alguém como eu, tão acostumada a falar de neurotransmissores, vias dopaminérgicas e receptores NMDA, os termos populares da época, como *inveja do pênis, estágio fálico* e *complexo de Édipo*, pareciam toscos e inadequados, remanescentes de um mundo mais sombrio. Mas não faz muito tempo que eles eram a regra. Todo baby boomer vivo hoje nasceu quando termos como esses dominavam o campo.

A psicanálise invadiu os EUA,[42] vinda da Europa pouco antes da Segunda Guerra Mundial, oferecendo uma nova teoria que fornecia novas informações sobre a angústia mental — e, pela primeira vez, curas reais —, enquanto soldados cansados da guerra retornavam da batalha saudáveis por todas as avaliações físicas, mas emocionalmente incapazes de ingressar na força de trabalho ou de se envolver na vida familiar. Pela primeira vez na história, houve mais baixas registradas relacionadas à mente do que ao corpo. Era um pensamento preocupante: se um jovem saudável pudesse ser reduzido a uma pessoa histérica, medrosa e perturbada sem nenhuma causa física, então isso não poderia acontecer com qualquer um de nós?

Freud (que morreu antes de a psicanálise realmente decolar nos EUA) nos deu um caminho para sair dessa floresta escura de incerteza. Em sua teoria, nossas mentes estavam divididas em três partes: o id (o inconsciente — repleto de repressão e desejos não realizados); o ego (o eu); e o superego (a consciência), todos envolvidos em uma batalha. O objetivo do analista era "conscientizar o inconsciente" e, com o foco de um cirurgião, concentrar-se no conflito subjacente — nossa libido, nossos desejos reprimidos, nossa pulsão de morte, nossas projeções e fantasias de realização de desejos; todos esses aspectos profundos, sombrios e nebulosos de nossas infâncias

A Sede da Loucura   33

— a caminho do insight. "Nada é arbitrário, aleatório, acidental ou sem sentido em tudo o que fazemos",[43] escreveu Janet Malcolm em *Psicanálise: A profissão impossível.*

E quem não gostaria desse tipo de atenção cuidadosa e promessa de cura em vez de a inevitabilidade severa que o lado biológico (à la Emil Kraepelin) oferecia? Considere as duas interpretações diferentes da história de um paciente, analisadas pelos seguidores de Kraepelin e Freud. Em 1893, o juiz alemão de 51 anos, Daniel Paul Schreber,[44] começou a ficar obcecado pela ideia de que, para salvar o mundo, ele precisava se tornar uma mulher e dar à luz uma nova raça humana. Ele atribuía esses pensamentos perturbadores a seu psiquiatra, a quem chamou de "assassino de almas", que havia implantado esses delírios em sua mente por meio de "raios divinos". Os médicos diagnosticaram Schreber com demência de Kraepelin e o internaram em um hospital psiquiátrico, onde acabou morrendo. Quando Freud leu o relato do juiz Schreber em *Memoirs of My Nervous Illness* [sem publicação no Brasil], sugeriu que, em vez disso, os comportamentos de Schreber se originaram de impulsos homossexuais reprimidos, não de uma doença cerebral incurável. Trate o conflito subjacente e você trata a pessoa. Se tivesse escolha, que tipo de tratamento escolheria? Os norte-americanos escolheram predominantemente Freud, e Kraepelin e seus seguidores foram abandonados pelos profissionais.

Na década de 1970, quase todo professor titular de psiquiatria precisava ter treinamento como analista, e a maioria dos livros didáticos também era escrita por eles. Da noite para o dia, ao que parece, os analistas obtiveram "um poder, um poder secular, que nunca tinham tido e jamais tiveram desde então",[45] disse-me o psiquiatra Allen Frances. Você não recorria mais ao seu padre ou aos seus pais; agora pagava um analista. Agora, os "médicos mentais" queriam minar suas "relações familiares, tradições culturais, padrões de trabalho, relações de gênero, cuidado infantil e desejo sexual".[46] Os psiquiatras ficaram entusiasmados em abandonar as profundezas dos hospitais psiquiátricos — onde pacientes difíceis tinham poucas opções de cura — e, em vez disso, se preparar novamente como analistas e oferecer tratamentos lucrativos de terapia de conversas (cinco dias por semana!) para ajudar os chamados "preocupados crônicos" que sofriam de estresses provocados pela vida moderna. As pessoas que mais precisavam de ajuda foram deixadas[47] para trás quando os analistas selecionaram confortavelmente seus pacientes — em especial os ricos, brancos e não muito doentes.

Os norte-americanos pularam no sofá, adotando as "telas brancas" de seus terapeutas e a ideia de que a mente poderia ser melhorada. Décadas após sua morte, o método de Freud subitamente estava por toda parte: nas revistas femininas, na publicidade (o sobrinho de Freud, Edward Bernays,[48] é chamado de pai das relações públicas); até a CIA começou a aliciar analistas. O segundo maior best-seller dos Estados Unidos depois da Bíblia foi o livro do Dr. Benjamin Spock, *Meu Filho, Meu Tesouro*, baseado em teorias freudianas. Outro grande livro do momento foi *Vida Contra a Morte*, de Norman O. Brown, que tentou reformular o passado usando uma batalha freudiana entre liberdade e repressão. Hollywood contratou psiquiatras para locais de filmagem. As companhias de seguros pagavam meses de terapia de conversa e as reembolsavam em níveis iguais a outros procedimentos médicos mais graves.

Não importava quantos psiquiatras ingressavam na nova área, ainda não eram suficientes. Em 1970, apesar do influxo de médicos, a demanda excedia a oferta. Ao contrário de guardiões de doentes do passado, os psicanalistas agora prometiam ouvir seus pacientes. Nos melhores casos, os pacientes encontravam clareza e significado nessa relação. Em vez de patologizar as pessoas, os analistas viam cada paciente como único em seu sofrimento psíquico. Eles nos deram uma compreensão mais profunda de quão sobrecarregadas e estratificadas são nossas vidas interiores: as complexidades da sexualidade; o papel crucial que nossa infância desempenha em nossa vida adulta; como o inconsciente se comunica por nossos comportamentos. Por meio do "intercâmbio de palavras entre paciente e médico",[49] como Freud colocou, é possível explorar, compreender e até curar as partes doentes dentro de nós. "As palavras originalmente eram consideradas mágicas, e a palavra mantém muitos de seus antigos poderes mágicos até hoje", escreveu Freud em 1920. "Portanto, não subestimamos o uso de palavras na psicoterapia."****

Uma das diversas desvantagens foi que os médicos engajavam intensos jogos de atribuição de culpa em seus pacientes (e nas famílias de seus pacientes), especialmente nas mães. (Veja os exemplos da *mãe-geladeira* [falta de calor materno] e a *mãe esquizofrenogênica* [uma mulher dominadora, irritante e autoritária, geralmente combinada com um pai fraco], que acreditava-se criarem sintomas de esquizofrenia e autismo em seus filhos.) O psicanalista[50] vienense Bruno Bettelheim,**** "um psicanalista de grande impacto",[51] em *A Fortaleza Vazia,* de 1967, comparou a estrutura familiar das pessoas com doença mental (especialmente autismo) aos campos de concentração, um argumento particularmente contundente, porque ele próprio havia sobrevivido dois anos em Dachau e Buchenwald. A única maneira de se recuperar era romper completamente os relacionamentos com a família.

Mas o que não tivemos com Freud foi o foco no diagnóstico. Na verdade, seus seguidores praticavam "extremo niilismo diagnóstico".[52] Nomenclatura, linguagem diagnóstica compartilhada — isso realmente não importava para os analistas. De fato, os psiquiatras expandiram o escopo do desvio social, patologizando quase todo mundo no processo, efetivamente fechando o abismo entre sanidade e insanidade, mostrando que "a verdadeira saúde mental era uma ilusão",[55] como escreveu a antropóloga Tanya Marie Luhrmann em seu estudo sobre a profissão, *Of Two Minds* [sem publicação no Brasil]. De acordo com um estudo de 1962, hoje desacreditado,[56] conduzido em Midtown Manhattan e baseado em entrevistas de duas horas com 1.600 pessoas no coração da cidade, apenas 5% da

---

*** Uma rápida distinção: *psicoterapia* é um termo mais geral, intercambiável com a terapia de conversa (embora distinta do aconselhamento, que tende a se concentrar em uma questão específica), enquanto a *psicanálise* surgiu com Freud e é "o mais complexo dos tratamentos de conversa",[53] de acordo com o Conselho Psicanalítico Britânico.

**** Devo acrescentar que, após seu suicídio em 1990, surgiram alegações[54] de que Bettelheim exagerou em suas qualificações, fabricou pesquisas e abusou de crianças sob seus cuidados.

população era considerada mentalmente "bem". O mundo inteiro estava subitamente louco, e os psiquiatras eram seus defensores.

Os Estados Unidos estavam novamente começando a parecer muito com a época de Nellie Bly — em que qualquer um podia ser, e muitas vezes era, (mal) diagnosticado.

E então, em fevereiro de 1969, "David Lurie" entrou na recepção de um hospital não especificado na Pensilvânia e detonou uma bomba metafórica. Ele finalmente provou o que tantas pessoas suspeitavam há muito tempo: a psiquiatria tinha muito poder e não sabia o que diabos fazer com isso.

4

SER SÃO EM LUGARES INSANOS

Muitas vezes imagino como teria sido a viagem de Bly de volta a Manhattan a bordo da balsa da ilha Blackwell — o vento esvoaçando seus cabelos, os cheiros fétidos do rio, o alívio intenso — enquanto seus pensamentos permaneciam presos às mulheres que abandonara.

"Por dez dias fui uma delas.[1] Suas tristezas eram minhas, as minhas eram delas, e parecia terrivelmente egoísta aceitar a liberdade enquanto estavam em cativeiro", escreveu Bly. "Eu as deixei enterradas vivas, em seu inferno na Terra — e mais uma vez eu era uma garota livre."

Era exatamente assim que eu me sentia toda vez que pensava em minha imagem espelhada e em todos aqueles que não haviam sido salvos como eu — os outros que a psiquiatria havia deixado para trás.

Alguns meses após a minha apresentação no hospital psiquiátrico, jantei com a Dra. Deborah Levy,[2] psicóloga do McLean Hospital que estuda (entre outras coisas) genes que parecem colocar as pessoas em risco de desenvolver doenças mentais graves, e com seu colega Dr. Joseph Coyle, psiquiatra do McLean Hospital e um dos principais especialistas no receptor NMDA, uma parte do cérebro que é alterada pela doença que me atingiu. (Conseguir acompanhar a conversa entre dois pesquisadores em neurociência é como seguir um intenso jogo de hóquei. Tire os olhos do disco por um segundo e você se perde.) Falamos sobre as histerias do passado e os transtornos de conversão do presente; sobre a diferença entre fingimento e síndrome de Munchausen. O primeiro descreve fingir que está doente para obter algum tipo de ganho (para vencer uma ação judicial, por exemplo), enquanto o segundo é o nome de um transtorno mental no qual alguém finge estar doente quando não há incentivo óbvio. (O famoso caso de Gypsy Rose Blanchard é um exemplo extremo de Munchausen *por procuração*, quando você deixa outra pessoa doente, geralmente uma criança.) Conversamos um pouco sobre as grandes doenças impostoras que obscurecem a fronteira entre psiquiatria e neurologia e como é difícil para os médicos analisá-las, e sobre como minha doença parecia ser uma ponte entre os dois mundos, um distúrbio "físico" que se disfarçava de "psiquiátrico".

Contei a história que soubera recentemente de minha imagem espelhada. Não era para nosso destino ter sido diferente; ela deveria ter recebido o mesmo tratamento, deveria ter tido as mesmas intervenções rápidas e urgentes e deveria ter tido a oportunidade de se recuperar como eu. Mas sua vida foi arruinada por causa de uma diferença crucial: seu diagnóstico mental foi mantido. O meu não. De modo empático, a Dra. Levy me perguntou se eu já tinha ouvido falar do estudo de um professor de Stanford chamado David Rosenhan.

"Você conhece? Aquele em que as pessoas propositadamente fingiram ouvir vozes e foram internadas em hospitais psiquiátricos e diagnosticadas com esquizofrenia?" — perguntou ela.

Quase cinquenta anos após sua publicação, o estudo de Rosenhan continua sendo um dos trabalhos mais reimpressos e citados na história da psiquiatria (apesar de ser de autoria de um psicólogo e não de um psiquiatra). Em janeiro de 1973, o renomado periódico *Science* publicou um artigo de nove páginas chamado "On Being Sane in Insane Places", cuja tese central era, essencialmente, que a psiquiatria não tinha uma maneira confiável de diferenciar os sãos dos insanos. "O fato é que sabemos há muito tempo que os diagnósticos geralmente não são úteis ou confiáveis, mas continuamos a usá-los. Sabemos hoje que não somos capazes de distinguir insanidade de sanidade."[3] As dramáticas conclusões de Rosenhan, corroboradas pela primeira vez por dados empíricos detalhados e publicadas na *Science*, o mais respeitado dentre os periódicos científicos, eram "como uma espada

Ser São em Lugares Insanos   39

cravada no coração da psiquiatria",[4] como um artigo no *Journal of Nervous and Mental Diseases* declarou três décadas depois.

Rosenhan, professor de psicologia e direito, havia proposto como primeiro argumento: "Se a sanidade e a loucura existem, como devemos reconhecê-las?"[5] A psiquiatria, ao que parece, não tinha resposta — assim como há séculos. Esse estudo "essencialmente aniquilou qualquer vestígio de legitimidade no diagnóstico psiquiátrico",[6] disse Jeffrey A. Lieberman, presidente do Departamento de Psiquiatria da Universidade Columbia. Após a publicação do estudo, "os psiquiatras pareciam charlatães não confiáveis e antiquados, inadequados para participar da revolução da pesquisa",[7] acrescentou o psiquiatra Allen Frances.

No final dos anos 1980, pouco mais de uma década após a sua publicação, quase 80% de todos os livros de introdução à psicologia incluíam o estudo de Rosenhan.[8] A maioria das histórias de psiquiatria dedica pelo menos uma seção a ele — mesmo em livros mais enxutos, como *Psychiatry: A very short introduction* [sem publicação no Brasil] (uma espécie de "Psiquiatria Para Leigos"), que tem apenas 133 páginas, o estudo de Rosenhan ocupa quase uma página inteira[9] que trata de "credulidade psiquiátrica". Até hoje, o artigo "On Being Sane in Insane Places" é ensinado na maioria das aulas de psicologia básica, uma bela proeza para um estudo de quatro décadas. Seu poder estava em sua certeza científica. Jornalistas, escritores e até psiquiatras se infiltraram no mundo dos doentes mentais antes de Rosenhan e expuseram os horrores de lá — mas nenhum o fez com tanto rigor, com um conjunto de amostras tão amplo, com citações tão extensas, de maneira tão atraente, na hora certa e no periódico certo. Esses pesquisadores não eram "um bando de sensacionalistas levianos",[10] escreveu um jornalista, mas um grupo variado reunido por Rosenhan, um homem altamente qualificado que se orgulhava de ser professor de direito e psicologia na Universidade Stanford. O estudo de Rosenhan, publicado em uma das revistas acadêmicas mais prestigiadas do mundo, quantificou os medicamentos, o número de minutos por dia que a equipe passava com os pacientes, até a qualidade dessas interações. Ao contrário de Nellie Bly e outros antes e depois, os dados de David Rosenhan eram, finalmente, inatacáveis.

40   O Grande Impostor

Oito pessoas — o próprio Rosenhan e outras sete,[11] um grupo variado que incluía três mulheres, cinco homens, um estudante de pós-graduação, três psicólogos, dois médicos, um pintor e uma dona de casa — se ofereceram para se infiltrar em doze instituições em cinco estados na Costa Leste e na Oeste e apresentar o mesmo sintoma bastante específico: diriam aos médicos que ouviam vozes que diziam "Oco, vazio, baque".[12] (Um pseudopaciente em potencial que não concordou com os rigorosos métodos de coleta de dados de Rosenhan foi, conforme explicado em uma nota de rodapé, retirado do estudo.) Com essa estrutura padronizada, o estudo testou se as instituições internavam ou não indivíduos saudáveis. Com base apenas nesse sintoma, as instituições psiquiátricas diagnosticaram todos os "pseudopacientes" com doenças mentais graves — esquizofrenia em todos os casos, exceto um, que foi diagnosticado como depressão maníaca. O tempo de internação variou de 7 a 52 dias, com uma média de 19 dias. Durante suas internações, foram prescritos e administrados 2.100 comprimidos — psicofármacos pesados — a esses indivíduos saudáveis. (Os pseudopacientes foram treinados para esconder os comprimidos na boca ou no bolso para que pudessem ser cuspidos no vaso sanitário ou jogados fora em vez de ingeridos.)

Além de alguns ajustes biográficos por motivos de privacidade, os pseudopacientes usaram suas próprias histórias de vida. Uma vez dentro da instituição designada, cabia a eles conseguir sair. "Foi dito a cada um que teria que sair por conta própria, essencialmente convencendo a equipe de que era são", escreveu Rosenhan. Assim como Nellie Bly havia feito quase um século antes, eles pararam de fingir as alucinações assim que foram admitidos e se comportaram "normalmente", ou com o máximo de normalidade que as condições bizarras permitiam. No entanto, a partir do momento da admissão, os médicos viam todos os comportamentos através do prisma da presumida doença mental dos pseudopacientes. Nenhum pseudopaciente foi desmascarado pela equipe, mas 30% dos colegas pacientes[13] nas três primeiras internações perceberam que algo estava errado, comentando, em um caso: "Você não é louco.[14] Você é jornalista ou professor. Você está checando o hospital." Os relatos das enfermeiras observaram que "o paciente se engaja em comportamento de escrita",[15] quando o pseudopaciente foi visto documentando calmamente as atividades da enfermaria para sua pesquisa secreta. "Uma vez rotulado como esquizofrênico,[16] não há nada que o pseudopaciente possa fazer para superar o rótulo. A rotulação macula profundamente as percepções dos outros sobre o paciente e seu comportamento", escreveu Rosenhan.

"Quantas pessoas, me pergunto, são sãs, mas não são reconhecidas como tais em nossas instituições psiquiátricas?",[17] perguntou Rosenhan. "Quantos pacientes podem ser 'sãos' fora do hospital psiquiátrico, mas parecem loucos dentro deles — não porque a loucura reside neles, por assim dizer, mas porque estão respondendo a um ambiente bizarro?" Ou, como revelou o comentário da enfermeira sobre o "comportamento de escrita", simplesmente exibem comportamentos normais que são mal interpretados como anormais em razão do rótulo de doença mental. Era incomum um artigo tão narrativo como esse terminar na *Science*, uma das revistas acadêmicas revisadas por pares e mais lidas do mundo, criada com capital semente de Thomas Edison e, mais tarde, de Alexander Graham Bell. (Os artigos mais famosos da *Science* incluem[18] a primeira vez que o genoma humano foi sequenciado, descrições iniciais do vírus da AIDS, um artigo sobre as lentes gravitacionais de Albert Einstein e outro sobre galáxias espirais do astrônomo Edwin Hubble.) O fato de ter sido publicado em uma revista acadêmica de ciência geral tão reverenciada deu uma vida ao estudo que ninguém — provavelmente nem mesmo o próprio David Rosenhan — poderia ter previsto.

No cenário em que surgiu, o artigo de Rosenhan acabou se alinhando a outras críticas mais teóricas que vinham surgindo dentro da psiquiatria, de pessoas que afirmavam que a doença mental nem sequer existia. O pêndulo havia se deslocado mais uma vez, desta vez para uma terceira posição, passando da noção de que a doença mental residia no cérebro como uma doença tangível, como o câncer, à teoria de que emergia de um conflito não resolvido na psique da mente e agora para a nova convicção de que a própria "doença" estava inteiramente nos olhos de quem vê. Intencionalmente ou não, o estudo de Rosenhan acabou se baseando nessa ideia, argumentando que os voluntários saudáveis eram considerados loucos *porque* estavam em um manicômio, não por causa de quaisquer verdades externas

42 O Grande Impostor

objetivas que a psiquiatria pudesse usar para o diagnóstico. Rosenhan forneceu o elemento-chave que faltava nos argumentos da antipsiquiatria — uma prova para suas convicções.

O momento do estudo não poderia ter sido mais turbulento para a psiquiatria. Esses foram os primeiros sinais dos anos de treva dessa área médica. Estudos sensatos a expuseram como pouco eficaz. Em 1971, um estudo de larga escala nos EUA e no Reino Unido[19] mostrou que havia pouco consenso em todo o campo sobre esquizofrenia. Os psiquiatras norte-americanos trabalharam com um conceito mais amplo do distúrbio e usaram-no para diagnosticar a maioria avassaladora das pessoas, enquanto os médicos britânicos eram mais propensos a diagnosticar pacientes com depressão maníaca, agora conhecida como transtorno bipolar. Segundo estudos, dois psiquiatras do mesmo lado do Atlântico concordam com o diagnóstico em menos de 50% das vezes — probabilidades piores do que ganhar no blackjack. O psiquiatra norte-americano Aaron T. Beck, que mais tarde seria considerado o pai da terapia cognitivo-comportamental, publicou dois artigos sobre a falta de confiabilidade no diagnóstico psiquiátrico, concluindo em seu artigo de 1962 que os psiquiatras concordavam apenas 54% do tempo ao diagnosticar o mesmo paciente psiquiátrico.[20]

Enquanto isso, os hospitais psiquiátricos fechavam rapidamente em todo o país. Quando o governador da Califórnia, Ronald Reagan, assumiu o cargo em 1967, os hospitais do estado haviam liberado metade de toda a população de pacientes.[21] Sob a liderança de Reagan, a Califórnia aprovou várias leis que apressaram o fim das instituições em todo o estado — e o resto do país a seguiu. No entanto, enquanto os hospitais estavam sendo fechados, o alcance da psiquiatria estava se espalhando para fora dos manicômios como erva daninha, em Hollywood, no governo, na educação, na criação dos filhos, na política e nas grandes empresas, desfrutando de um súbito prestígio social enquanto virava as costas para as pessoas que mais precisavam de ajuda — os doentes mentais graves.

Parecia que a sociedade em geral estava pronta para reagir contra essa disseminação. Na sequência de seu estudo, David Rosenhan se tornou uma celebridade acadêmica, um queridinho da mídia cuja pesquisa foi amplamente repercutida na imprensa dos EUA. Lançou dezenas de artigos — alguns deles abertamente hostis — por toda a parte, do *New York Times* ao *Journal of Abnormal Psychology*, enquanto as pessoas debatiam os limites da psiquiatria como especialidade médica. (Várias páginas do Reddit[22] dedicadas ao estudo ainda aparecem com milhares de comentários, defendendo a ideia de que existe um artigo acadêmico respeitado que podem usar para rechaçar uma especialidade médica que, em sua opinião, os ignorou, explorou ou abusou.) Houve até uma série de imitadores de pseudopacientes na década de 1970 — incluindo um estudante universitário do Hospital Estadual de Jacksonville[23] que foi desmascarado como farsante pela equipe em 1973. Ele foi o segundo pseudopaciente identificado lá em um período de seis meses.

O estudo fez com que Rosenhan ficasse conhecido como um respeitado especialista em diagnóstico, justamente por sua crítica. (Apesar do fato de ele ter passado apenas seis meses em um hospital, no início de sua carreira, quando pesquisou — mas nunca tratou — pessoas com doenças mentais graves.) Ele testemunhou em uma audiência da Marinha[24] sobre o diagnóstico de esquizofrenia e a internação involuntária de um capitão, trabalhou como consultor de psicologia no Departamento de Assuntos de Veteranos dos EUA e se tornou o garoto-propaganda das limitações da psiquiatria em inúmeras conferências acadêmicas. Os advogados citaram o estudo de Rosenhan como prova de que um psiquiatra como testemunha especialista era um paradoxo — alegando que, na sala de audiências, esse testemunho era tão legítimo quanto "jogar cara ou coroa".[25]

Quando a Dra. Deborah Levy me apresentou ao estudo, eu ainda não sabia como os longos tentáculos desse artigo de quase cinquenta anos se estendiam em tantas direções impensadas, sendo citado para embasar movimentos tão díspares quanto o do modelo biocêntrico de doença mental, da desinstitucionalização, da antipsiquiatria e pressionar pelos direitos dos pacientes de saúde mental. Também não sabia que isso alteraria minha perspectiva sobre algo que pensava compreender totalmente. Lendo o estudo pela primeira vez, eu — como muitos antes de mim — simplesmente reconheci muito de minha própria experiência nas palavras de Rosenhan.

Eu sabia como os rótulos dos médicos alteravam a maneira como eles me viam: durante minha internação, uma psiquiatra descreveu minha camiseta branca lisa e minha legging preta como "reveladoras", por exemplo, e as usou como prova de que eu era hipersexual, um sintoma que corroborava seu diagnóstico bipolar. É difícil ignorar o julgamento associado a esses tipos de rótulos. No entanto, no instante em que os médicos descobriram que meus problemas eram neurológicos — depois de passar semanas convivendo com um diagnóstico psiquiátrico —, a qualidade do atendimento melhorou. A empatia e a compreensão substituíram a atitude basicamente distante que marcou meu tratamento, como se uma doença mental fosse minha culpa, enquanto uma doença física era algo imerecido, "real". Foi assim que os psiquiatras trataram os pseudopacientes quando a causa de seu suposto sofrimento só poderia ser "mental".

"Não se sabe por que surgem essas impressões poderosas a respeito dos traços de personalidade, como 'louco' ou 'insano'",[26] escreveu Rosenhan. "Uma perna quebrada é algo de que se recupera, mas a doença mental supostamente dura para sempre. Uma perna quebrada não ameaça o observador, mas o que se pode esperar de um louco esquizofrênico? Atualmente, existem inúmeras evidências de que as atitudes em relação aos doentes mentais são caracterizadas por medo, hostilidade, indiferença, suspeita e pavor. Os doentes mentais são os leprosos da sociedade."

Identifiquei-me com a extrema perda de identidade que todos os oito pseudopacientes experienciaram durante as internações — e me irritei com a culpa direcionada diretamente a eles, como se não merecessem empatia ou cuidado. "Às vezes, a despersonalização alcançava tamanhas proporções que os pseudopacientes tinham a sensação de que eram invisíveis ou, pelo menos, indignos de consideração",[27] escreveu Rosenhan. Reconheci a indignação dos pseudopacientes com a flagrante arrogância dos médicos que, diante da incerteza, apostavam em sua infalibilidade inquestionável. "Em vez de reconhecer que estamos apenas começando a entender, continuamos a rotular os pacientes de 'esquizofrênicos', 'maníacos-depressivos' e 'loucos', como se, nessas palavras, tivéssemos captado a essência da compreensão. A verdade é que... não somos capazes de distinguir insanidade de sanidade",[28] escreveu Rosenhan.

Na minha primeira leitura de "On Being Sane in Insane Places", em um tranquilo quarto de hotel de Boston, a primeira de centenas de leituras posteriores, percebi imediatamente por que o público em geral tanto o elogiava — e por que a psiquiatria em geral o desprezava. Percebi a validação que o trabalho de Rosenhan oferecia àquele pai que me enviara um e-mail. Identifiquei grande parte de meu próprio desapontamento e de minha frustração como ex-paciente. E pude sentir, visceralmente, a onda de raiva que permeia seu trabalho, a mesma que sinto quando imagino o rosto da minha imagem espelhada, aquela jovem anônima, presa em um diagnóstico psiquiátrico e que nunca mais seria a mesma.

"Você é uma pseudopaciente de hoje", disse-me a Dra. Levy durante o jantar naquela noite, o que significa que eu também fui identificada erroneamente como paciente psiquiátrica.

Eu encarei a experiência de maneira diferente: foi um desafio, um chamado para saber mais e entender como esse estudo e as questões dramáticas levantadas por Rosenhan há quase cinquenta anos poderiam ajudar as incontáveis pessoas que nosso sistema de saúde ainda deixa para trás.

5

UMA INCÓGNITA ENVOLTA EM MISTÉRIO DENTRO DE UM ENIGMA

Eu tinha tantas perguntas para David Rosenhan: sobre suas experiências, sobre os pseudopacientes, sobre a criação e os desafios na implementação do estudo.[1] Mas ele morreu em 2012, nos meses em que eu preparava o lançamento de *Insana: Meu mês de loucura*. Procurei ansiosamente por mais trabalhos dele, mas, com exceção de um artigo complementar, no qual Rosenhan esclareceu alguns dos pontos apresentados em seu estudo original, e uma breve referência pessoal ao estudo em uma introdução ao seu manual de psicologia anormal, ele nunca mais publicou sobre o assunto. Soube que ele até assinou um contrato para um livro, mas acabou nunca entregando o manuscrito e, mais tarde, foi processado pela editora. Ele se afastara do assunto que precisava desesperadamente de um defensor. O que havia acontecido com ele?

Infelizmente, a resposta não seria fácil de encontrar. As pesquisas no Google e as investigações básicas não me levaram adiante na tentativa de entender mais sobre a elaboração do estudo. Uma pesquisa por clipes de notícias não revelou mais detalhes. Parecia haver pouco mais a encontrar além da premissa original — oito pseudopacientes anônimos, doze hospitais, "oco, vazio, baque". Nenhum dos pseudopacientes veio a público; seus nomes nunca foram divulgados. Ninguém revelou os hospitais em que se infiltraram. Rosenhan nunca se pronunciou sobre os nomes dos hospitais (com uma exceção — ele tranquilizou o superintendente do Delaware State Hospital[2] que, apesar dos rumores, *não* enviara pseudopacientes para lá). Ele estava determinado a proteger a privacidade deles, escreveu, porque não culpava tanto os médicos e os hospitais individualmente quanto o sistema como um todo. Dado o quão revolucionário foi seu estudo, era surpreendente que permanecesse, em grande parte, um mistério quase cinco décadas depois.

Sigiloso ou não, o estudo claramente tocou um ponto fraco, e não da mesma maneira que aconteceu comigo. Na edição de abril da *Science*, após a publicação de "On Being Sane in Insane Places" em janeiro, cartas furiosas ao editor encheram doze páginas inteiras. "Por meio da publicidade atraída por seus métodos"[3] escreveu um psiquiatra de Yale para a *Science*, "Rosenhan pode ter fornecido à sociedade mais uma desculpa para seguir a tendência atual de difamar o tratamento psiquiátrico e negligenciar seus possíveis beneficiários". Outro escreveu: "O estudo só pode produzir medo e desconfiança injustificados naqueles que precisam de ajuda psiquiátrica e dificultar muito o trabalho daqueles que estão tentando oferecer e ensinar sobre cuidados de qualidade."[4] Eles estavam, compreensivelmente, defendendo sua posição — mas suas estruturas estavam sendo abaladas.

O debate desencadeado por Rosenhan continuou furioso por décadas. Em 2004, a autora e psicóloga Lauren Slater[5] afirmou ter reproduzido o estudo. Seu trabalho levou a uma série de críticas abrasadoras de muitos dos mesmos membros da comunidade psiquiátrica que atacaram o estudo de Rosenhan mais de trinta anos antes. Fiquei admirada com o quanto a psiquiatria poderia estar tão na defensiva, quando tantos outros haviam reconhecido os problemas antes de Rosenhan documentá-los com dados concretos. Por que atacar o mensageiro?

Finalmente, deparei-me com um link que me aproximou um pouco desse mensageiro: uma reportagem de rádio da BBC[6] transmitida antes da morte de David Rosenhan revelou que os arquivos pessoais de Rosenhan haviam sido deixados com seu amigo e colega Lee Ross,[7] um psicólogo social seminal de Stanford. Logo me vi em um carro alugado, perdida a caminho do Departamento de Psicologia da Universidade Stanford, em Jordan Hall.

"Sinto muito pelo atraso", ouço-me dizer a Lee Ross na gravação de áudio que fiz da nossa reunião. Posso ouvir na minha voz o quanto estou tensa diante da magnitude do homem que estou entrevistando. Lee Ross

Uma Incógnita Envolta em Mistério Dentro de um Enigma 49

escreveu mais de cem trabalhos de pesquisa, foi autor de três e editou cinco livros acadêmicos influentes (quando o visitei, ele estava no meio da coescrita de *The Wisest One in the Room [sem publicação no Brasil]*, um livro que incentiva os leitores a aplicar o melhor da pesquisa em psicologia social em suas próprias vidas) e fundou o Stanford Center on International Conflict and Negotiation com o psicólogo Amos Tversky (tema do recente livro de Michael Lewis, *O Projeto Desfazer*) e outros colaboradores.

Lee também cunhou o termo *erro fundamental de atribuição*, que teoriza que as pessoas têm maior probabilidade de creditar as falhas de outras pessoas a fatores internos (*ela está atrasada porque é uma completa idiota sem habilidades de gerenciamento de tempo*), mas as creditam a fatores externos quando pensam em si mesmas (*estou atrasado porque o campus de Stanford é desnecessariamente confuso e é impossível encontrar uma vaga de estacionamento*). Seus interesses de pesquisa variam de deficiências no julgamento intuitivo e na tomada de decisões a fontes de mal-entendidos interpessoais e intergrupos e a "realismo ingênuo" — uma maneira de ver o mundo que se recusa a reconhecer que todos experienciam a realidade de maneira diferente. Ele documentou as deficiências do "psicólogo intuitivo" em um de seus primeiros trabalhos, que demonstrou como os preconceitos dos pesquisadores maculam as interpretações de seus dados. Ele estudou a perseverança da crença ou a tendência das pessoas de se defender quando evidências contrárias às suas convicções são apresentadas. Também cunhou o termo *efeito de consenso falso* para descrever como as pessoas costumam superestimar o quanto suas crenças são comuns — o que é particularmente perigoso para quem tem opiniões extremistas.

Em outras palavras, se eu tivesse que resumir o interesse de Lee em algumas palavras, seria *a falibilidade da crença*. E ele era amigo íntimo de David Rosenhan, o homem cujo passado eu tentava investigar.

Lee Ross é um homem gentil, mas, segundo um colega, "não tem paciência para idiotas". Ele fala devagar. Seus olhos cativantes, sua voz gentil e sua maneira agradável de inclinar a cabeça na direção do interlocutor que tenta explicar uma questão, parecendo olhar bem dentro de você, me deixaram nervosa.

50   O Grande Impostor

Quando, do meu jeito divagador, contei a Lee sobre como minha própria história levou à de David Rosenhan, ele me interrompeu.

"Eu tinha Guillain-Barré", disse ele. "Também tive alucinações. Mas eu alucinava porque estava severamente privado de sono, porque não conseguia fechar os olhos. Eles gostam de dizer que todo mundo está a cerca de seis graus de ter alucinações."

(Alucinações auditivas, o sintoma mais associado a doenças mentais graves, são realmente bastante comuns na população em geral — tão difundidas quanto ser canhoto,[8] dizem alguns estudos. Uma série de condições médicas pode induzi-las: febre alta, é claro, mas também perda auditiva, epilepsia, abstinência de álcool, luto e estresse intenso. Se você ouvir vozes, estará ingressando para um seleto grupo[9] que inclui Sócrates, Sigmund Freud, Joana d'Arc, Martin Luther King Jr. e Winston Churchill.)

A síndrome de Guillain-Barré é uma doença autoimune que ocorre quando o sistema imunológico ataca os nervos, o que às vezes pode resultar em paralisia. O caso de Lee aconteceu cinco anos antes de nosso encontro e, a certa altura, ele não conseguia engolir nem falar. É difícil imaginar um destino pior para um homem tão interessado em conversar com o mundo. Após vários meses de tratamento, conectado a um respirador e um tubo de alimentação, Lee se recuperou, e os efeitos persistentes são mínimos, se houver algum.

Coincidentemente, David Rosenhan também sofria de Guillain-Barré. Lee mencionou isso ao apontar o escritório no fim do corredor em que Rosenhan havia trabalhado por mais de trinta anos. O fato de duas pessoas que compartilhavam o mesmo andar de um pequeno prédio de escritórios terem a mesma rara doença autoimune chocou um médico com quem compartilhei essas informações — a chance de isso acontecer é de 1 em 1 bilhão, disse o médico. Mas era verdade: depois confirmei essa coincidência com a família e os amigos de Rosenhan. Foi o primeiro de muitos pequenos e improváveis detalhes que descobri em minha investigação.

Antes da minha visita, Lee havia reservado uma pilha de livros que pertenceram a Rosenhan e que acreditava serem a chave para seu pensamento: *O Mito da Doença Mental,* de Thomas Szasz; *O Eu e os Outros,* de R. D.

Uma Incógnita Envolta em Mistério Dentro de um Enigma   51

Laing; e *Manicômios, Prisões e Conventos,* de Erving Goffman — todos trabalhos associados ao movimento antipsiquiatria.

Enquanto eu folheava os livros de Rosenhan, Lee me contou a história de como nasceu a amizade entre os dois. Eles se conheceram no início dos anos 1970, quando Rosenhan ingressou na faculdade de psicologia de Stanford, depois de deixar a Swarthmore College. Stanford naquela época era o lar de uma lista de estrelas da psicologia, incluindo Philip Zimbardo, que liderou o famoso Experimento de Aprisionamento de Stanford[10] em 1971. O estudo observacional, que recentemente deu origem a um filme, simulou a vida na prisão no porão do Jordan Hall na universidade, com voluntários fazendo o papel de guardas e prisioneiros. Depois de alguns dias, os guardas, inebriados pelo próprio poder, abusaram dos prisioneiros, que se retraíram e se resignaram ao próprio destino. O estudo de Zimbardo foi publicado em 1973, pouco depois do de Rosenhan. O experimento da prisão de Stanford fez de Zimbardo uma lenda da mesma maneira que o estudo "On Being Sane in Insane Places" fez com Rosenhan.

Lee e eu estávamos conversando havia alguns minutos quando ele casualmente estendeu a mão e pegou uma caixa cheia de papéis da parte superior de seu armário. Ele vasculhou os arquivos, parando em uma pasta gorda cheia de páginas.

Estremeci. Percebendo o que continha, não pude acreditar na minha sorte — se estivesse certa, esse tesouro seria quase tão bom quanto poder entrevistar o próprio Rosenhan. As páginas estavam em uma pasta rotulada com o nome do artigo e outra com uma etiqueta que dizia PSEUDOPACIEN-TES. Papéis socados em várias direções. Os arquivos estavam organizados, ou melhor, desorganizados, tal qual Rosenhan os deixara — assim que comecei a vasculhá-los, rapidamente percebi que a bagunça revelava mais sobre sua mente do que uma que tivesse sido organizada por um arquivista. Havia algo de voyeurista, até indecente, na investigação, mas, para o bem ou para o mal, meus anos trabalhando em uma redação de tabloide me ensinaram a ignorar a vergonha de revirar a intimidade das pessoas.

Às vezes, o conteúdo correspondia à descrição nas pastas; muitas vezes não. Eu abriria uma pasta sobre, digamos, o trabalho de Rosenhan sobre altruísmo em crianças e encontraria uma nota de venda de uma Mercedes. Havia rascunhos de "On Being Sane in Insane Places", que Rosenhan havia recortado em seções e colado como um quebra-cabeça elaborado, além de dezenas de páginas de anotações manuscritas de seu tempo no hospital. Uma pasta etiquetada como CRÍTICAS continha comentários brutais de seus colegas: "pseudociência apresentada como ciência",[11] "infundada",[12] "totalmente injustificada".[13] Se essa pasta servisse de indício, Rosenhan claramente irritara os psiquiatras. E parecia orgulhoso o suficiente para guardar as evidências.

Cheguei a uma pilha de papel presa por um elástico grosso e desgastado pelo tempo. A primeira página dizia:[14]

Capítulo 1

Nunca sabemos realmente por que as ideias nascem. Somente como e quando. E, embora as origens dificilmente importem quando uma ideia é formada e articulada por completo, ainda podem fazer alguma diferença quando ainda estão sendo moldadas. O que fica nas sombras de uma noite às vezes estraga o caminho de amanhã.

Não consigo explicar por que esta pesquisa começou de alguma maneira que me revele algo mais sobre as ideias. Talvez você, melhor do que eu, possa deduzir algo mais das circunstâncias. Permita-me descrevê-las.

Seu livro inédito. Havia pelo menos duzentas páginas aqui. Meu coração disparou. Esse era o manuscrito pelo qual seu editor, Doubleday, o processou. Essas eram as páginas pelas quais lutaram, mas nunca receberam — páginas que o mundo nunca tinha visto antes. Tentei parecer calma quando o deixei de lado e continuei minha busca frenética por informações. Não seria capaz de descansar até entender o estudo por inteiro, incluindo o que levou à sua criação e o contexto de suas consequências.

Uma Incógnita Envolta em Mistério Dentro de um Enigma 53

Queria estar na cabeça de todos os envolvidos. E essa era minha chance. Tentei conter meu entusiasmo quando abri a pasta com a etiqueta PSEU-DOPACIENTES.

Meu tesouro tão desejado. Os nomes de todos os pseudopacientes.[15]

➤ David Lurie, pseudopaciente nº 1, era um psicólogo de 39 anos que fingiu ser economista e foi internado por dez dias no Billington State Hospital. Ele foi liberado com o diagnóstico de esquizofrenia, do tipo esquizoafetivo, em remissão.

➤ John e Sara Beasley, pseudopacientes nº 2 e nº 3, marido e mulher, psiquiatra e psicóloga, foram infiltrados. John foi internado duas vezes, primeiro em Carter State, por três semanas, e depois em Mountain View, por duas. John descreveu seu tempo lá dentro como "kafkaesco". Sara se internou no Condado de Westerly e passou dezoito dias. Ambos foram liberados com um diagnóstico de esquizofrenia em remissão.

➤ A irmã de John, Martha Coates, pseudopaciente nº 4, era uma viúva que se apresentava como dona de casa. Ela ingressou no estudo após o irmão e a cunhada e passou duas semanas no Kenyon State Hospital, onde se tornou a quarta pseudopaciente consecutiva a receber um diagnóstico de esquizofrenia.

➤ Laura e Bob Martin, pseudopacientes nº 5 e nº 6, foram em seguida. Laura, uma famosa pintora abstrata, foi internada no único hospital psiquiátrico particular do estudo. Ela passou chocantes 52 dias lá até ser liberada com um diagnóstico diferente dos demais: depressão maníaca. O marido, pediatra, internou-se em um hospital psiquiátrico de segunda categoria, alegando ser um analista clínico. Ele também foi diagnosticado com esquizofrenia.

➤ Carl Wendt, pseudopaciente nº 7, entrou infiltrado quatro vezes, totalizando 76 dias trancafiado. Sua obsessão pelo estudo preocupou Rosenhan, que temia que Carl tivesse ficado "viciado" no estudo.

➤ Finalmente, havia Bill Dixon, o nº 8, aluno de Rosenhan, que se infiltrou em um hospital público falido por sete dias e também recebeu um diagnóstico de esquizofrenia, perfazendo o total de sete em oito pacientes a receber esse diagnóstico. Todas as doze internações resultaram em erros de diagnóstico.

Não demorou muito para descobrir que o pseudopaciente nº 1, David Lurie, era de fato David Rosenhan, o que me levou à rápida compreensão de que todos os nomes haviam sido alterados. Não seria possível uma simples busca de dez minutos na internet por Bill Dixon ou Martha Coates. Os hospitais também haviam sido renomeados.

A voz de Lee me trouxe de volta ao presente em seu escritório em Stanford.

"David era de certa forma um pouco difícil de conhecer", disse ele.

"O que quer dizer com isso?" — perguntei.

"Bem…", Lee parou, escolhendo suas palavras com cuidado. "Ele tinha segredos, por assim dizer, como a maioria das pessoas. Era o dramaturgo dentro dele. Rosenhan era, como dizem, uma incógnita envolta em mistério dentro de um enigma."

Em retrospecto, gostaria de ter perguntado exatamente o que ele queria dizer. Mas, no momento, estava muito distraída com a promessa das páginas diante de mim.

Lee voltou aos arquivos. "Você pode encontrar as respostas para suas perguntas aqui", disse ele, apontando para os papéis. Mas depois completou: "Onde está aquela coisa?" Ele procurou em meio à pilha, parou em uma pasta, removeu-a e caminhou-a de volta para seu arquivo. "Isso é pessoal", disse ele. Colocou a pasta em seu armário, fechou a gaveta e sorriu para mim. Esse sorriso era um convite? Ou eu estava imaginando coisas?

Foi só quando voltei para o meu carro que as palavras de Lee começaram a rodopiar em minha mente: *incógnita, mistério, enigma.*

PARTE DOIS

Felix Unger: Acho que sou louco.
Oscar Madison: Se isso faz você se sentir melhor, eu também acho.[1]

— *Um Estranho Casal*, 1968

6

A ESSÊNCIA DE DAVID

Retornei à Califórnia seis meses depois para reexaminar os arquivos, que haviam sido realocados para sua verdadeira curadora, uma psicóloga clínica e amiga íntima de Rosenhan chamada Florence Keller. Ela salvou os arquivos em meio à confusão depois que Rosenhan sofreu uma série de AVCs incapacitantes e estava sendo transferido para uma instituição de vida assistida uma década antes de sua morte em 2012. Durante a frenética arrumação, Florence conseguiu salvar uma caixa etiquetada com o nome do artigo. Quando alertou Rosenhan, ele pediu que ela a guardasse.

Florence é elegante e atraente, uma mulher linda[1] de 70 e poucos anos. Há um quê de Katharine Hepburn em sua postura — deslizando com desenvoltura para abrir a porta e me recebendo com um sorriso largo. Ela me mostrou seu bangalô de meados do século, projetado por Joseph Eichler, com pés de laranja e limão meyer. Notei dois exemplares idênticos da revista *New Yorker* lado a lado na mesa da cozinha.

"Por que duas?" — perguntei.

"É a única coisa que LaDoris e eu não conseguimos compartilhar", disse ela, rindo. LaDoris, sua parceira há mais de trinta anos, tem muitos nomes — "LD" ou "Ela Mesma", como Florence a chama, e "Juíza Cordell" para o resto do mundo. Ela é uma celebridade de Palo Alto, a primeira juíza afro-americana a assumir uma cadeira no Tribunal Superior, que agora, aposentada, é comentarista jurídica para noticiários locais e lidera protestos em todos os tipos de causas, desde a manutenção da independência judicial até o combate à brutalidade policial. Se você mora em Palo Alto, é provável que LaDoris já o tenha ajudado, casado ou defendido.

Desde que tirei meus sapatos e entrei pela porta da frente, Florence e eu nos tornamos cúmplices. Eu a chamava de a voz de Rosenhan. Ela foi a pessoa com quem contei em todas as etapas da investigação, a cada reviravolta cada vez mais surpreendente. Ela era quem detinha mais conhecimento sobre a mente de Rosenhan e seus segredos. Os dois se conheceram na festa de uma amiga em comum, onde ela se viu em uma conversa animada sobre como quase todos os insultos dirigidos aos homens eram, na verdade, voltados para as mulheres. O homem careca com um brilho nos olhos concordou prontamente, e os dois começaram a listar os xingamentos que se encaixavam em sua teoria.

"Filho da puta, bastardo..."

"Corno..." — ele adicionou.

Cada um deles falou o máximo de palavrões de que pôde se lembrar e, quando os insultos acabaram, os dois já eram grandes amigos.

Pedi a Florence que me ajudasse a traduzir as dezenas de páginas das anotações manuscritas de Rosenhan rabiscadas em papel amarelo, escritas antes e durante a internação para o estudo. Sua caligrafia a princípio parecia fácil e acessível — era bonita — mas, estranhamente, no minuto em que você começava a ler, percebia que as letras em si eram impossíveis de decifrar. "*Echt* David", algo como "a essência de David", brincou Florence.

Nos meses seguintes, mergulhei naquele manuscrito não publicado. O estudo começou, como logo descobri, não como um plano de Rosenhan de desafiar a psiquiatria como ele a conhecia, nem mesmo como curiosidade inspirada por Nellie Bly sobre as condições dentro dos manicômios, mas com um pedido de um aluno de sua aula de psicologia anormal em Swarthmore College, em 1969.

"Tudo começou como um desafio",[2] disse Rosenhan a um jornal local. "Eu ensinava psicologia na Swarthmore College e meus alunos diziam que o curso era muito conceitual e abstrato. Então respondi: 'Tudo bem, se

A Essência de David   59

vocês realmente querem saber como são os pacientes mentais, tornem-se pacientes mentais.'"

Janeiro de 1969
Swarthmore, Pensilvânia[3]

O campus — o mundo inteiro, na verdade — parecia estar enlouquecendo. Nos primeiros seis meses de 1969, foram registrados mais de 84 incidentes[4] de atentados a bomba, ameaças de bombas e incêndio criminoso em campi universitários. Os Estados Unidos estavam a poucos meses do choque nacional provocado pela onda de assassinatos da família Manson. Sequestros de avião eram comuns. O mundo acabara de assistir a policiais usando cassetetes e gás lacrimogêneo contra multidões de manifestantes desarmados na Convenção Nacional do Partido Democrata de Chicago, enquanto os espectadores gritavam: "O mundo inteiro está assistindo." A posse de Richard Nixon[5] caiu na mesma semana do início do semestre da primavera de Swarthmore. Alguns dos alunos de Rosenhan haviam se juntado às dezenas de milhares em Washington que aplaudiram e vaiaram, jogavam garrafas na comitiva presidencial e seguravam cartazes anunciando: NIXON É O NÚMERO UM... O CRIMINOSO DE GUERRA NÚMERO UM. Em um momento de inspiração, Nixon passou a cabeça pelo teto solar de sua limusine e fez o hoje infame V da vitória com os braços. Agora sabemos que a intromissão política de Nixon ajudou a prolongar a Guerra do Vietnã, uma vitória pessoal alcançada por todos os meios necessários. Os noticiários noturnos mostraram a Guerra do Vietnã em tempo real, e o número de vítimas atingiu o ápice[6] em 1968. Estávamos em uma guerra invencível com um inimigo do outro lado do planeta que matava milhares de jovens, pelo *quê*? Diante de atos inexplicáveis em escala global, a loucura não parecia mais restrita aos manicômios. Alguns jovens com números baixos na ordem de convocação militar ludibriavam o sistema fingindo-se de loucos para fugir da guerra. E por que não, afinal? *Tudo* parecia insano.

"É fácil esquecer como os anos 1960 foram intensos",[7] escreveu o ex--aluno de Swarthmore, Mark Vonnegut (o filho *daquele* famoso escritor), em seu livro de memórias *The Eden Express* [sem publicação no Brasil], que narrou sua própria experiência com a psicose durante esse período turbulento.

Em 1969, o conceito de doença mental — como loucura, demência, desvio — havia se tornado tema de conversas como nunca antes nos EUA. Transformava-se mais em um debate filosófico do que médico. Não seria a "doença mental", muitos argumentavam, apenas uma maneira de identificar os diferentes? A loucura não era mais vergonhosa; era para os poetas, artistas, pensadores do mundo. Era uma maneira mais esclarecida de viver. Os jovens adotaram o slogan do psicanalista Fritz Perls (popularizado por Timothy Leary): "Perca a cabeça e recupere a razão."[8] Apenas pessoas quadradas eram sãs.

E depois havia as drogas. Dois milhões de norte-americanos[9] já haviam experimentado ácido em 1970, vislumbrando o "outro lado" e ingressando na "revolução pela consciência" — convencidos, como escreveu Joan Didion,[10] "de que a verdade está do outro lado da loucura". Eles não queriam o que a sociedade (suas escolas, seus pais, o presidente Nixon) demandava deles. Acreditavam que estavam todos a um fio de navalha do hospício — e podem muito bem ter estado.

Os jovens se mudaram para comunidades utópicas no meio do nada. Um dos adesivos[11] mais populares dos EUA era QUESTIONE A AUTORIDADE. O livro *Growing Up Absurd* [sem publicação no Brasil], escrito por um anarquista abertamente bissexual que associou a desilusão da juventude à ascensão das grandes empresas nos EUA, foi um best-seller instantâneo. O filme surrealista *Esse Mundo É dos Loucos*, de 1966, mostra uma pequena cidade francesa durante a Primeira Guerra Mundial, onde os felizes habitantes do manicômio local assumem o comando, levando o espectador a questionar: quem é realmente são em um mundo enlouquecido e devastado pela guerra? O romance psicodélico de Ken Kesey,[12] *Um Estranho no Ninho*, fez mais do que qualquer outro livro para incitar o público contra a psiquiatria. (Anos depois, o filme de 1975, estrelado por Jack Nicholson, deixaria os espectadores ainda mais revoltados.) O poder da história de Kesey perdurou. Tenho certeza de que, se alguém lhe pedisse um exemplo de pessoa "sã" enviada para uma instituição mental, você citaria imedia-

A Essência de David   61

tamente *Um Estranho no Ninho* como exemplo clássico. Embora o livro tenha como objetivo criticar a necessidade de conformidade em grande escala, o romance estará para sempre associado aos males da psiquiatria. O livro, como disse um psiquiatra: "Deu vida a uma desconfiança fundamental[13] da maneira como a psiquiatria estava sendo usada para os propósitos da sociedade, e não para o bem dos doentes mentais."

Kesey, um atleta importante e filho de produtor de leite, encontrou seu momento de revelação enquanto trabalhava como ajudante no Menlo Park Veterans Hospital. Ele se inscreveu em um experimento patrocinado pelo governo no mesmo hospital, onde os pesquisadores usaram uma série de medicamentos — incluindo mescalina, Ditran, IT-290 e, o seu favorito, a dietilamida do ácido lisérgico (LSD).

Essas experiências deram origem ao personagem de seu livro, o anti-herói definitivo Randle Patrick McMurphy, que usa de dissimulação para ser internado e escapar da sentença de prisão. "Se isso me livrar desses malditos campos de ervilhas, serei o que seu coração desejar, seja psicopata, cachorro louco ou lobisomem",[14] diz McMurphy.

Uma vez livre de sua sentença de prisão, McMurphy causa o máximo de problemas possível na ala e, ao fazê-lo, descobre que seus colegas pacientes não são tão diferentes dele mesmo no fim das contas: "Cara, fiquei surpreso com a sanidade de todos vocês",[15] diz McMurphy aos outros pacientes. "Para mim, vocês não são mais loucos do que um idiota típico lá de fora." A grande diferença, McMurphy fica chocado ao descobrir, é que os outros se internaram voluntariamente na instituição. Eles *escolheram* estar lá.

Harding, um dos pacientes, explica o porquê: "Descobri em tenra idade[16] que eu era — vamos ser gentis e dizer 'diferente'?... Eu me envolvi em certas práticas que nossa sociedade considera vergonhosas. E fiquei doente. Não eram as práticas, eu acho, era o sentimento de que o grande e mortal dedo indicador da sociedade apontava para mim — e a voz de milhões gritando: 'Vergonha. Vergonha. Vergonha.'" Ele não estava doente no sentido biológico, mas o mundo ao seu redor o fez adoecer.

De maneira ainda mais incisiva, o narrador da história, o chefe indígena "Vassoura" Bromden, finge que não pode ouvir ou falar, mas documenta tudo e se safa disso porque a instituição o vê apenas como um homem louco com uma vassoura, portanto, é invisível. No final, McMurphy perde sua batalha. Os poderes autoritários da instituição — incorporados pela monstruosa enfermeira Ratched — se concentram em McMurphy, que é lobotomizado por mera conveniência, para nunca mais causar problemas na ala de Ratched.

Basta dizer que, no início dos anos 1970, os hospitais psiquiátricos não tinham uma boa reputação.

Além de tudo isso, a paranoia da Guerra Fria[17] atingiu a todos, conforme as histórias de homens e mulheres internados em hospitais psiquiátricos soviéticos por razões políticas chegavam aos EUA. Milhares de dissidentes na URSS foram internados contra sua vontade, incluindo um general chamado Pyotr Grigorenko,[18] que serviu no Exército Vermelho antes de começar a questionar as políticas do Partido Comunista. Ele foi diagnosticado com "desenvolvimento de personalidade paranoide, em que ideias reformistas surgiam na personalidade, com características psicopáticas de caráter e presença de sintomas de arteriosclerose do cérebro" (uma frase que mais parece uma boneca russa, por assim dizer). Ele passou cinco anos[19] em uma das piores "psicoprisões" soviéticas, até que foi finalmente libertado e autorizado a emigrar para os EUA.

O que era mais assustador: o uso de rótulos psiquiátricos como ferramenta de opressão ou a possibilidade de muitos desses psiquiatras soviéticos realmente acreditarem que alguém que não apoiasse o comunismo devia estar louco?

E, no entanto, essa exploração da psiquiatria também estava acontecendo nos Estados Unidos — pela Casa Branca, em particular. Para desacreditar Daniel Ellsberg, o homem que vazou documentos do Pentágono para o *New York Times*, o ex-agente da CIA Howard Hunt enviou "encanadores" (homens que faziam o trabalho sujo da Casa Branca) ao escritório de seu psicanalista para encontrar informações.

A pessoa mais famosa marcada por sua história de saúde mental foi o candidato republicano à presidência Barry Goldwater, que os psiquiatras (sem examiná-lo pessoalmente) chamaram de inadequado para servir, descrevendo-o, entre outras coisas, como "um lunático perigoso"[20] em um artigo da revista *Fact,* em 1964, intitulado "1,189 Psychiatrists Say Goldwater Is Psychologically Unfit to Be President!" [1.189 Psiquiatras Dizem que Goldwater é Psicologicamente Inadequado para Ser Presidente!, em tradução livre]. A Associação Americana de Psiquiatria (APA, na sigla em inglês), envergonhada pelas consequências (e pelo processo de difamação bem-sucedido de Goldwater contra a *Fact*), implementou a regra de Goldwater em 1973, um princípio ético que proíbe os psiquiatras de fazerem diagnósticos de figuras públicas a quem não examinaram, que continua em vigor mesmo diante da oposição atual.* Eles argumentam que um cardiologista não ousaria diagnosticar alguém que viram apenas na TV; sendo assim, os psiquiatras também não deveriam. Essa regra sugere que a psiquiatria deve ser mantida nos mesmos padrões de outras especialidades médicas, uma atitude defensiva e reveladora: "Os psiquiatras são médicos;[21] avaliar doenças mentais não é menos minucioso do que diagnosticar diabetes ou doenças cardíacas", escreveu a APA.

Ao mesmo tempo, o público leigo continuou a se perguntar: *a loucura existe?* Isso pode parecer uma pergunta absurda para quem convive com a doença mental — pessoalmente ou por meio de um ente querido, mas, em uma época em que as pessoas eram rotuladas de "doentes mentais" simplesmente por sua atração por pessoas do mesmo sexo, era um debate legítimo. O emergente movimento antiautoridade questionou muitas de nossas suposições, argumentando que toda loucura era uma construção social. Eles citaram *História da Loucura na Idade Clássica,* do filósofo historiador francês Michel Foucault, como prova de que as instituições psiquiátricas usaram, desde o início, o confinamento como ferramenta de dominação. Os professores de sociologia ensinaram a teoria da rotulação social, que apresentava as doenças mentais como profecias autorrealizáveis, lançadas sobre nós pela necessidade da sociedade de classificar e estereotipar os "desviantes".

---

*. A APA reiterou sua adesão à regra de Goldwater em 2018 em resposta a debates públicos sobre a aptidão mental do presidente Donald Trump, escrevendo: "Uma avaliação psiquiátrica adequada requer mais do que uma revisão das aparências na televisão, tuítes e comentários públicos."

Se isso soa familiar, é porque essas são as mesmas perguntas sem resposta (em contextos diferentes) que enfrentamos desde que fomos capazes de raciocinar. E Rosenhan consolidaria tudo isso em seu estudo bombástico.

Enquanto isso, o crescente movimento antipsiquiatria lançou ataques de dentro da própria academia. R. D. Laing,[22] psiquiatra escocês, ofereceu argumentos que eram mais atraentes para a contracultura. Ele teorizou que a insanidade era uma resposta sã a um mundo insano. Laing escreveria que a esquizofrenia era uma supersanidade — um tipo de percepção que somente aqueles com mentes verdadeiramente abertas poderiam alcançar — e acreditava que, um dia: "Eles verão[23] que o que chamamos de esquizofrenia era uma das formas pelas quais, frequentemente em pessoas bastante comuns, a luz começou a romper as rachaduras em nossas mentes muito fechadas."

Em 1967, ele escreveu: "A loucura não precisa ser um colapso.[24] Pode ser um avanço." Os alunos carregavam exemplares cheios de cantos dobrados de seus livros *O Eu Dividido* (1960) e *A Política da Experiência* (1967) — duas de suas obras mais populares e inovadoras — nos bolsos, um distintivo de honra anunciando seu cinismo sobre os julgamentos sociais impostos à mente, proclamando sua consciência superior sobre o eu, a sanidade e a sociedade. Mas era fácil zombar dele. "Os esquizofrênicos eram os verdadeiros poetas",[25] brinca Erica Jong em *Medo de Voar*. "Todo lunático delirante era Rilke." Logo surgiram relatos de uso excessivo de drogas em Kingsley Hall, o asilo para loucos de estilo londrino de Laing. Junto de sua ascensão como guru, Laing parecia se transformar em uma caricatura de excentricidade à medida que passou a se dedicar a sessões de "renascimento" e outros tratamentos charlatães da era de 1970 regados a drogas e álcool. (Nunca poderei me esquecer da visão de Laing, com o rosto vermelho e suando, enquanto ele simulava passar pelo "canal vaginal de sua mãe" em um sofá estampado, capturado em vídeo e exibido para mim por seu ex-cinegrafista.)

O psiquiatra húngaro-americano Thomas Szasz chamou a doença mental de "mito"[26] e disse que o conceito de doença mental era "cientificamente inútil e socialmente prejudicial". A abertura de seu livro mais famoso, *O Mito da Doença Mental*, declara: "Não existe doença mental", e o livro relega a psiquiatria ao reino da alquimia e da astrologia. Os psiquiatras usavam jargão médico, argumentou, sem ter credibilidade real alguma. "Se você fala com Deus,[27] está orando; se Deus fala com você, então é esquizofrenia. Se os mortos falam com você, é um espiritualista; se você fala com os mortos, é esquizofrênico", escreveu ele. A psiquiatria institucional, em particular, era um instrumento de opressão para controlar indivíduos problemáticos ou moralmente depravados, a quem ele chamava de "parasitas".[28] A psiquiatria não era apenas opressiva, mas também permitia o pior entre nós, argumentou. Pelo menos por um tempo, os argumentos de Szasz foram convincentes para os intelectuais dentro e fora do campo. (De acordo com as anotações particulares de Rosenhan, ele foi muito mais inspirado pela visão de Szasz sobre a doença mental do que pela de Laing — pelo menos a princípio. Em relatos posteriores, no entanto, quando Szasz foi menosprezado, passou a creditar a Laing a inspiração de seu famoso estudo.)

O movimento antipsiquiatria formou uma aliança nem tão estranha com o movimento dos direitos civis. Ambos se uniram contra um inimigo comum: o poder da "instituição" que decidia o que era "normal" ou "aceitável" na sociedade.

Esse espírito permeou completamente a Swarthmore College de Rosenhan, uma redoma liberal com raízes quaker, cercada por pessoas simples, conservadoras e proletárias do Condado de Delaware, Pensilvânia. No semestre da primavera de 1969, o campus nunca havia sido tão politizado. Embora ainda existissem os conflitos típicos das universidades — como se o departamento de admissões deveria manter ou não sua proibição de estudantes com barbas trabalhando como guias turísticos —, agora eles ocorriam ao lado de debates aguerridos sobre a possibilidade de permitir ou não recrutadores da Marinha no campus.

Em meio a esses protestos, a Swarthmore Afro-American Student Society (SASS) organizou protestos e greves pedindo uma maior representatividade de estudantes negros no campus, que lhes abriu suas portas apenas duas décadas antes e cujos números minúsculos mal atingiam dois dígitos. Com táticas que incluíam greves de fome, o SASS conseguiu atrasar o início do semestre de primavera de Swarthmore, resultando em uma semana de aulas canceladas apelidadas de "A Crise de 1969",[29] que só terminou quando a reitora Courtney Smith sofreu um ataque cardíaco fatal em uma escadaria do campus. Um escritor sugeriu que a reitora Smith morrera "de coração partido". O campus lamentou a morte de sua popular reitora, e as condições exigidas pela Swarthmore Afro-American Student Society ficaram em segundo plano. Swarthmore ficou conhecida como "o lugar onde os estudantes mataram a reitora"; dizem que o vice-reitor Spiro Agnew[30] a apelidara de "o Kremlin no Crum" (o Crum é o bosque que cerca a faculdade). Não é preciso dizer que a atmosfera do campus naquela primavera foi carregada.

E esses ventos alísios ajudaram a fazer com que uma delegação de alunos de psicologia anormal de David Rosenhan o abordasse em seu laboratório enfumaçado no porão do Martin Hall, em Swarthmore, no início do semestre da primavera de 1969 — uma reunião que desencadearia eventos que mudariam o mundo.

7

"VÁ COM CUIDADO, OU MELHOR, NÃO VÁ"

Embora o professor David Rosenhan tivesse chegado apenas no semestre anterior, o paletó de tweed com cotoveleiras de couro fazia com que parecesse já pertencer à Swarthmore. Alguns estudantes brincavam dizendo que sua cabeça grande e careca deveria significar que *ele tinha um cérebro grande*. Os colegas se lembraram do caminhar arrogante quando ele passeava pelo campus com as mãos cruzadas atrás das costas, com ares de dono do lugar.

Antes, Rosenhan trabalhara como palestrante no Departamento de Psicologia de Princeton e psicólogo de pesquisa no Educational Testing Service, um grupo de elaboradores de testes que ajudaram a moldar o SAT [exame semelhante ao ENEM] como conhecemos hoje. O Educational Testing Service dava a seus pesquisadores uma grande amplitude para explorar praticamente qualquer assunto. Era uma situação perfeita para Rosenhan, que tinha uma mente ágil com inclinações acrobáticas, sempre pronta para saltar sobre obstáculos em seu caminho. (Ele usava truques psicológicos com sagacidade, mesmo no ensino fundamental. Rosenhan era um garoto magricela[1] que adorava luta livre e descobriu um modo de usar sua fraqueza como vantagem. Para enfraquecer um oponente, ele diminuía as expectativas do outro garoto tropeçando, propositadamente, a caminho do tatame.)

A natureza elástica de sua mente se revela nos assuntos que ele abordou: escreveu artigos sobre análise de sonhos,[2] hipnose[3] e questões sociais contemporâneas, como as motivações dos Viajantes da Liberdade,[4] os defensores brancos e negros de direitos civis que viajavam no mesmo ônibus no Sul para desafiar a segregação. Ele replicou o estudo de Stanley Milgram de 1963[5] sobre obediência, mostrando os extremos que os sujeitos de pesquisas chegavam ao seguir ordens. Milgram havia criado uma caixa de choque falsa[6] com alavancas marcadas com tensões que variavam de 15V a "XXX", a abstração da última significava que era tão alta que poderia ser mortal. Os resultados de Milgram surpreenderam o mundo: os voluntários do estudo mostraram-se plenamente dispostos a administrar altos níveis de choques elétricos a estranhos, apenas porque lhes pediram (na amostra de Milgram, 70% aplicaram choques de nível XXX), resultados que traziam à tona recordações desagradáveis no cenário após a Segunda Guerra Mundial. Filho de dois judeus da Europa Oriental, Milgram crescera à sombra do Holocausto, assim como Rosenhan, e esse fato nunca estava longe de seus pensamentos. "Muitos de nós estão interessados em estender seu trabalho",[7] escreveu Rosenhan a Milgram em 1963. "Desnecessário dizer o quanto acreditamos que descobriu um fenômeno notável."

A paixão de Rosenhan naquele momento — financiada pelo Instituto Nacional de Saúde Mental — era estudar comportamentos pró-sociais em crianças, testando especificamente "a preocupação desinteressada[8] das crianças por outras pessoas", que ele chamou de "busca de valores". Em outras palavras, você se torna uma pessoa boa ou má ou nasce assim? Esta era uma pergunta empolgante para os psicólogos sociais da época — abordada por Milgram e sua máquina de choque e, mais tarde, Zimbardo e seu experimento da prisão.

Rosenhan montou seu laboratório[9] para se parecer com uma pista de boliche em miniatura, usando bolas de gude como bolas de boliche. Ele planejou o estudo de modo a poder controlar se uma criança venceria ou perderia e depois documentou como o comportamento altruísta da criança,[10] como doar dinheiro para caridade, mudava dependendo da presença ou não de adultos. A assistente de pesquisa de Rosenhan, Bea Patterson, lembra-se de ter se horrorizado quando recebeu instruções de dizer às crianças que elas seriam "fracassadas" se não vencessem, sabendo muito bem que os resultados seriam atribuídos aleatoriamente. Às vezes, as crianças que perdiam choravam. Com mais frequência, elas trapaceavam, empurrando os pequenos pinos. Em uma reviravolta inesperada, Rosenhan e Patterson descobriram que a trapaça, tanto quanto a vitória, aumentava a probabilidade de as crianças doarem seu dinheiro. Outros pesquisadores teriam jogado a toalha, mas Rosenhan, como qualquer bom cientista, modificou seu estudo e publicou outro artigo mais interessante sobre o papel da confiança[11] no comportamento de trapaça, um exemplo da vocação acrobática de seu cérebro em ação.

Seu alcance intelectual era ilimitado. Ele se dedicou com bastante interesse à psicologia anormal e escreveu dois livros sobre o assunto com o amigo e psicólogo Perry London. Explicou sua atração pelo tópico em uma carta a um colega e amigo: "A psicologia anormal é uma área psicológica dolorosamente complicada.[12] Envolve fortemente a biologia, a química e a genética. Envolve a percepção social e a experiência de qualquer um de nós que já esteve deprimido, ansioso ou pior. A necessidade de trazer simplicidade e compreensão a uma área aparentemente complicada me desafia."

Mas o verdadeiro talento de Rosenhan era ensinar. Rosenhan tinha muito jeito com as pessoas, um apelo sedutor. Sua voz de barítono poderia facilmente paralisar um auditório lotado. Seus ex-alunos chamavam de dom. Um deles o descreveu como sendo capaz de "fascinar um grupo de dois a trezentos[13] alunos com palestras dinâmicas cheias de emoção, poesias e histórias pessoais".

Não era de admirar, então, que a primeira aula de psicologia anormal de Rosenhan tenha tido tanto sucesso que Swarthmore solicitou que ele realizasse um seminário de honra dedicado ao mesmo assunto. Eu gostaria de poder estar presente para ouvi-lo em sua primeira aula, no entanto, consegui encontrar algumas gravações das palestras posteriores de Rosenhan. Sua voz aveludada, grave e ressonante, que me lembrou da de Orson Welles, ecoou nos alto-falantes do meu computador: "Estamos aqui neste trimestre da primavera para tentarmos entender a mente por meio de suas anormalidades", disse ele. Sua cadência talmúdica — a maneira como ele alongava as palavras, pausando e enfatizando-as para um efeito dramático — deve ter sido gravada nele por uma juventude cantando e treinando para ser cantor. Era o tipo de voz que projetava autoridade e fazia você querer se inclinar, se concentrar e ouvir.

"A pergunta é (...) O que é anormalidade? (...)[14] Para que estamos aqui?" — perguntou ele. "Algumas coisas serão pretas (...) Outras serão brancas. Mas esteja preparado para os tons de cinza."

Eu não tinha ideia de como esse cinza ganharia diferentes nuances.

Provavelmente já era o fim da manhã quando seus alunos o abordaram em seu escritório. Foram reclamar, explicou ele em seu manuscrito, "que o curso teve duas deficiências.[15] A primeira, que evitei histórias de casos de pacientes psiquiátricos. E a segunda, que eu havia me recusado a permitir que estudantes visitassem hospitais psiquiátricos". E Rosenhan continuou:

> Às vezes, esquecemos que pacientes psiquiátricos também são pessoas. Eles têm dignidade, vergonha e vulnerabilidade, como todos nós. Parecia injusto, uma invasão da privacidade de pessoas incapazes de se defender, incentivar os estudantes a visitar esses hospitais. Você gostaria de ser exposto a jovens desconhecidos e curiosos, por mais bem-intencionados, se estivesse lá? (...)
>
> De sua parte, no entanto, os alunos tinham uma causa e pressionaram vigorosamente. Argumentaram que não gostavam de abstrações sem uma experiência direta com os materiais que as formam. Como alguém pode avaliar (...) digamos, a esquizofrenia, sem conhecer diretamente alguns esquizofrênicos? Sem ter sido exposto imediata e concretamente a seus pensamentos e sentimentos, à maneira como eles percebem o mundo? Não é um pouco como tentar entender o valor de um dólar sem saber o que um dólar é capaz de comprar?
>
> Fiquei dividido, de maneira evidente e desagradável, entre entender a opinião deles e estar convencido da minha. À medida que as questões se tornaram mais claras, o argumento ganhou força. Por fim, consegui encontrar um meio-termo entre essas duas posições aparentemente irreconciliáveis.
>
> "Vejam", falei, "se vocês realmente querem saber como são os pacientes psiquiátricos, não percam seu tempo com histórias de casos

ou apenas visitando hospitais. Por que vocês simplesmente não se internam em um hospital psiquiátrico como pacientes?".

"Quando?" — eles perguntaram.

Quando. Não por quê. Não como, ou onde, ou mesmo "ei, espera aí". Mas quando. Bendita arrogância.

Enquanto seus alunos defendiam a causa, Rosenhan lembrou-se de seu curso de graduação na Universidade Yeshiva[16] em estudos de grupos minoritários, que exigia que cada aluno alugasse uma cama em uma pensão do Harlem espanhol para experienciar a pobreza em primeira mão. Morar com outras dez pessoas em um quarto destinado a quatro causou uma profunda impressão em Rosenhan, mesmo sendo filho de imigrantes judeus poloneses em Jersey City que sobrevivia com a parca renda do pai, um vendedor de porta em porta. A memória reacendeu o entusiasmo de seus tempos de estudante.

Energizado, ele decidiu reformular o pedido dos alunos como um exercício de ensino e começou a planejá-lo. Primeiro eles teriam que encontrar um hospital psiquiátrico disposto a deixá-los entrar. Felizmente, um colega trabalhara no Haverford State Hospital, a apenas quinze minutos, e ele prometera falar com o superintendente do hospital, Jack Kremens. Rosenhan não podia acreditar na sorte. Kremens,[17] que durante a Segunda Guerra Mundial trabalhou como agente no Office of Strategic Services (precursor da CIA), seria a pessoa perfeita para quem pedir algo tão ousado. E ele tinha todos os motivos para pensar que Kremens também estaria interessado, uma vez que o exercício secreto dos estudantes lhes permitiria relatar, desde o início, as operações internas no hospital. Rosenhan e seus alunos poderiam documentar qualquer discrepância entre o conjunto de regulamentos sobre atendimento ao paciente e as realidades do dia a dia. Kremens estava especificamente preocupado com a possibilidade de drogas ilícitas circulando em suas instalações, e precisava saber se elas eram fornecidas por alguém de dentro. O projeto de Rosenhan ofereceu uma oportunidade de espionagem.

72 O Grande Impostor

Mas havia também algumas desvantagens em se infiltrar em Haverford, justamente por causa dessas condições. Três anos depois, em 1972, uma enfermeira do Haverford Hospital chamada Linda Rafferty[18] processaria o hospital, expondo uma série de ofensas, incluindo "abuso homossexual por outros pacientes[19] (...) exploração sexual por trabalhadores externos (...) formulários de receita deixados em branco previamente assinados pelos médicos em gavetas destrancadas para os enfermeiros preencherem nos fins de semana e uma ausência crônica por parte da equipe médica do hospital".

Embora as alegações de Rafferty fossem um caso extremo, o momento era precário para todos os hospitais psiquiátricos, pois estavam em meio a profundas mudanças — não mais transformadoras do que as novas drogas que agora circulam pelas correntes sanguíneas dos pacientes. A clorpromazina (comercializada sob o nome de Thorazine nos Estados Unidos e Amplictil no Brasil) parecia na época a principal descoberta da psiquiatria no século XX. Ela chegou ao mercado norte-americano em 1954 e no final da década seguinte havia se infiltrado na maioria dos hospitais psiquiátricos. O Thorazine foi, como afirmou o historiador Edward Shorter, "o primeiro medicamento que funcionou"[20] e, de acordo com o psiquiatra, psicofarmacologista e crítico voraz da indústria farmacêutica David Healy, "amplamente citado como o equivalente à penicilina[21] enquanto substância crucial no avanço da medicina moderna".

A clorpromazina surgiu de um acidente feliz: depois que um pesquisador testou o anti-histamínico em ratos e descobriu que eles perderam o interesse em escalar uma corda para conseguir comida, o cirurgião naval francês Henri Laborit testou a droga em pacientes cirúrgicos e descobriu que ela tinha um efeito dissociativo e sedativo. O efeito era *Pode me abrir, quem se importa*. Por que não, perguntaram seus colegas, experimentar esse medicamento em pacientes psicóticos?

Os resultados foram surpreendentes, embora não incontroversos. Em um número notável de pacientes, os sintomas positivos mais pronunciados da esquizofrenia — as alucinações, a paranoia e a agressividade — desapareceram. A jornalista Susan Sheehan descreve o milagre do Thorazine em seu livro de 1982, *Is There No Place on Earth for Me?* [sem publicação no Brasil]: "Milhares de pacientes antes agressivos[22] se tornaram dóceis. Muitos que passavam seus dias gritando se acalmaram. A decoração das enfermarias pôde ser melhorada: cadeiras substituíram bancos de madeira, cortinas foram penduradas nas janelas. Lâminas e fósforos, que antes eram considerados letais, eram dados a pacientes que agora conseguiam se barbear e acender seus próprios cigarros sem ferir a si mesmos, ou a outras pessoas, ou incendiar o hospital." As empresas farmacêuticas dos EUA lançaram outros medicamentos relacionados, com nomes comerciais Compazine, Stelazine e Haldol em 1969, ano em que Rosenhan se infiltrou. Um ano depois, os antipsicóticos arrecadavam para a indústria farmacêutica norte-americana US$116,5 milhões de dólares[23] (equivalentes hoje a US$780 milhões) por ano.

Foi o início da era de dependência de drogas da psiquiatria moderna. Os psiquiatras podem não ter sido capazes de encontrar e identificar a "sede da loucura", mas agora pelo menos havia uma maneira de tratá-la, esteja onde estiver. Outros avanços logo vieram: a descoberta de antidepressivos, o lítio para o transtorno bipolar e Miltown [meprobamato] para a ansiedade. Embora ainda se soubesse pouco sobre a química do cérebro (a depressão ainda era vista por muitos[24] como "raiva dirigida para dentro"; transtorno obsessivo-compulsivo como "desenvolvimento psicossexual interrompido no estágio anal"; e esquizofrenia como resultado de mães dominadoras), a psiquiatria agora tinha um arsenal e uma linguagem — *toma essa, oncologia!* — que a concedia legitimidade como uma verdadeira especialidade médica. Mais tarde, à medida que surgiram mais conhecimentos sobre a química cerebral, nossa terminologia mudou. Desenvolvemos esquizofrenia[25] por causa de um "distúrbio da dopamina". Ficamos deprimidos por causa de um "distúrbio da catecolamina" (mais tarde, um "desequilíbrio de serotonina") e ansiosos por causa de um "distúrbio do 5-HT". Tudo parecia confortavelmente tão científico, e o público adotou essa nova visão da mente/cérebro. E com essa percepção vieram novas ramificações para erros de diagnóstico: drogas diferentes tratavam condições diferentes (antipsicóticos, como a clorpromazina, eram prescritos para pessoas com esquizofrenia; estabilizadores de humor, como o lítio, para a depressão maníaca; e antidepressivos para aqueles com depressão). Erros de diagnóstico repentinamente passaram a *significar algo*. Agora havia uma recompensa para o diagnóstico — não apenas para médicos e pacientes, mas também para empresas de seguros-saúde e farmacêuticas.

No entanto, apesar do progresso óbvio, não foi uma transição suave. Kesey documentou a variedade de drogas — e a resposta a elas — em *Um Estranho no Ninho*: "A Srta. Ratched vai nos enfileirar contra a parede[26] onde enfrentaremos seu arsenal carregado de Miltowns! Thorazines! Libriums! Stelazines! e com um aceno da sua espada, *blum!*, ela nos dopará a todos, para além de nossa existência." Embora a eficácia geral dos medicamentos fosse indiscutível — mesmo que fossem talvez eficazes *demais*, como mostra a citação de Kesey —, muitos psiquiatras insistiam em oferecer uma solução superficial que não tratava dos déficits debilitantes que tinham efeitos difusos em uma ampla gama de situações da vida cotidiana.

Depois que Jack Kremens concordou em receber os estudantes de graduação disfarçados em Haverford, apesar de todos os riscos, Rosenhan e seus alunos discutiram as especificidades do estudo. A equipe estaria ciente de sua presença ou não? Eles inventariam nomes ou usariam os seus? Quais endereços usariam? O mais crucial: como sairiam depois que conseguissem entrar?

As primeiras decisões foram fáceis. Mudariam seus sobrenomes e manteriam os nomes. Os estudantes se identificariam como tal, mas afirmariam pertencer a diferentes universidades para proteger seu anonimato. (Afinal, quantos empregadores em potencial acreditariam se você dissesse: *Ah, sim, eu fui internado em um hospício, mas era para uma aula…?*)

Pode ter começado como um desafio, mas rapidamente se transformou em algo mais instigante — um exercício de ensino. Embora o superintendente soubesse de sua missão, Rosenhan garantiu que o restante da equipe permanecesse no escuro. Então eles ainda tinham que convencer o hospital de que precisavam de ajuda. Quais sintomas apresentariam? Esse quesito se tornou fonte de debate. Deveriam comer itens da decoração fingindo-se de loucos — com olhos arregalados, roupas sujas, dizendo coisas sem sentido

"Vá com Cuidado, ou Melhor, Não Vá"   75

e delirando, como fez Nellie Bly — ou agiriam de forma calma e distante? Como era a loucura, afinal?

"Estávamos todos nervosos",[27] lembrou Harvey Shipley Miller, um dos estudantes de Swarthmore. "Eu certamente estava. Nunca havia estado em um [manicômio]. Era empolgante."

Eles inventaram uma alucinação auditiva — *oco, vazio* e *baque* —, palavras que praticamente gritavam melancolia, uma crise existencial. Francamente, isso deveria ter disparado um alerta imediato na instituição, porque, segundo Rosenhan, havia exatamente zero casos de psicose existencial relatados na literatura. Rosenhan brincou em uma carta a um amigo: "Eles provavelmente escreverão um artigo sobre isso!"[28] De uma maneira muito óbvia, essa escolha zombava dos crédulos psiquiatras que provavelmente nunca havia lido muito Kierkegaard — a versão de Swarthmore de uma piada interna. Neste ponto, de acordo com seu manuscrito, Rosenhan não tinha planos de publicar nada nem de coletar dados sérios. Seu único objetivo era entrar no hospital por qualquer meio necessário, com o menor risco possível para os estudantes.

Eles estudaram o trabalho dos poucos acadêmicos que já haviam tentado artimanhas similares, entre os quais, o antropólogo médico William Caudill,[29] que viveu por dois meses como paciente de um hospital psiquiátrico associado a Yale, em 1950, e escreveu suas experiências traumáticas no artigo "Social Structure and Interaction Processes at a Psychiatric Ward". Caudill exagerou seus próprios problemas em sua entrevista de admissão, aumentando seus problemas conjugais e intensificando seus problemas de raiva e álcool, mas manteve o restante de sua biografia intacta. Ainda assim, Caudill alegou que mesmo essa pequena mentira lhe causava sérios danos, gerando um profundo tumulto interno por ter que viver como um impostor. Ficou tão intenso que Caudill alertou contra qualquer tentativa de replicação. Um de seus supervisores que o visitou no hospital comentou: "Acredito que ele perdeu sua objetividade[30] como observador participante e quase se tornou um participante paciente." Rosenhan fez uma anotação sobre isso em seus próprios escritos e, ao contrário de Caudill, decidiu que "não modificaríamos nossas histórias de vida[31] de maneira alguma, não

76   O Grande Impostor

descreveríamos uma patologia que não existia em nossas vidas atuais nem exageraríamos nossos problemas reais".

Rosenhan e sua turma leram as denúncias feitas por jornalistas de todo o país que, como Bly antes deles, revelaram a barbárie que ocorre em nossos quintais. Durante a Segunda Guerra Mundial,[32] 3 mil objetores conscientes foram redesignados para serviços alternativos em hospitais psiquiátricos estaduais em todo o país. Fotografias chocantes tiradas por um dos objetores foram apresentadas no artigo "Bedlam 1946",[33] de Albert Maisel, publicado na revista *Life*. O artigo de Maisel descreveu condições brutais no Philadelphia State Hospital, em Byberry, Pensilvânia, e no Cleveland State Hospital, em Ohio — espancamentos tão severos que as pessoas morreram —, com fotografias profundamente perturbadoras que pareciam desconfortavelmente parecidas com as imagens que acabavam de emergir dos campos de extermínio alemães. Em uma delas, um paciente está sentado em um banco de madeira, com os braços mumificados por uma camisa de força branca, revelando pernas cheias de feridas não tratadas. Em outro, um grupo de homens se amontoa, de cabeças baixas e nus, em um chão coberto de lixo.

Essa era uma versão perturbadora do *Dia da Marmota* — as mesmas atrocidades repetidas infinitas vezes. Harold Orlansky comparou manicômios norte-americanos[34] a campos de extermínio nazistas em seu artigo "An American Death Camp", publicado em 1948. O documentário crítico de Frederick Wiseman[35] *Titicut Follies* retrata em preto e branco, o manicômio forense Bridgewater (para "os criminalmente insanos"), onde os pacientes sofriam abuso físico e verbal — tudo na frente de uma câmera. Homens perambulavam pelas instalações nus; um homem em confinamento solitário bateu a cabeça e os punhos contra a parede, borrifando manchas escuras de sangue. Um psiquiatra da Europa Oriental entrevistou um pedófilo, fazendo perguntas como: "Em que você está interessado, seios grandes ou pequenos?" Em uma das cenas mais perturbadoras, o mesmo psiquiatra fuma enquanto alimenta um homem usando um tubo de borracha, as cinzas do cigarro perigosamente perto do funil. Essas eram histórias dramáticas e apavorantes, mas não tinham o ingrediente essencial para provocar mudanças em larga escala: elas não eram *científicas*. Por fim,

"Vá com Cuidado, ou Melhor, Não Vá" 77

seria o estudo de Rosenhan que preencheria essa lacuna — embora ele e seus alunos não tivessem ideia do poder de sua proeza na época.

Rosenhan foi muito inspirado pelo trabalho do sociólogo Erving Goffman, que passou um ano infiltrado como assistente do instrutor de educação física do St. Elizabeths Hospital, em Washington, D.C., enquanto registrava o funcionamento interno da minicidade profundamente disfuncional de 6 mil pacientes. Em *Manicômios, Prisões e Conventos*, seu famoso texto publicado em 1961 (um grande ano na batalha, o mesmo ano em que foram lançados o segundo livro de Laing, *O Eu e os Outros*, e o de Szasz, *O Mito da Doença Mental*), Goffman descreveu o hospital como uma "instituição totalitária",[36] bem como prisões e campos de concentração, que desumanizavam e infantilizavam pacientes (na verdade, prisioneiros) e não apenas não tratavam efetivamente, mas ainda *causavam* os sintomas de doença mental. Viver internado não apenas não curava doenças mentais, como também contribuía para a cronicidade, uma condição que o psiquiatra Russell Barton[37] denominou "neurose institucional" em 1959. Apesar de *Manicômios, Prisões e Conventos* ter sido um trabalho revolucionário e continue sendo altamente respeitado nos círculos sociológicos e psicológicos, não alcançou as massas da mesma maneira que o artigo de Rosenhan alcançaria.

Para seus alunos, Rosenhan solicitava o estudo de artigos que descreviam os hospitais psiquiátricos como "autoritários",[38] "degradantes"[39] e "responsáveis pela manutenção de doenças",[40] entre outros termos. Claramente, ele não esperava encontrar muita cura acontecendo dentro daquelas paredes.

Talvez por isso, Rosenhan exigiu que os alunos recebessem permissão de seus pais para participar do estudo, mesmo que tivessem mais de 18 anos. As respostas dos pais estavam longe de apoiar a ideia. "Não era perigoso?",[41] perguntaram. "Como ter certeza de que pacientes reais não machucariam os pseudopacientes? E a equipe? Costuma-se dizer que ocasionalmente os funcionários agem pior e de forma mais nociva com os pacientes." Como Rosenhan garantiria que os pseudopacientes não seriam "molestados ou prejudicados" por "terapia de choque ou mesmo lobotomias, para não falar de medicamentos que poderiam ser administrados ou injetados neles?". Uma mãe recusou categoricamente, explicando que era funcionária de um hospital psiquiátrico e que nunca confiaria o filho aos cuidados de um. Outra resumiu seu sentimento com uma frase sarcástica: "Por meio deste, permito que meu filho participe de seu experimento in-sano sobre insanidade."

Rosenhan observou que todos os pais chegaram ao mesmo consenso: "Talvez os hospitais curem,[42] mas os hospitais psiquiátricos não. Eles brutalizam, torturam: estão fora de controle; eles tornam os doentes, até os mais resistentes, ainda mais doentes."

Eles tornam os doentes ainda mais doentes.

Rosenhan contatou um amigo, o psiquiatra Martin Orne,* para aconselhamento, que respondeu: "Vá com cuidado, ou melhor, não vá."[43]

A história deixou claro. Os hospitais psiquiátricos estavam longe de ser terapêuticos. David Rosenhan não podia sujeitar seus alunos a se internarem em um desses hospitais sem antes ver o que eles enfrentariam.

Primeiro, ele teria que entrar sozinho.

---

* O Dr. Orne mais tarde causou estardalhaço[44] ao liberar as transcrições de suas sessões de terapia, realizadas entre 1956 e 1964, com a poeta Anne Sexton para seu biógrafo, dezessete anos após o suicídio dela.

8

"POSSO NÃO SER DESMASCARADO"

Rosenhan se retirou de sua experiência na vida real para criar uma espécie de David bizarro, com um novo sobrenome, endereço e profissão. Ele adotou o sobrenome de solteira de sua mãe e se tornou David Lurie, economista/executivo de publicidade desempregado. Seria fácil fingir, já que ele, na vida real, fez um mestrado em matemática. (Ele abandonou essa área quando não ficou em primeiro lugar na turma. Rosenhan não fazia nada[1] em que não achasse que era o melhor, explicou-me seu filho Jack, por isso decidiu se enveredar pela psicologia.) Além de deixar a barba crescer ("para que não seja reconhecido!"), ele não alterou muito sua imagem física, planejando simplesmente usar os itens mais velhos de seu próprio guarda-roupa.

Ele foi em frente e marcou sua visita ao Haverford State Hospital por intermédio de Kremens, certificando-se de que ninguém na equipe estivesse ciente de seus planos. No entanto, apesar de toda a sua bravata, quando o momento derradeiro se aproximava, ele começou a perder a coragem. "Pensar e falar não é o mesmo que fazer",[2] escreveu em seu manuscrito não publicado. "Eu estava totalmente em pânico. Será que conseguiria entrar? Com base em um sintoma tão simples? Comecei a ter sérias dúvidas, não apenas sobre minha capacidade de entrar, mas também sobre meu desejo de ser internado."

A esposa, Mollie, fez pouco para aliviar as preocupações do marido. E ela não era de ficar calada quando as coisas a incomodavam. Eles se conheceram no primeiro dia[3] do Rosh Hashaná, do lado de fora de uma sinagoga em Lakewood, Nova Jersey, em 1958. Os dois jovens apaixonados ficaram tão imersos na conversa que nem chegaram a entrar. Quando Mollie partiu, mais tarde naquele verão, para retornar à Universidade de Chicago, passaram a trocar cartas desesperadas. Uma de Rosenhan dizia: "Lembra quando toquei seu braço[4] e você o tocou e queria ser tocada, então toquei seu seio e [você] me abraçou. Estou pensando que a amei sem pensar se você me amava de volta... Eu queria tanto receber seu amor, com tanto ardor e sofrimento. Dói. Nossa, dói terrivelmente." Duas semanas após o primeiro encontro, Rosenhan embarcou em um voo para Chicago e a pediu em casamento. Por mais independente que fosse, Mollie queria desesperadamente uma família, tendo sido filha única criada em um hotel lotado. (Seus pais eram os donos de uma hospedaria e recebiam judeus ricos nas férias de verão.) Ela e Rosenhan se casaram e, alguns anos depois, adotaram duas crianças — primeiro Nina e depois Jack.

Mollie tinha pavio curto, era mais rígida e difícil — notoriamente exigente em relação à comida, devolvia pratos em restaurantes com orgulho e nunca com vergonha de expressar suas queixas. Ou pelo menos era assim que parecia. Amigos íntimos a descreveram como calorosa e atenciosa, com um delicioso senso de humor. Era feminista quando isso ainda era um palavrão, e era muito culta, fez doutorado em história da Rússia, deu aulas na faculdade, publicou artigos em uma ampla variedade de temas feministas e depois cofundou o Stanford Center for Research on Women, enquanto criava os dois filhos pequenos do casal. Uma de suas amigas de infância mais próximas compartilhou comigo uma foto que parece resumi-la: Mollie quando adolescente em uma viagem a Israel, sentada na carroceria de uma caminhonete, segurando um rifle semiautomático.

Mollie parecia ser a força do casal, mas aqueles que os conheciam bem viam outra coisa. Rosenhan sabia como influenciá-la. Embora ela odiasse a ideia de seu marido entrar em um hospital psiquiátrico, isso não a impediu de ajudá-lo a se preparar para o seu papel.

Na quarta-feira, 5 de fevereiro de 1969, Rosenhan deu início ao estudo ligando para o Haverford State Hospital para pedir ajuda. Os registros telefônicos[5] mostram um homem com dificuldade em se expressar "porque sua fala era retardada e ficou muito emocionado". A ideia da fala de

"Posso Não Ser Desmascarado" 81

Rosenhan ser "retardada" ou, na linguagem mais moderna, atrasada, é ridícula, sabendo o orador natural e talentoso que ele era. Talvez seus nervos estivessem levando a melhor; talvez, com medo de ser exposto como impostor, lançou mão de seus dotes de ator; ou talvez a atendente simplesmente esperasse ouvir a voz de uma "pessoa louca", e foi isso que ouviu. De qualquer maneira, ele não precisava se preocupar: a atendente estava preocupada o suficiente com seus sintomas para aconselhar que "David Lurie" consultasse sua esposa sobre a vinda ao hospital na tarde seguinte. Foi seu primeiro teste, e ele passou com facilidade.

Rosenhan teve dificuldade em dormir naquela noite. Pela manhã, seu pavor se transformou em agitação misturada com uma repentina clareza de propósito. Ele vestiu uma camisa velha[6] de botões, calça de flanela cinza puída, um pulôver bege furado e botinas velhas, que há muito serviam como sapatos de jardinagem nos fins de semana.

Se Rosenhan leu o *New York Times* naquela manhã, durante o café da manhã, deve ter notado a seguinte história: dois soldados levados à corte marcial[7] foram condenados em uma investigação de sanidade por motim depois de participar de uma manifestação. Um psiquiatra havia testemunhado que os soldados, que supostamente lideraram o motim, eram sãos — mas ambos "sofreram prejuízo de sua capacidade de fazer o que era certo pelas regras da sociedade, porque ambos [têm] tendências sociopatas". Mas isso os tornava loucos? O júri ainda não havia decidido.

Se existir sanidade e insanidade, como as reconheceremos?

Estava na hora de Rosenhan se internar no hospital psiquiátrico.

Como todos nós, Rosenhan não compartilhava ou não podia compartilhar algumas coisas, mesmo em seus textos particulares. Por meio do filho, Jack, eu soube que o irmão mais novo[8] de Rosenhan lutava contra a depressão maníaca (agora chamada de transtorno bipolar). A casa da família de Rosenhan era rigidamente ortodoxa, e, à medida que seu irmão mais novo crescia, se tornava ainda mais conservador[9] — tornando-se ultraortodoxo, o oposto de David, que pode até ter estudado a Torá como um hobby, mas encarava o judaísmo com um olhar de estudioso mais do que como

82   O Grande Impostor

um verdadeiro crente. O extremismo de seu irmão afetou outros aspectos de sua vida. Teve dificuldades com o dinheiro, por exemplo, e durante as fases maníacas,[10] quando não tomava seus remédios, costumava telefonar para Rosenhan para discutir suas finanças, os problemas com sua crescente família e suas diversas fixações paranoides de que essa ou aquela pessoa queria pegá-lo.

"Meu pai estava constantemente ao telefone[11] com o irmão lidando com isso e tentando ajudá-lo", disse Jack. "Ouvia meu pai se aborrecer e apenas dizer que quando tomava lítio ele ficava bem, mas, quando não tomava, tinha esses episódios maníacos e essas ideias grandiosas. Em determinado momento, [por causa de] uma dessas ideias, mudou sua família inteira para Israel." Jack acreditava que essas experiências[12] com seu irmão moldaram o interesse de Rosenhan pela psicologia — especialmente a psicologia anormal — e contribuíram para seu fervor em reformá-la, mas Rosenhan nunca discutiu esse assunto de família publicamente.

Na manhã de 9 de fevereiro de 1969, no final do inverno, Rosenhan e Mollie entraram no VW hatchback, deixando Jack, de 5 anos, e Nina, de 7, ambos alheios aos planos de seu pai, com uma babá. Surgiu uma nova preocupação, superando até o medo da exposição: "um medo de que posso *não* ser desmascarado".[13] Rosenhan trocava as marchas enquanto seus pensamentos fervilhavam: "Preciso de camisas, gravatas e roupas íntimas,[14] ou ficarei de pijama o dia todo? Ou serão roupas fornecidas pelo governo? Preciso de uma blusa pesada para os dias frios? Eu vou sair? As crianças estavam na escola. Terei permissão para ligar para elas? Eles têm telefones na ala? Eles me permitiriam fumar, e eu poderia levar o meu isqueiro?"

Os Rosenhans atravessaram o bairro de Main Line, na Filadélfia. Mansões imponentes com gramados imaculados se alinhavam no caminho. Uma parede de pedra cinza semicircular[15] fornecia o único indicador de que eles estavam entrando nos terrenos bem cuidados do Haverford State Hospital. Eles dirigiram para o prédio de cinco andares de tijolo vermelho, também conhecido como Edifício Quatro.

Não é à toa que as pessoas o chamavam de Haverford Hilton.[16] Construído apenas sete anos antes da visita de Rosenhan, em 1962, o Haverford

"Posso Não Ser Desmascarado" 83

Hospital era atípico na Pensilvânia por ser *novo* — poucos estados alocavam fundos para a construção de hospitais psiquiátricos. Um psiquiatra que trabalhava lá descreveu um grande edifício de recreação com academia, sala de bilhar, piscina, barbearia, salão de beleza e máquina de refrigerantes. Havia um auditório de quatrocentos lugares, pista de boliche, biblioteca e unidade cirúrgica totalmente equipada com raio-X, uma sala de operações e um esterilizador de alta velocidade (de ponta na época).

Era "o Navio da Rainha",[17] um exemplo brilhante da próxima geração de hospitais psiquiátricos. Na época em que o hospital estava sendo construído — um projeto destinado a lidar com a superlotação no Norristown State Hospital, nas proximidades —, um protesto dos vizinhos contra a instalação de um hospital psiquiátrico (não importava o quanto fosse inovador) tão perto de suas caras propriedades acabou adiando a construção por cinco anos. Em resposta, o superintendente Jack Kremens foi de porta em porta, apresentando-se para convencer a comunidade de que o hospital não seria uma monstruosidade ou um perigo, mas um acréscimo bem-vindo à comunidade. Ele não apenas obteve aprovação, mas também conseguiu inscrever alguns vizinhos como voluntários. Depois de concluído, Kremens orgulhosamente o chamou de "exemplo admirável de design radical",[18] o primeiro do gênero no mundo, disse ele a repórteres.

No entanto, Kremens estava exagerando. Na verdade, foi o segundo do tipo. Cinco dos prédios do Haverford Hospital, que forneciam internações prolongadas, foram modelados com base no trabalho revolucionário do psiquiatra britânico Humphry Osmond.[19]

Osmond, um "guru do movimento psicodélico da década de 1960",[20] considerado o responsável pela introdução do LSD na corrente dominante da pesquisa científica, foi um dos primeiros a estudar similaridades entre os efeitos dos psicodélicos e os da psicose. Durante a residência psiquiátrica de Osmond, ele se deparou com um artigo escrito pelo químico Albert Hofmann, em 1943, que descrevia os efeitos do novo composto químico dietilamida do ácido lisérgico (LSD) após a ingestão de pequenas quantidades, resultando em um passeio de bicicleta psicodélico. Osmond reconheceu os sintomas de Hofmann — despersonalização, alucinações e

84 O Grande Impostor

paranoia — nos episódios de esquizofrenia que vira em sua residência. Ele especulou que talvez o LSD afetasse o cérebro da mesma forma que a esquizofrenia — uma nova teoria da causa neurobiológica de doença mental, durante um período em que a psicanálise ainda dominava o campo. Armado com essa teoria química do cérebro, Osmond conduziu uma série de experimentos administrando LSD e mescalina a pacientes psiquiátricos (e — por que não? — a si mesmo). Ele também administrou os medicamentos a alcoólicos, outros dependentes e psicopatas resistentes ao tratamento, com resultados bem-sucedidos.

As viagens de ácido de Osmond também despertaram seu interesse pela influência do ambiente na experiência da loucura, levando à percepção de que a maneira como os edifícios são estruturados pode agravar ou abrandar alucinações positivas e negativas. Ele argumentou que a maioria dos hospitais deveria ser demolida. "São monumentos feios[21] dedicados ao erro médico e à indiferença pública", disse à revista *Maclean's* em 1957. Em seu replanejamento, criou alas circulares[22] para promover maior interação social, além de adicionar acesso a espaços solitários que permitiriam aos pacientes a dignidade da privacidade.

Osmond deu LSD — que, segundo ele, permitia "entrar na doença e ver[23] com os olhos, ouvir com os ouvidos e sentir com a pele de um louco" — ao arquiteto Kiyoshi Izumi, com quem estava trabalhando em um projeto para um hospital psiquiátrico canadense. Osmond achava que *ver com os olhos de um louco* era uma pré-condição para trabalhar ou construir para ele, porque, como escreveu em seu famoso artigo de 1957, "Function as the Basis of Psychiatric Ward Design" [Função como a Base do Projeto de uma Ala Psiquiátrica, em tradução livre]: "Seria cruel[24] alojar homens sem pernas em um prédio que apenas pode ser acessado por escadas ou rampas muito íngremes", da mesma forma que seria insensível erguer uma estrutura deprimente ou ameaçadora para pessoas que tinham problemas perceptivos ou emocionais.

Sob a influência do LSD, o arquiteto Izumi visitou hospitais tradicionalmente projetados e encontrou sérias falhas para qualquer um que lidas-

"Posso Não Ser Desmascarado" 85

se com questões de percepção. Os azulejos estampados[25] que cobriam as paredes confundiam os olhos. A falta de calendários e relógios criava uma atemporalidade sinistra. Os armários embutidos eram tão escuros que pareciam bocejar como bocas abertas. As camas de hospital elevadas eram altas demais para os pacientes sentarem confortavelmente e tocarem o chão com os pés — algo que parecia reconfortante durante a psicose. Os longos corredores eram intimidadores.

Osmond concordou, chamando os antigos hospitais de "máquinas produtoras de ilusões"[26] *por excelência*, e muito caras. Se sua percepção for um pouco instável, pode ver seu velho pai nas paredes olhando para você. Osmond e Izumi construíram seu hospital psiquiátrico ideal no Canadá, um projeto copiado pelo Haverford Hospital, de Kremens. Embora Haverford não usasse o design em formato de fatia de queijo de Osmond (criando uma estrutura dupla em Y[27] com salas privadas, salas de estar compartilhadas e banheiros compartilhados), o hospital incorporou muitas das teorias de Osmond. Cores agradáveis e inspiradoras substituíram o azulejo estampado. As camas foram rebaixadas mais perto do chão. Os móveis deveriam parecer ter vindo das casas dos próprios pacientes. Agora, os pacientes eram prioridade — pelo menos em termos de ambiente imediato. Isto é, se você tiver a sorte de residir em um dos edifícios de Osmond.

Rosenhan não teve essa sorte.

Quando ele entrou na sala de admissão, percebeu que os móveis pareciam "usados aqui, mas não amados".[28] Fornecidos pelo Estado. Monótonos. "Nem um quadro, nem um objeto,[29] nem um pôster suavizava sua decoração sisuda. Claramente comprado pelo preço mais baixo com as especificações mínimas (...) de propriedade de um Estado anônimo", escreveu ele. Isso fazia parte do hospital, aparentemente intocado pelas teorias de Osmond. Rosenhan se apresentou à recepcionista em um estado quase eufórico, embriagado pela sensação estranha de usar um nome que não era seu. Quando ela pediu sua carteira de motorista, quase se entregou, mas se recuperou rapidamente, dizendo que a havia deixado em casa. A recepcionista passou para a próxima pergunta no formulário sem dizer nada.

Número da Ocorrência: nº 5213[30]
Nome do paciente: "Lurie, David"
Endereço: 42 State Road, Media, PA
*Parentes mais próximos — nome, relacionamento: Sra. Mollie Lurie
(esposa)*
Idade na entrada: 39 anos
Data de nascimento: 02/11/29
Raça: B
Sexo: M
Religião: Judaica
Estado Civil: Casado
Profissão: Redator de publicidade
Empregador: Desempregado
Internações anteriores: Nenhuma

E então eles esperaram.

E esperaram.

Isso alimentou a irritação de Rosenhan. Ele pensou que Molly não chegaria em casa a tempo de liberar a babá e não havia telefone público à vista para ligar. *E se eu realmente fosse um paciente?*,[31] pensou.

Então, às 15h45, quase duas horas após sua consulta, o psiquiatra de admissão, Dr. Bartlett, chamou Rosenhan em seu consultório.

9

INTERNADO

O Caso nº 5213 estava na mesa do Dr. Bartlett como um lembrete de que deixara um paciente esperando por quase duas horas. Isso não era incomum. Ele havia perdido a batalha contra a administração do tempo no hospital anos atrás.

Dr. Bartlett, raramente sem um cigarro na mão,[1] leu o formulário. Esta era a primeira internação de David Lurie.

Lurie entrou. O médico fez uma pausa para avaliá-lo fisicamente. Mais tarde, ele descreveria o paciente como um homem baixo e careca com um ar acadêmico, um tipo intelectual, como uma versão em quadrinhos de um poeta ou um professor remediado de óculos, barba, mocassins surrados e calças puídas.

O Dr. Bartlett começou com algumas perguntas básicas: nome? Idade? Que dia é hoje? Onde estamos? Bartlett observou que o paciente respondia devagar. Ele estava claramente desconfortável, até nervoso, mas estava orientado.

"Eu tenho ouvido vozes",[2] disse Lurie. Bartlett observou que Lurie fez uma careta e contorceu o rosto. As alucinações auditivas, disse Lurie, começaram há quatro meses: "Está vazio." "Nada dentro." "É oco, faz um barulho oco."

A entrevista continuou por meia hora. Lurie falou da incapacidade de escolher um caminho na faculdade, mesmo sendo um aluno de sucesso. "Ele tendia a se perder em fantasias[3] criativas improdutivas e, possivelmente, usou seu intelecto para racionalizar suas falhas e falta de progresso, profissional e socialmente", escreveu Dr. Bartlett. Lurie também falou sobre problemas no trabalho. Ele compartilhou sua vergonha de pedir dinheiro emprestado à mãe de sua esposa, o que disse ser "embaraçoso".

Duas páginas de anotações datilografadas, ricas em detalhes, terminam com esta conclusão: "Esse homem extraordinariamente inteligente[4] tem um longo histórico de não se orientar muito bem nem realizar seu potencial... Ele está muito assustado e deprimido."

O diagnóstico do Dr. Bartlett: esquizofrenia, tipo esquizoafetivo, definida como uma "categoria para pacientes que mostram uma mistura de sintomas esquizofrênicos e euforia ou depressão pronunciada". A imagem a seguir mostra o documento original.

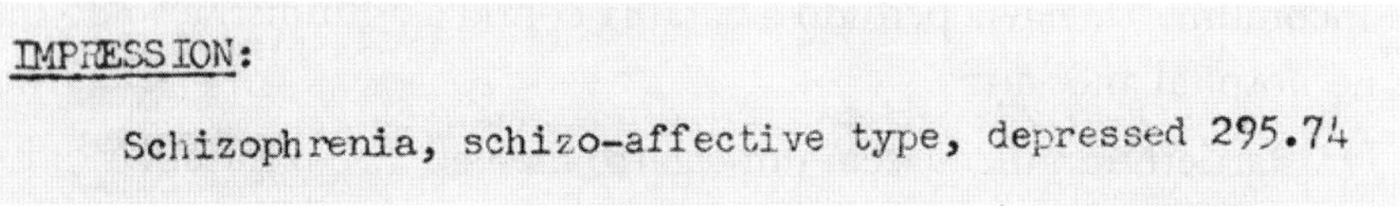

```
IMPRESSION:

    Schizophrenia, schizo-affective type, depressed 295.74
```

Figura 9.1: Impressão:[5] Esquizofrenia, do tipo esquizoafetivo, deprimido 295.74

O Dr. Bartlett não precisava internar Rosenhan. Havia excelentes instituições ambulatoriais na região que poderia ter recomendado. Mas o Dr. Bartlett viu "David Lurie", um homem muito doente que precisava de ajuda séria e queria que Mollie internasse o marido na instituição, abrindo mão efetivamente de muitos de seus direitos civis e permitindo que o hospital o detivesse por até trinta dias. Se Rosenhan quisesse sair, teria que fazer uma petição ao hospital.

Mollie recusou. Ela disse ao médico que precisava conversar com o marido a sós antes de assinar qualquer coisa.

Os dois sentaram em um canto nos fundos da sala de espera, sussurrando. *Eles deveriam ligar para Jack Kremens?[6] O que exatamente significava internação consentida? David teria que perder algumas aulas se o hospital se recusasse a liberá-lo antes que sua licença terminasse? E as crianças, que não sabiam de nada — só que o pai delas faria uma curta viagem? Como reagiriam à sua ausência inexplicada?* Segundo o diário de Rosenhan, Mollie telefonou para uma amiga psicóloga (que não foi identificada) para ouvir

INTERNADO   89

sua opinião. A psicóloga explodiu: "Vocês dois são loucos.[7] Ele, por fazer isso; e você, por deixá-lo."

Mollie voltou ao consultório de Bartlett. *Tem de haver outro jeito*, pressionou ela. Mas Bartlett insistiu: o hospital permitia apenas internação consentida, não admissões voluntárias. Lurie precisava ser internado. Era o procedimento-padrão. Não havia outra maneira de entrar no hospital. O Dr. Bartlett argumentou que era "realmente para o bem do próprio paciente"[8] e que isso era "apenas uma tecnicalidade, nada com que se preocupar. É assim que fazemos as coisas aqui, e não é nada demais".

"Como diabos não é nada demais?",[9] esbravejou Rosenhan. Ele ficou particularmente chateado que o superintendente Kremens não os tivesse avisado sobre esse procedimento. Talvez, quando não é você quem precisa enfrentá-las, questões como essas podem parecer meramente burocráticas. Mas, quando seus próprios direitos — sua capacidade de sair, recusar medicamentos, comer e dormir quando quiser — estão em jogo, é uma história diferente.

Rosenhan descreveu Mollie como visivelmente abalada, capaz de se conter apenas por tempo suficiente para assinar a papelada. Ela parou rapidamente em um documento que dava ao hospital permissão para administrar terapia de choque elétrico, mas a permissão era obrigatória para que ele fosse internado. O Dr. Bartlett garantiu a Mollie: "Não administramos nenhum tipo de choque elétrico ou insulínico sem consultar a família primeiro."[10] Mas isso não adiantou muito para aliviar a ameaça. Ela decidiu que não assinaria o documento. Rosenhan agarrou a mão da esposa. Ele precisava dela. Ela poderia visitá-lo todos os dias. Rosenhan não explicou como conseguiu, mas ela acabou assinando.

E assim começou a odisseia de Rosenhan na loucura.

10

NOVE DIAS DENTRO DE UM HOSPÍCIO

PRIMEIRO DIA

Nota das enfermeiras: 06/02/1969: 39 anos. Internado na Ala 3-Sul. Histórico feito. Primeira internação psiquiátrica.

Primeiro, a enfermeira confiscou os pertences de Rosenhan — uma bolsa com roupas extras, uma escova de dentes e seu gravador. Quando viu esse último item, confiscou-o porque era "ilegal"[1] e "perturbaria os outros pacientes". A enfermeira o deixou com a caneta (felizmente) e cinco dólares, o que ela explicou que era o máximo que um paciente poderia ter. Ela então lhe disse para tirar a roupa, mantendo a porta entreaberta. Mesmo que este fosse um procedimento de segurança, ela não mostrava respeito por sua intimidade, como se, no momento em que o sistema o considerou doente mental, ele não tivesse mais direito à dignidade humana básica. Examinou a temperatura, o pulso e a pressão sanguínea — tudo normal — e mediu sua altura e peso sem dizer uma palavra. Mesmo fazendo todos esses testes em seu corpo, ela agia como se ele não estivesse lá.

A enfermeira levou Rosenhan para um elevador e subiu dois andares. O elevador se abriu para um conjunto de portas pesadas e trancadas. Ela abriu a porta com uma de suas muitas chaves — que tilintavam enquanto ela caminhava, uma sineta que a impedia de ser confundida com um paciente — *ele*. Rosenhan olhou para o corredor sombrio. Esperava ser recebido pelo barulho estereotípico de Bedlam, mas tudo o que ouviu foi o bater metálico das chaves da enfermeira, símbolos da liberdade. "Ao abrir a porta trancada[2] desta unidade, você sente como se estivesse entrando em uma caverna sombria e ameaçadora", escreveu um psiquiatra de Haverford em um livro de memórias sobre seu tempo trabalhando na Ala 3-Sul masculina, o novo lar de Rosenhan. "Muitas vezes, tive medo de danos físicos."

Rosenhan passou pelo posto de enfermagem iluminado e envidraçado — também conhecido como "a gaiola", trancado o tempo todo —, de onde as enfermeiras podiam observar a sala de convivência sem ter que interagir com os pacientes.

Ele deve ter notado o cheiro — um aroma doce e enjoativo de café, fumaça de cigarro, amônia e urina, comum às salas de convivência da maioria dos hospitais. Um paciente correu e o envolveu em um abraço apertado agressivo. Depois que a enfermeira ajudou a libertá-lo do abraço, colocou Rosenhan em uma mesa; sua presença — sangue fresco! — perturbou o ecossistema, deixando a sala em polvorosa.

"Filho da puta!"[3]

"Desgraçado!"

"Eu só bato nele com a mão aberta!"

Esses são alguns dos trechos de diálogo que Rosenhan conseguiu escrever enquanto esperava. A maioria dos pacientes fora diagnosticada, assim como Rosenhan, com esquizofrenia. Alguns, catatônicos, ficavam sentados com o olhar vago, como os homens no corredor; outros passeavam, resmungando para si mesmos, agitando os punhos ou gritando. Um residente de psiquiatria, ao ver a cena no 3-S, perguntou: "Em que diabos eu me meti?"[4]

Rosenhan ficou paralisado por duas horas, sua fome e vontade de urinar crescendo à medida que o sentimento de vulnerabilidade o imobilizava, algo que ele mais tarde se referiria como "o congelamento". Ele percebeu que estava totalmente indefeso. Sua mente rodopiava: *Onde lavar as mãos ou tomar banho?[5] O que se faz aqui? O que fazem para passar o tempo? Tem um telefone? Posso ligar para minha esposa e filhos? Quando verei o médico? Quando vou recuperar minhas roupas?*

"Com toda minha sanidade e experiência, por mais que eu soubesse mais do que os demais em que estava me metendo, fiquei atordoado com o desamparo", escreveu ele mais tarde.

Alguém — provavelmente um atendente — entregou a Rosenhan um prato de ensopado gelatinoso frio, um copo de leite quente e uma laranja. Rosenhan olhou para a bandeja com nojo, sem saber que uma laranja era uma iguaria rara dentro dessas paredes. Qualquer coisa comestível nascida fora do manicômio era um prêmio.

SEGUNDO DIA

Nota das enfermeiras: 07/02/1969. O paciente não apresentou qxs [queixas] especiais durante a noite. Aparentemente dormiu bem.

Um alarme de incêndio[6] ensurdecedor soou às 06h30 da manhã.

"VAMOS, SEUS FILHOS DA MÃE, VAMOS LÁ."[7]

Essas palavras receberam Rosenhan em sua primeira manhã.

Ele teve uma noite de sono terrível. Os sons da ala mantiveram Rosenhan em constante estado alerta. Finalmente, o sono chegou bem tarde, mas durou apenas até ser acordado por um sonho vívido em que era desmascarado. Agora, à luz do dia, teve a chance de examinar o ambiente. Notou os raios das camas de aço, as janelas despidas, as paredes beges nuas com mesas de cabeceira de metal no chão de azulejos beges, os corpos estranhos em suas camas idênticas.

Mais uma vez: "VAMOS LÁ, SEUS FILHOS DA MÃE, SAIAM DA CAMA."

Os colegas de quarto de Rosenhan se mexeram, levantando seus corpos como se estivessem em câmera lenta. Rosenhan desviou os olhos para evitar se intrometer nos rituais matinais desses estranhos, mas estava com muito medo de não acompanhar seus movimentos de canto de olho. Ele não sabia nada sobre esses homens além dos nomes que gritavam para eles. Por que eles estavam aqui? Cometeram algum crime? Eram perigosos? Um de seus colegas de quarto, um homem chamado Drake, que enlouqueceu cheirando cola,[8] pegou a escova de dentes e passou pela cama de Rosenhan, acenando com um "oi". "Ele sabia que eu estava observando",[9] escreveu Rosenhan.

Ele entrou na fila do banheiro. Homens brincavam e se empurravam. Rosenhan recuou, contido pelo cheiro. Os vasos sanitários haviam transbordado. Pacientes descalços andavam de um lado para o outro na confusão, reclamando com um atendente que assistia, mas não fazia nada. No caos, Rosenhan conseguiu abrir caminho para a pia dupla. "Olhei no espelho[10] um homem barbudo e de olhos inchados", escreveu ele em seu manuscrito. "Minha aparência fazia jus a como eu me sentia: abatido."

Na cantina, Rosenhan, incerto sobre os rituais em torno das refeições, observou os outros, copiando seus movimentos fluidos: remova uma bandeja de plástico, pegue um guardanapo, mova-se firmemente pela fila, pegue um prato, coloque-o na bandeja, dê um passo para a esquerda e repita. Três mulheres estavam atrás do balcão. O trabalho delas era impedir que qualquer paciente ficasse ganancioso com a comida.

"Ei, só uma manteiga",[11] disse uma delas.

"Você pode tomar outro copo depois de terminar esse", disse outra.

"Ei, você, saia daí!"

"Sobremesas não são boas para você. Apodrecem os dentes."

Quando se sentou, Rosenhan percebeu que esquecera de pegar talheres e uma laranja. Ele estava muito intimidado para voltar à fila — "o congelamento" novamente.

Quando estava sozinho no corredor ou em uma parte tranquila da ala, sentia que precisava monitorar constantemente o ambiente, olhando para todas as pessoas, virando-se rápido para pegar alguém chegando de fininho por detrás dele. "Tom Szasz está errado",[12] escreveu ele, referindo-se ao autor de *O Mito da Doença Mental*. "Eles realmente são diferentes de mim." (Apesar de ser associado a Szasz e ao movimento antipsiquiatria, Rosenhan reclamava de ser comparado a eles, principalmente por acreditarem que a doença mental não era real.)

Não havia nada a fazer senão esperar. Esperar o café da manhã, esperar o almoço, esperar o médico, esperar a enfermeira. Se quisesse fumar — e ele sempre queria —, precisava sentar-se na sala de convivência com a onipresente televisão. Rosenhan não podia nem enviar cartas com segurança sem interferência. No início de sua estadia, enviava suas anotações secretas sobre o hospital de volta para casa pelo correio. Ele desenvolvera um código para transmitir as mensagens — para que parecesse mera baboseira (como se Rosenhan precisasse de ajuda com isso, já que sua caligrafia cumpria esse objetivo por conta própria), ele escrevia pulando uma linha e depois voltava ao topo, preenchendo as linhas que havia deixado em branco. Quando Rosenhan lambeu o envelope, a enfermeira, Sra. Morrison, pediu que ele não o selasse, porque a equipe teria que ler suas cartas antes de serem enviadas. "Nem todo mundo as lê",[13] ela o tranquilizou. "Apenas os médicos e enfermeiras." Mas quando não houve reação administrativa ao conteúdo de suas cartas, ele logo percebeu que ninguém dava a mínima para o que escrevia lá dentro, então desistiu de enviar cartas e apenas escrevia em seu diário à vista de todos.

Impotência. Essa é uma palavra que ele repete frequentemente em suas anotações. Os pacientes perderam muitos de seus direitos legais; movimentos eram restritos; a alimentação era limitada a certas horas do dia, assim como dormir e assistir à televisão. O fedor do banheiro se espalhou pela sala de convivência, pois os mictórios continuavam transbordando de dejetos humanos. As portas do dormitório estavam trancadas. Rosenhan tinha apenas uma liberdade remanescente: sua escrita.

07/02/1969

10h30 da manhã

Não tomei remédios, mas estou exausto, principalmente por não ter dormido na noite passada. Mas também de tédio.

O drama da sala de convivência se desenrolava em ondas.

Mais alto que o monótono estrondo da televisão tremulante, dois pacientes riram tanto que caíram no chão, parecendo que tinham perdido o controle de seus corpos.

Um paciente bateu em outro.

Walter, um dos pacientes mais perturbados, saiu do banheiro tranquilamente carregando bolas de excremento para cima e para baixo no corredor, até que um atendente finalmente percebeu e o fez se lavar.

Sonny, um dos encrenqueiros da ala, bateu em uma enfermeira e foi arrastado esperneando e gritando para uma sala de contenção. Rosenhan quase perdeu toda a confusão, "eu estava tão dopado pelo calor[14] e pelo torpor geral do lugar", mas todo mundo ouvia os sons de Sonny batendo forte na sua sala de isolamento. "As paredes aqui são de gesso[15] e nada mais — então há uma chance razoável de que ele venha me fazer uma visita", brincou Rosenhan. O humor mórbido já havia surgido, depois de menos de 24 horas na enfermaria.

Mas a piada era ele. Estava na hora, uma enfermeira o alertou, de seu primeiro encontro com o psiquiatra designado, Dr. Robert Browning.

A entrevista durou menos de meia hora e tratou principalmente dos mesmos tópicos que o Dr. Bartlett havia abordado na entrevista de admissão. Eles discutiram as dificuldades financeiras de Rosenhan,[16] sua "ilusão paranoica" sobre um ex-chefe executivo de publicidade e, claro, suas vagas alucinações auditivas.

O Dr. Browning considerou a linguagem de Rosenhan "levemente contida", o que significa que ele parecia expressar uma gama limitada de emoções. Fora do hospital, Rosenhan nunca teria sido acusado de não ser emocional, mas lá dentro, ao que parece, um olhar apreensivo ou um tom desapegado era visto como "levemente contido". Do lado de fora, as pessoas escrevem; lá dentro, é um sinal de doença subjacente. Esse é um exemplo vívido da teoria da rotulação em ação — um fenômeno que o próprio Rosenhan ensinava em sua aula de psicologia anormal.

```
THOUGHT LIFE AND MENTAL TREND:

    Admits to ideas of reference, delusions of persecution evident
regarding the friend he worked with in the advertising agency.

    Auditory hallucinations present which have existed for the past six
months and have gradually become more severe.  They began as a lot of
undifferentiated noise and followed by music, recently voices began, but
they were not too clear.  The voices said, "hallow and empty." " Also
some sounds on that theme."  They had become more severe this past month
and he thought they were coming from a radio.  He placed the bottom of a
copper pot up to his ear to differentiate noises that he was hearing and he
tried to interfere with this signal he thought he was receiving.  At the
present time, he is experiencing no hallucinations and has experienced
none since his admission yesterday.
```

Figura 10.1: Pensamento sobre a vida e estado mental:

Admite ideias de referência, delírios de perseguição evidente em relação a um amigo com quem trabalhou na agência de publicidade.

Presença de alucinações auditivas ao longo dos últimos seis meses que gradualmente se agravaram. Começaram como um ruído indefinido, depois música e recentemente vozes, mas sem muita clareza. As vozes diziam: "oco e vazio". "Também alguns sons no mesmo tema." Elas se tornaram mais intensas no último mês, e ele achou que vinham do rádio. Ele colocou uma panela de cobre nos ouvidos para diferenciar os barulhos que ouvia e tentar interferir com os sinais que achava estar recebendo. No momento, ele não está experimentando alucinações e não as experienciou desde sua internação, ontem.

Em 1946, o psicólogo polonês Solomon Asch[17] estudou o efeito de certos traços de personalidade "centrais", como descrições "quentes" e "frias" ou "generosas" e "não generosas", tão poderosas que moldam completamente a maneira como vemos os outros. Existem poucos descritores mais poderosos que "louco" ou "insano". Em um experimento posterior, dois psicólogos[18] mostraram a médicos a gravação de uma conversa entre dois homens. Metade dos médicos foi informada de que o entrevistado era candidato a um emprego; a outra metade, de que era paciente psiquiátrico. Aqueles que pensavam estar ouvindo um candidato a emprego o consideraram razoavelmente bem ajustado e usaram termos como "realista"; "hesitante"; "bastante sincero, entusiasmado, atraente"; "agradável, tranquilo na maneira de falar"; e "responsável" para descrevê-lo. Aqueles que acreditavam que era um paciente psiquiátrico usaram palavras como "tenso, defensivo"; "conflito sobre a homossexualidade"; "dependente, passivo-agressivo"; "assustado"; "considerável hostilidade". Uma vez que palavras como *paciente mental* ou *esquizofrênico* são gravadas em você, há pouco que se possa fazer ou dizer para fazê-las desaparecer, especialmente quando qualquer aspecto que não corrobore a conclusão do médico é descartado em favor de evidências que a apoiem.

Quanto das percepções de "linguagem contida" e "delírios de perseguição" no diagnóstico de Rosenhan surgiram da expectativa de como uma pessoa com doença mental *deve* parecer e agir? Reconheci muito desse comportamento em meu diagnóstico. Durante meu tempo no hospital, lembro-me de uma psicóloga comentando que eu não era capaz de ler ou focar meus olhos diretamente à minha frente. Só depois de eu passar várias semanas no hospital ela percebeu que meus problemas de visão ocorreram porque eu estava com lentes de contato grudadas nos olhos. Quando fui considerada louca, ninguém parecia preocupado com minha visão. Minha loucura percebida maculou todo o resto — até minha visão.

Esse foi um resultado típico do "olhar médico",[19] a desumanização dos pacientes descrita pela primeira vez por Michel Foucault em seu livro de 1963, *O Nascimento da Clínica*. Ele escreveu que essa maneira distante de encarar a doença emergiu durante o Iluminismo, à medida que os médicos aprendiam mais sobre o corpo, baseando-se no conhecimento empírico, e não no pensamento mágico, para diagnosticar. Desde então, os médicos se tornaram tão dependentes desses fatos objetivos na forma de gráficos, porcentagens e resultados de testes que não *enxergam* mais seus pacientes. A experiência de Rosenhan foi um exemplo perfeito dessa cegueira clínica — os médicos leram o prontuário de Rosenhan, mas não conseguiram ver o paciente em pé diante deles.

Além dos problemas percebidos em sua fala, o médico descobriu que Rosenhan era um homem razoavelmente inteligente e suficientemente orientado em relação a tempo e lugar. Ele conseguia recordar uma série de oito dígitos para frente e para trás e subtrair de forma decrescente de sete em sete a partir de cem. Quando pediu a Rosenhan para interpretar uma série de provérbios, o médico ficou visivelmente impressionado. Para o provérbio "Remédio para uns, veneno para outros", Rosenhan respondeu, quase sem pensar: "Bom para um, ruim para outro." Para o provérbio "Melhor prevenir do que remediar", Rosenhan respondeu: "Um grama de prevenção vale um quilo de cura." Touché! Depois: "Não conte com os ovos dentro da galinha." A interpretação de Rosenhan: "Não tente antecipar uma situação." Muito apropriado.

No entanto, o médico concluiu que Rosenhan sofria de esquizofrenia, desta vez reduzindo o diagnóstico para "tipo residual",[20] definido como uma pessoa que exibiu sinais de esquizofrenia, mas não está mais psicótica. Este era um diagnóstico diferente daquele que o levara lá apenas um dia antes: esquizofrenia, tipo esquizoafetivo. Os psiquiatras, imersos na tradição psicanalítica, descartaram essas diferenças como não essenciais — você diz esquizoafetivo, e eles ouvem tipo residual.

As roupas de Rosenhan, que ele agora já usava há 24 horas, tinham cheiro de enfermaria. Nada o aborreceu mais do que essa indignidade. Ele queria seus pertences, mas, toda vez que pedia a bolsa que havia sido confiscada durante sua entrada, eles recusavam. Tornou-se uma obsessão. Ele se viu murmurando baixinho sobre as roupas perdidas.

"As minhas roupas já chegaram?",[21] perguntou a um atendente.

"Que roupas?"

Rosenhan suspirou. "Entrei no hospital com algumas roupas e elas foram deixadas no andar de baixo para serem etiquetadas. Você poderia ligar agora?"

"Não, eles provavelmente estão fechados. Eu ligo se elas não chegarem até as quatro."

"Mas é mais provável que estejam fechados às quatro", disse Rosenhan.

"Vamos ver", disse o atendente. "Tenha fé."

Durante uma troca de turno antes de ir para a cama, Rosenhan pediu suas malas novamente.

"Elas vieram ontem", disse um novo atendente, verificando a etiqueta.

Quando Rosenhan fez uma careta, ele respondeu: "Bem, provavelmente ele não as viu debaixo da mesa."

TERCEIRO DIA

Nota das enfermeiras: 08/02/1969. Muito calmo. Tomando notas sobre outros pacientes. Sem problemas na unidade.

Enquanto aguardava as visitas diárias de Mollie, Rosenhan passava o tempo "se distraindo",[22] o que ele definiu como "o devaneio, a soneca, o gole de café e as longas inspeções do espaço". O sábado era o dia mais tedioso, pois a ala tinha poucos funcionários, e os psiquiatras e psicólogos estavam em casa com suas famílias. Ele aprendeu as regras não oficiais. Faça fila quando os medicamentos são distribuídos (para que você possa cuspi-los rapidamente no banheiro com os outros pacientes); peça que outros pacientes acendam seus cigarros em vez de esperar encontrar um membro da equipe; chegue rapidamente à cantina, pois chegar tarde significa perder itens realmente comestíveis, como pão, açúcar, creme e doces. Outra regra da ala: quanto mais saudável você estava, mais os psiquiatras ficavam afastados. Em outras palavras, quanto mais saudável você parecia, mais invisível se tornava.

Sem privilégios para circular na área externa, Rosenhan era um legítimo prisioneiro. Ele conseguiu esconder as pílulas na bochecha — 2mg de Stelazine, um antipsicótico; e 25mg miligramas de Elavil, um antidepressivo —, mas ainda estava grogue, dopado pelo próprio lugar. As persianas estavam sempre abertas, independentemente da claridade do sol. O desconforto dos pacientes não importava nem um pouco para as enfermeiras, que mal deixavam a gaiola (todo mundo era prisioneiro ali, ao que parecia). Nas anotações de Rosenhan, ele fez estimativas aproximadas de suas idas e vindas, descobrindo que eles passavam apenas metade do turno em uma ala e uma mera fração disso interagindo com os pacientes. Os funcionários habitavam um mundo diferente — comiam separadamente, fofocavam separadamente e até usavam seus banheiros próprios, "quase como se o distúrbio[23] que aflige os pacientes fosse de algum modo contagioso", ele escreveria mais tarde.

A certa altura, uma enfermeira, à vista de vinte pacientes do sexo masculino, abriu os cinco primeiros botões do uniforme e ajeitou os seios. "Não, ela não estava sendo sedutora",[24] escreveu Rosenhan. "Apenas indiferente."

Por fim, Rosenhan viu dois jornais na ala pela primeira vez — o jornal local e um exemplar da semana anterior do *New York Times*, de 31 de janeiro de 1969. Rosenhan pegou, desesperado por um pouco de distração. Ele escreveu em suas anotações:

> *"Onde está o jornal de hoje?", pergunto a uma enfermeira.*
> *"Só chega no correio da tarde."*
> *O que quer dizer que o jornal chega todos os dias, mas os pacientes nunca o veem.*

Ele folheou artigos[25] sobre a crescente corrida armamentista contra a União Soviética e o lançamento do sistema de mísseis antibalísticos Sentinel. Nixon anunciou um plano para substituir a ordem de convocação militar por voluntários. Anúncios de Frank Sinatra Jr. tocando no Rainbow Grill, no Rockefeller Center, aparecem ao lado de notícias de novos combates no Laos.

Depois de ler o jornal, Rosenhan retomou suas anotações.

"Eu teria que escrever escondido?[26] Certamente não. Um cara se balança, outro se encolhe e eu escrevo."

As entradas do diário do terceiro dia estão repletas de reflexões sobre a hierarquia do hospital, que ele descreveu como uma estrutura de pirâmide com psiquiatras no topo, enfermeiras logo abaixo deles e pacientes na base, é claro. A cor da pele, observou ele, também determinava a classificação. Os atendentes, classificados apenas um pouco acima dos pacientes, eram quase todos negros. Eles também eram os que ganhavam menos, eram tratados da pior maneira e tinham o contato mais direto com os pacientes. Rosenhan os descreveu como colegas de "classe inferior".

"Eu sou Bob Harris."[27] O som trouxe Rosenhan de volta ao mundo da sala de convivência. A voz pertencia a um dos atendentes que conhecera em seu primeiro dia. Harris estendeu a mão e Rosenhan apertou-a, encantado com a inesperada intimidade do momento. Ninguém ali ainda o havia recebido dessa maneira; a maioria nem sequer levantava os olhos. "Estou na ala há seis meses. Você é novo aqui?"

Rosenhan disse que sim. Harris contou a Rosenhan um pouco sobre si mesmo: estava com dificuldades financeiras e trabalhando em dois empregos (o outro em um posto de gasolina) para sobreviver e sustentar sua esposa e três filhos. Ele planejava estudar enfermagem, porque o salário era muito melhor do que os US$55 dólares por semana que ganhava como atendente.

Os dois conversaram sobre a ala e seus pacientes. "Agora, o Jumbo, ele é um que eu não entendo", disse Harris. "Ele não tem família, até onde eu saiba, exceto um amigo ocasional que vem visitar, e ele não o visita há meses. Ele é muito esquentado. Alguns meses atrás, simplesmente partiu para cima de Harrington sem motivo algum. Eu teria cuidado com ele."

E, então, havia Carroll: "Com um nome como esse, não admira que ele tenha problemas. Acho que ele foi mimado demais, mesmo aqui na enfermaria. A Sra. Purdy faz tudo por ele. Os funcionários da cozinha também. Ele sempre ganha outra sobremesa, pode ter certeza disso." Sam estava internado "por causa da homossexualidade" e Peter "recebe a maior dose de Thorazine da ala". Então, o colega de quarto de Rosenhan se aproximou. "Ele é novo. Provavelmente já foi internado antes. Ele não parece alguém que entra e sai de hospitais desde a guerra? Estou surpreso que ele não esteja no Hospital dos Veteranos. Eles o colocaram em um quarto com aqueles dois garotos, Drake e Foster. Ele não vai perceber, mas eles são um problema. Eles estão aqui por ordem judicial e seu advogado esteve várias vezes para vê-los. Problemas com drogas."

Rosenhan acenou com a cabeça, esperando que a conversa continuasse, pois era a primeira de verdade desde a visita de Mollie no dia anterior. Harris começou a falar sobre a equipe. Os médicos residentes estrangeiros não eram muito bons, exceto "um cubano muito bom" chamado Dr. Herrera, disse ele.

Depois de quase uma hora, Harris notou o grupo de enfermeiras na gaiola acenando para ele. Ele pediu licença, dizendo que voltaria logo: "Há muito mais sobre este lugar."

Rosenhan sentiu uma calorosa gratidão. Talvez este lugar não fosse tão ruim, afinal. Esse atendente o tratara como um ser humano, não como um leproso. Mas, enquanto Rosenhan observava, viu que as enfermeiras estavam se contorcendo de tanto rir. Elas entregaram a Harris um prontuário.

Estavam rindo dele? Rosenhan estava ficando paranoico? O que poderia ser tão engraçado em um homem de meia-idade, com uma família, que acaba em um hospital psiquiátrico?

Harris não voltou à mesa de Rosenhan como prometido. E, quando Rosenhan esbarrou com ele mais tarde no mesmo dia, o comportamento de Harris parecia distante.

"Senhor Harris?"

"Estou ocupado agora."

Rosenhan não se importou; talvez Harris estivesse de mau humor ou algo o incomodasse na ala. Mas quando ele tentou novamente mais tarde, perto do banheiro dos pacientes, Harris ainda parecia irritado.

"Senhor Harris." Talvez ele não tenha ouvido. "Senhor Harris?"

"Eu não disse que estava ocupado?" — vociferou.

Normalmente, Rosenhan não teria aceitado tanta insolência sem revidar, mas não conseguiu encontrar argumentos para se defender. Ficou tão angustiado que escreveu uma nota rápida: "Até a amizade diferenciada de Harris[28] se transforma rapidamente em desdém amigável."

QUARTO DIA

Nota das enfermeiras: 09/02/1969. O paciente passa muito tempo sozinho escrevendo e assistindo à TV.

Cada dia parecia se arrastar até o seguinte, especialmente naquele domingo gelado[29] com a equipe reduzida. Harris, o único atendente de plantão, continuou a evitar Rosenhan. As pessoas andavam pelos corredores curvadas com cobertores enrolados nos ombros como fantasmas deprimidos. Rosenhan se juntou à pantomima, andando de um lado para o outro do corredor com seu próprio cobertor e uma expressão vazia. "Perambular, sentar imóvel,[30] grudar os olhos na TV, era algo que eu, um homem são, passei a fazer, frequentemente e por longos períodos de tempo. Não porque fiquei louco — neste momento, 72 horas depois que cheguei, ainda me acho são, embora não possa garantir meu futuro —, mas porque simplesmente não há mais nada a fazer. Como posso expressar o tédio diário, pontuado para mim pela visita diária da minha esposa, mas sem alívio para os outros? O comportamento aparentemente psicótico não é determinado pela psicose, mas pelo tédio."

Rosenhan engoliu o café da manhã e voltou para a sala de convivência, onde caiu em um sono inquieto. Ele acordou para o almoço — "gororoba rosa",[31] um molho branco com trecos cor-de-rosa pálidos flutuando —, que provocou uma crítica exacerbada nas anotações de um homem que se orgulhava (graças a uma mãe que era uma péssima cozinheira) de sua capacidade de empurrar goela abaixo praticamente qualquer coisa. "O departamento de contabilidade[32] obviamente assumiu a cozinha... Cozinhem melhor, sirvam comidas melhores, caramba, e o 'problema da dieta equilibrada' desaparecerá!" Tudo isso consta em seus escritos particulares; nada disso foi comunicado em voz alta.

Rosenhan começou a gostar dos pacientes, muitos deles descritos por ele inicialmente como capazes de despertar um "terror inominável".[33] "A distância nos permite controlar o terror,[34] mantê-lo fora da consciência — longe!", escreveu. Mas, como paciente, conseguia manter apenas um mínimo de distância. Ele perguntou sobre o privilégio de circulação pela área externa, o que levou à pergunta inevitável: *Como você consegue sair?* Um paciente chamado Bill resumiu: "Você precisa conversar com o doutor.[35] Não no consultório, mas no corredor. Pergunte a ele como ele está. Faça-o se sentir bem."

Fazer o *médico* se sentir bem? Quem estava administrando o manicômio aqui? "Médicos existem para serem enganados",[36] escreveu ele. Ele mal podia acreditar no nível de manipulação que ser um paciente exigia e até onde era preciso ir para evitar a interação com o sistema. Outro paciente, também chamado David, deu um exemplo de como entrar no jogo: "Eu posso querer me matar,[37] mas não direi ao psiquiatra, ele me manteria aqui", disse ele. "Dessa forma, quando eu sair, posso fazer o que eu quiser." E ainda outro paciente, Paul, que tinha sido diagnosticado com esquizofrenia e vivia entrando e saindo do manicômio há anos, tinha uma perspectiva semelhante: "Você precisa cooperar[38] se quiser sair. Apenas coopere. Não imponha sua vontade."

Domingo, 09/02/1969
13h45
Estou deprimido, prestes a chorar. Um momento emotivo e eu transbordaria. Dado o meu compromisso de "ser normal" na ala, não posso atribuir o meu desânimo à representação de papéis.

Mais tarde, durante o dia, depois de voltar para a sala de jantar, ele encontrou o hostil Sr. Harris.

"Você tem um momento, Sr. Harris?",[39] perguntou Rosenhan.

"Eu não disse para você sair fora e parar de me amolar?", respondeu Harris.

Rosenhan se viu fugindo da interação e, "ao fazê-lo, me comportei como um paciente".[40] David Rosenhan, o professor, nunca teria permitido que alguém — qualquer um! — falasse com ele assim, mas David Lurie, o paciente, abaixou a cabeça envergonhado. Ele foi ao banheiro jogar água no rosto e vislumbrou sua imagem no espelho. Desta vez, ele não viu apenas um paciente abatido. Viu um homem de meia-idade de calça e camisa branca de botão (amassada, é verdade). A compreensão sacudiu-o de seu estupor: ele parecia um professor, um acadêmico, um intelectual. Da mesma maneira que o juiz reconheceu os gestos delicados de Nellie Bly, nenhuma botina velha ou camisa puída poderia mascarar suficientemente o status de Rosenhan. Harris, Rosenhan percebeu, deve tê-lo confundido com um psiquiatra, e a conversa íntima surgiu do desejo de Harris de impressionar Rosenhan, a quem ele considerava de hierarquia mais alta. A ilusão se dissolveu quando as enfermeiras lhe contaram a verdade. O olhar no rosto de Harris — de constrangimento — veio à mente de Rosenhan e ele se sentiu eximido. *Ele achou que eu era são.* Mas o alívio foi passageiro.

Rosenhan pediu um telefonema para saber da família, mas as enfermeiras não se mexeram: ele ainda não tinha privilégios de telefone. Eles eram distribuídos em etapas — primeiro telefone, depois circulação na área externa, depois passes de saída diurnos e, finalmente, noturnos, até que você ia para um dos prédios abertos ao estilo de Osmond ou era liberado. Rosenhan ainda precisava provar que podia usar o telefone com responsabilidade. "Eu fantasiei que chutava a porta,[41] tentando arrombá-la." Ele se imaginou invadindo a gaiola sombria. "Você acha que eu sou um paciente de verdade? Não sou. Eu sou são. Fingi tudo para entrar neste manicômio para um estudo que estou fazendo. Na verdade, eu não sou David Lurie, sou David Rosenhan, professor de psicologia!"

Mas a fantasia sempre terminava da mesma maneira, como acontecia quando Bly tentava em vão convencer os médicos de sua sanidade, com a enfermeira perguntando: "Você costuma pensar que é 'David Rosenhan'?"

QUINTO DIA

Nota das Enfermeiras: 10/02/1969. Paciente bastante cooperativo. Recebeu visitas esta tarde. Não há queixas no momento.

Rosenhan ficou de mau humor quando acordou no quinto dia com um atendente repreendendo um paciente por usar o chuveiro por muito tempo. "O sangue sobe",[42] escreveu ele. Quando cambaleou até o banheiro e descobriu que as maçanetas da porta haviam sido desparafusadas na noite anterior, destruindo até a ilusão de privacidade, "o sangue sobe ainda mais". Na cantina no dia da panqueca (que soa muito melhor do que era), Rosenhan pediu um pouco de xarope às serventes. Elas o direcionaram

Nove Dias Dentro de um Hospício 107

para um atendente que estava comendo sozinho no fundo da sala com o único recipiente de xarope de bordo.

Rosenhan pediu ao atendente para lhe passar o xarope.

"Não tem",[43] respondeu o atendente. "Você tem que usar geleia." Rosenhan ficou olhando enquanto o assistente derramava um rio de líquido marrom em suas panquecas já inundadas de xarope.

Ficou com tanta raiva que quase deixou escapar: "Devemos ser cegos?" Mas ele se deteve, reconhecendo a tempo que *a raiva, ainda que justificada, aqui é considerada doentia, perturbada.*

E queria ir embora. As palavras de um paciente grudaram em sua mente: "Não diga a eles que você está bem. Eles não vão acreditar em você. Diga que ainda está doente, mas melhorando. Isso se chama insight, e eles vão lhe dar alta."

De volta ao salão, ele continuou escrevendo.

"O que você está escrevendo?",[44] perguntou um colega paciente.

"Um livro."

"Por que você escreve tanto?"

Não foi a primeira vez que um de seus colegas notou sua escrita constante. Outro paciente perguntou se ele estava escrevendo um artigo sobre o local. Outros perguntaram diretamente: "Você é um jornalista disfarçado?" Um psiquiatra parecia ter percebido, a certa altura, comentando: "O que você está fazendo, Sr. Lurie? Escrevendo uma denúncia sobre nós?" Quando Rosenhan pediu que ele repetisse a pergunta, o médico desconsiderou. Foi apenas uma piada. É claro que David Lurie não estava escrevendo uma denúncia. Isso seria loucura.

Na sala de convivência, Rosenhan testemunhou uma cena entre Harrison, um atendente que recebeu Rosenhan com uma navalha em sua primeira manhã, e Tommy, de 18 anos, diagnosticado com esquizofrenia.

"Eu gosto de você, Sr. Harrison."[45]

"Venha aqui!"

Harrison empurra Tommy para o quarto. "Qual é a sua cama?"

"Por favor, não. Eu não fiz nada."

Harrison joga Tommy no chão e o segura, com os joelhos sobre o braço e a barriga. Tommy grita e luta de volta. [Harrison] agora está furioso, joga Tommy em sua cama, enfia a mão por baixo e parece agarrar suas bolas.

Uma enfermeira interrompeu o ataque e ameaçou prender Tommy na solitária.

Mais tarde, Tommy bateu no rosto de um paciente, e, desta vez, a enfermeira não hesitou em mandá-lo para uma sala de isolamento. Ele chutou e gritou, se debateu e berrou com tanta violência que foram necessários dois atendentes e uma enfermeira para empurrá-lo para dentro. Rosenhan observou Tommy através da abertura de vidro no topo da porta:

Ele começou a quebrar as paredes,[46] primeiro com a cama e depois com as próprias mãos. Ninguém o deteve quando ele gritou e chorou, com as mãos e até o rosto e os braços sangrando pelo revestimento destroçado. Ninguém administrou um sedativo. Em vez disso, enfermeiras, atendentes e pacientes observavam através da janelinha que dava para a sala de isolamento, aglomerando-se pelo prazer de assistir a uma pessoa inferior mergulhar em uma exaustão sangrenta.

SEXTO DIA

Nota das enfermeiras: 11/02/1969. Silencioso e cooperativo, sem queixas conhecidas. Passa muito tempo na sala assistindo à TV e escrevendo.

Deve ter sido uma enfermeira quem levou Rosenhan à sala de conferências da ala. Ele perdeu a compostura depois de ver os cerca de dez pares de olhos — alguns deles sem dúvida estranhos — cercando-o para pegá-lo? Certamente havia seus dois psiquiatras, o Dr. Bartlett e o Dr. Browning, e a enfermeira-chefe da ala, mas também devia haver rostos desconhecidos, como o chefe de serviços masculinos, o diretor clínico e uma assistente social ou duas, todos para fazer uma avaliação.

O processo nem sempre era tranquilo e respeitoso. Em uma conferência de caso em 1967, um paciente admitiu[47] que sofria de sífilis e um dos médicos perguntou se ele tinha feridas no pênis. O homem negou com a cabeça, mas o médico ordenou que ele arriasse as calças na frente de toda a sala. Ninguém questionou o médico ou pensou sobre o efeito que isso poderia ter sobre uma pessoa que já era psicologicamente frágil. O psiquiatra era rei.

Era uma nova conferência de caso — normalmente as pessoas da ala passavam por várias. Mas Rosenhan não queria outra reunião. Ele queria *sair*. Seguiu o conselho que os outros pacientes haviam lhe dado — convencê-los com uma narrativa que eles entenderiam. Ele diria que havia chegado ao fundo do poço e que o Haverford Hospital o ajudou a sair dele. Rosenhan explicou que, antes de sua internação, havia conseguido uma entrevista com uma agência de publicidade na Filadélfia. Era uma grande oportunidade. Era hora de ir embora.

Os funcionários dispensaram Rosenhan da sala de conferências para que pudessem discutir seu caso. Eles mudaram seu diagnóstico novamente, agora para "esquizofrenia paranoide aguda, em remissão parcial", e concederam-lhe um passe diário para comparecer à entrevista. Eles também recomendaram que sua internação acabasse, o que significa que em breve estaria livre para ir embora. Mas insistiram que era importante que continuasse a psicoterapia ambulatorial.

SÉTIMO DIA

Nesse ínterim, o hospital decidiu que Rosenhan agora era saudável o suficiente para circular pela propriedade desacompanhado e deu a ele privilégios de circulação ("em tempo recorde!",[48] escreveu). Ele poderia participar de atividades da ala, fazer caminhadas e usar o telefone. Os privilégios lhe permitiam frequentar a academia — onde ele "não conseguia distinguir muito os pacientes[49] das pessoas da equipe", escreveu ele. O pavor irreal que sentia na presença do "outro", o paciente, se foi.

Depois da academia, ele se juntou ao chalé do lado de fora da cantina, esperando as portas se abrirem, andando de um lado para o outro para passar o tempo.

"Nervoso?",[50] perguntou Faust, um atendente.

"Entediado, nada para fazer."

Os comportamentos de Rosenhan eram profecias autorrealizáveis: ele era louco, por isso passeava; ele caminhava porque era louco. Embora houvesse muitas razões para perambular — puro tédio, por exemplo —, o diagnóstico maculava todas as interações, todos os movimentos e todos os seus passos.

Mais tarde naquela manhã, ele ouviu uma conversa no banheiro. Um dos atendentes estava barbeando um paciente, que estremeceu com a água fria e a sensação da lâmina cega em seu pescoço.

"Veja, pode estar frio, mas é o melhor que podemos fazer",[51] disse o atendente.

Rosenhan riu. *Isto* é o melhor que você pode fazer?

OITAVO DIA

Nota das enfermeiras: 13/02/1969, 20h30. Paciente retorna da visita temporária. [Declarou que se divertiu.]

O hospital liberou Rosenhan em uma visita temporária para participar de sua "entrevista" — mas imagino que ele tenha passado o dia com Mollie e seus filhos. Não há relatos sobre esse dia em suas anotações ou em seu manuscrito.

NONO DIA

Nota das enfermeiras: 14/02/1969. O paciente está recebendo alta. Sob custódia da esposa.

8h35
Não é tão fácil sair.

Ele queria dizer literalmente que não era tão fácil sair ou que era difícil reunir a distância psicológica necessária para seguir em frente? Não está claro. Em suas notas finais na ala, Rosenhan se mostrou poético em relação aos pacientes e suas novas amizades (é difícil dizer se isso era autêntico, exagerado ou em decorrência de seu alívio de partir): "Sinto que estou deixando amigos para trás.[52] Desenvolvemos uma camaradagem entre aflitos, amaldiçoados e a boa sorte parece infortúnio."

Ao meio-dia, as anotações de Rosenhan assumiram um tom mais desesperado. O médico que deveria facilitar sua alta estava atrasado e havia uma chance de ele não chegar a tempo de Rosenhan ser liberado antes do início do fim de semana, e ele ficaria preso lá por mais três manhãs. Rosenhan fumou, fumou e fumou, tentando controlar seus nervos, com medo de que qualquer sinal de mal-estar ou agressividade pudesse levar a uma nova internação.

E então, como se estivesse em um filme, o Dr. Myron Kaplan chegou no último minuto. Depois de considerar Rosenhan competente para dirigir e "lidar com dinheiro", o Dr. Kaplan o liberou aos cuidados de sua esposa, para o mundo invernal além do hospital. O Dr. Kaplan recomendou que ele buscasse tratamento ambulatorial e quimioterápico (um termo desatualizado para remédios psicofarmacológicos), deixando Rosenhan com um diagnóstico, uma receita e pouco mais.

112 O Grande Impostor

```
The patient was advised of the desirability of continuing out-patient
psychotherapy, and he appeared to agree. However, he was somewhat ambivalent
and undecided as to whether he could afford private out-patient therapy, or
whether he would have to resort to a low fee therapist, or whether he would
have to go up to a clinic for therapy. The patient was given a list of several
clinics as well as the knowledge that he could consult the out-patient clinic
at Haverford State Hospital for a list of low fee psychiatrists, and he said
that he would make a decision within the next few weeks. The treatment was
chemotherapy and individual psychotherapy. The patient was discharged on
2-14-69, and he is competent to drive and handle money. Recommendation is that
he continue psychotherapy on a out-patient basis. The diagnosis, therefore, is
accute paranoid schizophrenia in remission.

ls                                              Myron J. Kaplan, D.O.

                                                EXAMINED BY
```

Figura 10.2: O paciente[53] foi aconselhado sobre a conveniência da continuidade da psicoterapia ambulatorial, e pareceu concordar. Entretanto, ele não sabia se conseguiria pagar terapia ambulatorial particular ou recorrer a terapeutas de baixo custo, ou se teria que ir a uma clínica pública para isso. O paciente recebeu uma lista de diversas clínicas, bem como a informação de que poderia consultar a clínica ambulatorial do Haverford State Hospital para obter uma lista de psiquiatras de baixo custo, e disse que tomaria a decisão nas próximas semanas. O tratamento foi quimioterapia e psicoterapia individual. O paciente teve alta em 14/02/1969 e é capaz de dirigir e lidar com dinheiro. Recomendações de que ele continue a psicoterapia com base ambulatorial. O diagnóstico, portanto, é de esquizofrenia paranoide aguda em remissão.

Myron J. Kaplan, Médico

Note que o médico não disse que Lurie estava curado — ninguém se "cura" de uma doença mental —, mas, ao contrário, ele estava em remissão, como um câncer nos estágios iniciais de recuperação. A doença sempre poderia recair e a ameaça de recorrência permaneceria com você como uma mancha de suor impossível de lavar.

Na época da primeira internação de Rosenhan, os pesquisadores estudavam o estigma dos diagnósticos de doenças mentais. O estigma[54] — na Grécia Antiga, esta palavra se referia a uma marca colocada nos escravos como um sinal de seu status inferior — criou uma espécie de profecia autorrealizável de origem externa (do mundo ao seu redor) e interna (de seus próprios sentimentos de vergonha). Como Rosenhan escreveu em seu artigo: "Um rótulo psiquiátrico tem vida[55] e influência próprias. Uma vez

Nove Dias Dentro de um Hospício   113

formada a impressão de que o paciente é esquizofrênico, a expectativa é que ele continue sendo esquizofrênico... O rótulo dura além da alta, com a expectativa não confirmada de que ele se comportará como um esquizofrênico novamente."

Isso afeta não apenas o paciente, mas também as pessoas ao seu redor. Estudos após estudos — do tempo de Rosenhan até hoje — confirmam que as pessoas têm opiniões principalmente negativas sobre pessoas com doença mental grave. Elas são frequentemente vistas como mais violentas, perigosas e não confiáveis. Em 1972, três anos após a permanência de Rosenhan em Haverford, Tom Eagleton,[56] um senador dos EUA candidato à vice-presidência, perdeu seu lugar na chapa democrata quando o público soube de suas internações psiquiátricas anteriores por depressão. Com a Guerra Fria em seu ápice, a pergunta se tornou: você realmente quer esse cara perto do "botão"? Não importava que essas hospitalizações tivessem ocorrido anos antes e que ele, segundo todas as avaliações, estivesse recuperado — uma vez rotulado, ele e outros como ele sempre estariam doentes e nunca seriam plenamente capazes novamente.

Eu gostaria de saber o quão doce foi a volta ao lar para Rosenhan e sua família. Gostaria de poder entrevistar Mollie e ouvir sua perspectiva. Gostaria de poder ver como ele era, ouvi-lo. Ele estava cansado? Suas roupas estavam amarrotadas? Ele parecia um homem diferente? Se eu pudesse, abriria suas cabeças e arrancaria as memórias. Ele pensou no irmão durante sua internação? Reformulou alguns de seus próprios comportamentos à luz de seu novo diagnóstico? Assustou-o perceber como era fácil parecer um esquizofrênico? Seus dias na ala tocaram alguma paranoia, alguma parte dele que parecia indigna? Quantas verdades seus médicos haviam achado no caminho de um julgamento equivocado?

Sua assistente de pesquisa Bea Patterson me disse que Rosenhan parecia "bastante abalado"[57] quando voltou. "Dava para perceber que ele sentia que o que aconteceu com ele [no hospital] o afetou profundamente", disse ela. "Ele estava mais quieto, mais reservado." Os alunos de seu seminário de psicologia anormal, alguns dos quais entrevistei, me disseram que, quando ele voltou do hospital, seu humor havia se tornado mais sombrio.

114   O Grande Impostor

Ele parecia mais humilde. Um aluno lembrou que ele parecia angustiado, esgotado, um pouco mais velho do que antes. Os alunos imploraram para ouvir mais, mas ele se recusou a falar. Uma coisa estava clara: eles não continuariam o experimento. Estava tudo acabado. Pronto.

 celes

A história poderia ter terminado aqui — um episódio perturbador na vida de um professor que assumiu um papel difícil e doloroso para proteger seus alunos. O estudo poderia facilmente ter permanecido uma *hipótese* — suas anotações provavelmente teriam sido perdidas; seu diário, arquivado; a experiência, reduzida a uma nota de rodapé interessante na vida de Rosenhan. Mas isso não aconteceu.

Em vez disso, em algum momento entre o final da internação de "David Lurie", em fevereiro de 1969, e o primeiro manuscrito de seu artigo "On Being Sane in Insane Places", em 1972, essa experiência única se transformou de um experimento de ensino em algo muito maior, quando sete outros voluntários se juntaram — apesar de Rosenhan ter declarado que era muito perigoso — ao que acabaria se tornando o estudo. Eles se submeteram voluntariamente às mesmas indignidades a que Rosenhan acabara de sobreviver e, no processo, consolidaram o legado dele na história da psiquiatria.

Por mais traumatizantes que tivessem sido seus dias lá, Rosenhan deve ter entendido o valor de sua visão da vida na ala e a importância de fazer o mundo "normal" finalmente prestar atenção. Ele precisava que eles escutassem de uma maneira que não haviam escutado Nellie Bly, Dorothea Dix, Ken Kesey ou qualquer um dos outros corajosos que o antecederam. A fim de chamar a atenção para as farsas patrocinadas pelo estado que ocorriam ao seu redor, ele precisaria de mais — mais dados, mais hospitais e mais pessoas para se infiltrar. Teria que criar um relato que não pudesse ser ignorado. Precisava ser sólido, quantificável. Precisava ser *científico*.

PARTE TRÊS

As pessoas perguntam:[1] Como você foi parar lá? O que elas realmente querem saber é se é provável que acabem lá também. Não consigo responder à pergunta real. Tudo o que posso dizer é que é fácil.

— Susanna Kaysen, *Garota, Interrompida*

11

ENTRANDO

Não há dúvida de que "David Lurie" era, de fato, o próprio Rosenhan. Mas e os outros? Não foram os estudantes de psicologia anormal da Swarthmore, que inspiraram o estudo. Quem eram eles, então, e como ele os encontrou? Por que decidiram de maneira tão altruísta ajudar Rosenhan em sua busca para lançar luz sobre esses cantos sombrios? Como eu os encontraria agora?

Nos escritos particulares de Rosenhan, não havia informações sobre como essas pessoas se sentiam em relação à sua contribuição para a história da medicina. A experiência os transformou como fez com ele? Seu manuscrito não publicado fornece apenas pistas esparsas, sem detalhes específicos sobre locais ou períodos:

Capítulo Três: Entrando[1]

Com os alunos fora do projeto, todo o estudo poderia ter sido encerrado por falta de mão de obra, não fosse por um encontro acidental ocorrido três meses depois. Eu estava participando da reunião da Society for Research in Child Development. O dia tinha sido longo e difícil, cheio de intensas discussões e controvérsias sobre pesquisas. Vários de nós relaxávamos durante o jantar, e comecei a descrever algumas de minhas experiências em um hospital psiquiátrico. Mais tarde, um casal que estava no jantar e que eu ainda não conhecia se

118   O Grande Impostor

aproximou e se apresentou. Conversamos até tarde da noite sobre hospitais psiquiátricos e atendimento psiquiátrico.

Era o casal que ele chamava de John e Sara Beasley, recém-aposentados que haviam passado muitos anos no campo da saúde mental — John como psiquiatra clínico, e Sara como psicóloga educacional. Nos seis meses anteriores, eles viajaram e leram, desfrutando plenamente de sua aposentadoria, mas sem deixar de acompanhar os desenvolvimentos em seus campos, e foi assim que, em 29 de março de 1969, foram parar na palestra[2] de Rosenhan sobre altruísmo em crianças em Santa Monica, Califórnia. Os três se deram bem. Sobre John, Rosenhan escreveu: "Suas considerações[3] eram especialmente impressionantes, como se ele tivesse usado os últimos seis meses de aposentadoria para refletir sobre a natureza da psiquiatria da forma que ele e outros a praticaram." Sobre Sara, ele escreveu: "Eu ficaria encantado[4] em confiar a ela os problemas escolares de meus filhos. Ela parecia combinar um profundo conhecimento dos problemas das crianças (e dos pais) com um firme otimismo de que eles poderiam ser resolvidos."

Rosenhan foi jantar com John e Sara dois dias depois. "John ficou particularmente impressionado[5] com os sintomas que eu havia usado. Eles o fizeram recordar de uma pergunta que ele se fazia com bastante frequência: quão bem ele era capaz de prever o comportamento de um paciente e, em particular, quanto do que ele achava ter visto nos pacientes era real. Além disso, ele estava bastante interessado em obter uma imagem em primeira mão dos cuidados psiquiátricos", escreveu Rosenhan. No final do jantar, John decidiu que gostaria de participar do experimento. Rosenhan treinou John com os sintomas "oco, vazio, baque" e o ensinou a esconder os comprimidos na bochecha. "O procedimento era simples,[6] mas envolvia certa desfaçatez", escreveu Rosenhan. "Depois de colocar o comprimido na boca, você precisa colocá-lo embaixo da língua e depois beber a água olhando para a enfermeira diretamente nos olhos." Eles inventaram uma profissão: John seria um fazendeiro aposentado (pois morava em uma fazenda desativada e estava familiarizado o suficiente com o trabalho para fingir). Eles conversaram sobre como entrar, fazer anotações e a importância de receber visitas diárias.

Seis meses depois, em outubro de 1969, John telefonou para Rosenhan com novidades:[7] ele havia acabado de deixar o Carter State Hospital depois de passar vinte dias internado com um diagnóstico de esquizofrenia. A esposa de John, Sara, também estava infiltrada, e a irmã de John, conhecida como Martha Coates, planejava se internar. O projeto de ensino de Rosenhan subitamente se multiplicou como bactérias deixadas durante a noite em uma placa de Petri.

Rosenhan contou em alguns trechos sobre as internações de John, Sara e Martha em seu manuscrito, citando partes de seus diários e anotações. John descreveu o drama absurdo do troca-troca de camas em sua primeira noite. De manhã, ele acordou com um homem estranho sentado na beirada de sua cama. "Barbudo e corpulento,[8] a combinação de tamanho e gentileza me apavorou", escreveu John. "Ele me disse calmamente: 'Está na hora de levantar.' Todos os outros pacientes ainda estavam dormindo. Pude ver que a ala ainda não estava de pé. Mas ele insistiu que eu levantasse e puxou as cobertas de cima de mim. Foi surreal."

Sara havia se internado no Westerly County Hospital, um pequeno hospital-escola perto de sua casa. Embora Rosenhan reconhecesse que "duvidou" que Sara participasse do estudo, ele não comentou por que ela finalmente decidiu participar, em especial depois de a experiência do marido ser tão angustiante.

"Não sei o que está me incomodando",[9] escreveu ela usando abreviações, segundo o livro de Rosenhan. "Nunca me senti tão desconfortável com pessoas psicóticas antes. Não há razão para isso." Ela tentou entender seu medo: "Talvez seja porque eu menti para conseguir entrar... Talvez por não saber o que os pacientes farão a seguir? Mas eles parecem inofensivos. A maioria deles está dopada... E daí se forem até minha cama uma ou duas vezes? Não consigo manter o controle. Talvez eu deva engolir esse medicamento. Preciso ter cuidado." A tensão diminuiu após o segundo dia, desaparecendo de forma tão repentina quanto apareceu. "Sinto-me muito melhor agora",[10] escreveu ela na manhã do terceiro dia. "Não sei por que, espero que dure." Sara passou um total de dezoito dias internada e foi liberada com o mesmo diagnóstico: esquizofrenia paranoide em remissão.

Apesar dessa experiência perturbadora, John fora mais dedicado do que o próprio Rosenhan e decidira que uma missão pelas enfermarias não era suficiente. Dessa vez, ele se readmitiu em outro hospital maior, chamado Mountain View, passando mais duas semanas institucionalizado e mais uma vez foi diagnosticado com esquizofrenia. Antes, ele estava focado em manter sua farsa; desta vez, escreveu Rosenhan, ele queria se concentrar mais nos pacientes e "avaliar o que os perturba[11] antes que fosse mascarado pelos medicamentos".

A irmã de John, Martha, agora a quarta pseudopaciente, se ofereceu para o que havia se transformado em uma disputa em família para ver quem era o mais corajoso. (Não consigo deixar de imaginar: que tipo de família se envolve em atividades temerárias por diversão ou mesmo pela ciência? Eu estava desesperada para saber mais.) Rosenhan escreveu que Martha, viúva recente e dona de casa sem experiência profissional com doença mental, tinha uma conexão pessoal com a missão. Seu filho lutou durante anos com o vício em drogas e passou um tempo entrando e saindo de instituições psiquiátricas. Ela expressou "um certo fascínio pelas experiências dele"[12] e decidiu recriá-las para si mesma. Martha também foi diagnosticada com esquizofrenia paranoide e foi liberada duas semanas depois com a doença "em remissão", agora a quarta paciente consecutiva a receber o mesmo diagnóstico. Os sintomas que Rosenhan inventou como uma piada em sua classe na Swarthmore, "oco, vazio, baque", pareciam ter se tornado um atalho para os médicos no diagnóstico de esquizofrenia.

Nesse ínterim, Rosenhan não relatou muitos detalhes sobre a inscrição de outros pseudopacientes no estudo, mas ele escreve que seis meses após a primeira internação de John Beasley, Laura Martin,[13] uma "famosa artista abstrata" — bem-sucedida o suficiente para que os principais museus do país exibissem seu trabalho — se tornou a quinta pseudopaciente, apresentando as mesmas alucinações auditivas "oco, vazio, baque", foi internada no único hospital psiquiátrico privado do estudo. Rosenhan chamou a clínica de William Walker Clinic e a descreveu como um dos "cinco principais [hospitais] do país".[14] Como os outros pseudopacientes, Laura não teve problemas para entrar; seu problema, ainda mais que nos outros casos, foi sair. Laura foi liberada contra orientação médica (o hospital queria mantê-la por mais tempo) após 52 dias com o diagnóstico de depressão maníaca, a primeira pseudopaciente a receber um diagnóstico diferente de esquizofrenia, o que é significativo, porque a depressão maníaca tem efeitos mais favoráveis. Será que sua classe social percebida no contexto de uma instituição privada sofisticada a fez parecer *menos doente?*[*]

O marido de Laura, Bob, foi o próximo a entrar. Ele alterou sua profissão de pediatra para técnico de laboratório e foi internado no Stevenson State, um hospital psiquiátrico "sem grandes distinções". Vinte e seis minutos depois da admissão, seu psiquiatra o diagnosticou com "esquizofrenia, tipo paranoide" — o quinto diagnóstico. Passar para a condição de paciente foi uma tortura para o médico. "O hambúrguer estava tão coberto de gordura[15] que parecia e tinha gosto de verniz grudento. As batatas estavam empapadas... Não sei como os pacientes comem essa merda. Não consigo", escreveu Bob. Depois de 72 horas, Bob parou de comer alimentos cozidos — apenas pão, manteiga, café e chá, e as frutas ocasionais. "Nunca vi comida tão ruim em nenhum hospital... Receio que tudo esteja estragado" — escreveu Bob, de acordo com Rosenhan. A situação ficou tão ruim que Laura e outros visitantes contrabandeavam comida, como sanduíches e Oreos. Bob guardava as partes mais perturbadoras de suas refeições — pedaços de carne cinza, molhos nojentos — em guardanapos apenas para mostrar aos visitantes o quanto a comida era horrível. Rosenhan escreveu sobre Bob em seu manuscrito: "Nós mesmos estávamos seriamente preocupados[17] com esse 'sintoma'. Bob nunca havia manifestado tanto problema em relação a comida e era de fato considerado por alguns amigos como uma pessoa que comia de tudo. Suas preocupações com a limpeza na preparação, sobre a possibilidade de doenças, comentários ocasionais sobre

---

[*] Sim, provavelmente, de acordo com estudos sobre classe social e diagnóstico datados de cinquenta anos atrás. Estudos mais antigos mostram que pessoas com maior nível socioeconômico[16] eram mais propensas a serem diagnosticadas com depressão maníaca (ou transtorno bipolar) do que a população em geral. Porém estudos mais recentes demonstraram uma correlação oposta.

122   O Grande Impostor

'veneno' nos preocupavam tanto que, caso não tivesse recebido alta quando recebeu, teríamos retirado ele do hospital." Bob foi liberado no 19º dia e diagnosticado com "esquizofrenia, tipo paranoide, em remissão", mas não havia sequer uma menção nas anotações médicas sobre seu único sintoma real: sua recusa em comer. Ele deixou o hospital "faminto, meio deprimido, porém mais consciente de tudo".

Graças a John, Laura e os outros, os dados estavam chegando. No outono de 1970, Stanford recrutou Rosenhan para o campus como professor visitante, baseado em grande parte na reputação que estava construindo como criador desse estudo engenhoso, mas ainda não publicado. Ele havia palestrado duas vezes sobre sua própria experiência, que intitulou "Odyssey into Lunacy: Adventures of a pseudopatient in a psychiatric hospital" [Odisseia pela Loucura: Aventuras de um pseudopaciente em um hospital psiquiátrico, em tradução livre]. Em uma carta a um colega, ele escreveu: "Com todas as desculpas devidas pela imodéstia,[18] os dados são cada vez mais interessantes." Outros concordaram. Um editor da *Psychology Today* escreveu-lhe uma mensagem pessoal para perguntar sobre a publicação dos resultados. Boatos sobre seu trabalho chegaram a Harvard, que enviou emissários para sondá-lo. O presidente do conselho de administração George W. Goethals escreveu: "Havia um consenso[19] de que, se essa pesquisa 'decolasse', seria uma grande contribuição para a psicologia norte-americana."

Durante o selvagem verão de 1970, quando o mundo foi hipnotizado pelo julgamento de um grupo de hippies drogados e seu mestre, Charles Manson, Rosenhan seguiu para o Oeste. Ele carregou seu VW e levou sua jovem família para a Califórnia, seguindo a cênica rota norte. "Este país é muito mais bonito do que quase tudo[20] o que vi na Europa", escreveu ele a um amigo. "As geleiras que alimentam os lagos não são apenas de um azul profundo, mas verde-esmeralda, como sinfonias em silêncio e isolamento." Apesar de sua câmera ter quebrado no meio do caminho e sua filha, Nina, ter contraído catapora, Rosenhan descreveu a viagem como mágica. O urbanita ficou fascinado por Iowa: "Simplesmente não podia acreditar em toda aquela terra fértil, e fui totalmente hipnotizado pelas fazendas ondulantes e pela decência do Centro-Oeste. Eu poderia lecionar em Iowa, embora isso possa me custar uma esposa."

Quando chegou a Palo Alto, qualquer fantasia de vida rural desapareceu. "Somos muito afortunados de estar aqui",[21] escreveu em uma carta a um ex-colega de Swarthmore. "Palo Alto é um ótimo lugar para se viver: civilizado, urbano, com muita coisa a fazer." A vista de sua fazenda na região de "Prof Hill", perto de Stanford, era magnífica, especialmente quando o nevoeiro se dissipava para revelar o sopé das montanhas de Santa Cruz. Nina, de 8 anos, disse em tom comovente ao pai: "Como temos sorte de estar aqui." Mollie cuidava de sua nova horta, colhendo romãs e plantando um pé de limão Meyer, enquanto Jack ajudava o pai a aparar a cerca viva. Rosenhan logo trocou seu VW por um Mercedes 190SL 1957 cinza-metalizado com interior de couro vermelho, seu carro dos sonhos de infância. Ele gostava da frase "O inverno mais frio que passei foi agosto em São Francisco" — uma adaptação de uma citação erroneamente atribuída a Mark Twain[22] — e ele a usava para amenizar o esplendor de sua felicidade ao enviar cartas para seus colegas no Leste. Apesar de fazer um pacto com Swarthmore para voltar, ele nunca o fez. Um ano após sua chegada a Stanford, foi nomeado professor para as cadeiras de psicologia e direito. Para Rosenhan, Palo Alto — o sol, os jardins luxuriantes, os pés de limão Meyer — deve ter parecido a terra acadêmica da prosperidade e abundância. Ele passaria o resto da vida escondido no berço do Vale do Silício.

A Universidade de Stanford tinha como objetivo estabelecer uma faculdade de psicologia de renome mundial e dedicou polposos fundos a tornar isso realidade, recrutando algumas das melhores e mais brilhantes mentes. Como demonstração de sua recente importância, o Departamento de Psicologia se mudou para Jordan Hall, bem no centro do Quad, no mesmo verão em que Rosenhan chegou. Nomes de destaque incluíam a psicóloga infantil Eleanor Maccoby, uma influente pioneira na pesquisa do estudo das diferenças entre os sexos e desenvolvimento de gênero; o psicólogo cognitivo Amos Tversky, cujo trabalho posterior com Daniel Kahneman sobre viés cognitivo e risco desafiaria fundamentalmente os campos da economia, da filosofia, dos negócios e da medicina; Walter Mischel, cuja obra *Personality and Assessment* [sem publicação no Brasil] abalou a psicologia, defendendo que a personalidade não é fixa; e, claro, o grande Lee Ross, que me lançou nesta expedição.

"Era provavelmente um dos redutos acadêmicos[23] mais emocionantes para se estar nessa época", disse Daryl Bem, que originou a "teoria da autopercepção" da formação de atitudes, ou quando as atitudes são formadas pela observação do próprio comportamento (digamos que você sempre esteja de mau humor quando uma amiga o visita; talvez conclua que realmente não gosta dela). Daryl trabalhou em Stanford com sua esposa, Sandra Bem, famosa por seu trabalho sobre gênero e identidade. "Todos estavam extremamente interessados em suas pesquisas. Há um velho ditado judaico que diz que há apenas duas respostas admissíveis caso alguém lhe pergunte: 'O que está fazendo?' E as duas respostas são: 'Eu estou estudando a Torá' e 'Eu não estou estudando a Torá'", disse ele. "Era exatamente assim que os professores de Stanford se sentiam sobre suas pesquisas. Ou eles estavam pesquisando ou não." Era a única coisa que importava.

Havia outra vantagem no movimento. Como ele explica em seu manuscrito, "uma das principais motivações"[24] para aceitar o novo emprego era "continuar o estudo no hospital". A Universidade de Stanford ofereceu a ele algo que a Swarthmore College não oferecia: acesso a estudantes de pós-graduação. A essa altura — com sete pseudopacientes —, ele sabia que estava envolvido em algo imenso: "A facilidade com que conseguimos ingressar nos hospitais psiquiátricos[25] e permanecer lá sem ser detectado estava começando a levantar uma questão na minha mente e de meus colegas... Não poderia ter sido mero acaso que tenhamos sido internados pelos membros menos talentosos desses hospitais?"

Ele precisava de mais dados, o que significava mais voluntários dispostos.

Rosenhan falou de um estudante de graduação, Bill Dixon, um texano de barba ruiva a quem descreveu como prodigiosamente normal. Bill ingressou com entusiasmo no estudo e, como previsto, passou sete dias no Alma State Hospital com um diagnóstico de esquizofrenia.

Não está claro exatamente quando ou como Rosenhan recrutou Carl Wendt,[26] o pseudopaciente nº 7, um empresário que virou psicólogo, que acabara de concluir seu doutorado e planejava praticar psicologia clínica em um ambiente psiquiátrico. Seu interesse em participar do estudo veio do desejo de adquirir conhecimento em primeira mão. "Assim como é prática comum exigir[27] que os psicoterapeutas em potencial se submetam eles próprios ao tratamento", escreveu Rosenhan, "parecia fazer sentido para Carl que ele mesmo visse o que é internação, antes de recomendá-la aos pacientes". O envolvimento de Carl durou muito mais tempo do que os outros participantes. Ele passaria um total de 76 dias internado.

A primeira internação de Carl, no Memorial County, foi a mais difícil. Uma entrevista psicológica, que durou apenas vinte minutos, deixou o psicólogo clínico recém-formado perplexo. Um psiquiatra entediado o encheu de perguntas na seguinte ordem: "O que você comeu no café da manhã?[28] Você já quis matar seu pai? Você cresceu em uma fazenda? Você já fez sexo com animais? Você costuma achar que as pessoas o perseguem?" Carl reconheceu essas perguntas do Minnesota Multifhasic Personality Inventory, um teste psicológico usado para avaliar padrões de pensamentos ou comportamentos fora da norma. Hoje, sua revisão é usada em tudo, desde a triagem de candidatos a emprego até processos judiciais.

Carl passou sua primeira noite no meio de um dormitório aberto, cheio de pacientes e seus ruídos corporais. Em uma cena semelhante à primeira noite de John, Carl descobriu que um homem enorme havia se aboletado embaixo das cobertas e dormia profundamente. Um atendente levou Carl para a cama do homem adormecido, que eles descobriram que estava suja. A única cama livre (ou o que passava por uma) era o sofá de plástico na sala de visitas que separava dois grandes dormitórios. Carl se cobriu com um cobertor e colocou as mãos sobre os ouvidos para abafar os grunhidos, gritos e risadas ecoando na sala de convivência. Ele não dormiu naquela noite.

De acordo com as anotações de Rosenhan, no dia seguinte, Carl escreveu em seu diário: "Devo estar muito cansado.[29] O lugar parece cheio de zumbis."

No terceiro dia, ele escreveu apenas duas frases: "Eu sou como uma pedra. Nunca me senti tão inerte."

Carl passou treze dias no Memorial County antes de deixar o hospital contra aconselhamento médico, com o diagnóstico de esquizofrenia paranoide em remissão.

Depois que foi liberado, a depressão passou e Carl (como John) se ofereceu para se internar em Rice State, de onde foi liberado após 31 dias com o mesmo diagnóstico. Ele se internou mais uma vez no Godwin State, onde permaneceu por dezenove dias. Ainda se infiltrou pela quarta vez no Montadero Hospital, mas desta vez o entusiasmo de Carl pelo estudo começou a preocupar Rosenhan.

"Por mais bizarro que possa parecer,[30] eu estava preocupado que essa experiência desagradável pudesse tornar-se um tanto viciante para ele. Para o propósito com que ele havia iniciado, ele certamente havia aprendido o suficiente sobre hospitais psiquiátricos, pelo menos por enquanto", escreveu Rosenhan. Treze dias depois, Carl foi liberado, mais uma vez com "esquizofrenia paranoide, em remissão".

Foi também Carl Wendt quem, talvez de forma totalmente acidental, produziu o dado mais importante do estudo. Sua quinta e última internação foi a mais importante de todas — porque nunca aconteceu.

Essa parte surpreendente do estudo surgiu de um desafio de um dos colegas de Rosenhan. Não convencido de que Rosenhan não tivesse simplesmente tido sorte em escolher instituições menos prestigiadas ou com menos pessoal, um médico não identificado ofereceu seu próprio hospital — "um excelente centro de tratamento e pesquisa" — para Rosenhan. (O boato é que esse era o hospital da Universidade de Stanford, mas não consegui confirmar isso.) Os psiquiatras, enfermeiras e assistentes sociais estavam confiantes de que "isso nunca aconteceria aqui" — e, se acontecesse, "eles logo detectariam".

Foi acordado que Rosenhan conversaria com a equipe em sua reunião semanal e alertaria que, nos próximos três meses, um ou mais pseudopacientes tentariam se infiltrar no hospital. As ordens eram para a equipe documentar cada paciente admitido e avaliar a probabilidade de o paciente ser um impostor:

Entrando 127

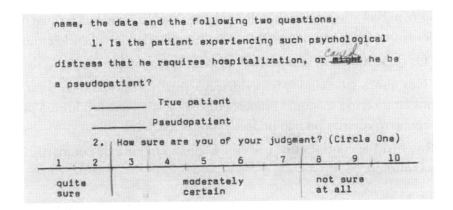

Figura 11.1:[31] nome, a data e as seguintes duas perguntas:
1. O paciente está experienciando perturbação psicológica que requer internação ou ~~deve~~ pode ser um pseudopaciente?

_____paciente verdadeiro

_____pseudopaciente

2. Qual o grau de certeza em sua avaliação? (Circule um)

1   2   3   4   5   6   7   8   9   10

muito certo   moderadamente certo   nem um pouco certo

Rosenhan providenciou para que Carl fosse infiltrado no hospital não identificado, mas, quando o dia se aproximava, Carl teve uma gripe. Rosenhan não o substituiu. Talvez tenha esquecido, talvez tenha sido planejado, ele não diz — intencional ou não, no final, Rosenhan não enviou ninguém. O resultado é, na minha opinião, a parte mais crítica do estudo. Nos três meses seguintes, a equipe ficou atenta a qualquer pseudopaciente que tentasse entrar no hospital. Dos 193 novos pacientes[32] que chegaram nesse período, os funcionários classificaram 41 com alta certeza como prováveis pseudopacientes; os psiquiatras, por sua vez, identificaram 23 prováveis pseudopacientes. Esse erro de cálculo provou mais uma vez que reagimos ao mundo de acordo com o que estamos preparados para ver. Nesse caso, esses profissionais estavam preparados para ver pseudopacientes, e foi isso que viram.

O *New York Times* entrevistou Rosenhan sobre essa manobra, na qual muitos jornais se concentraram após o frenesi de publicidade criada pelo estudo.

"Os pacientes eram sãos ou não?",[33] perguntou o repórter.

"Nós nunca saberemos", respondeu Rosenhan. "Mas de uma coisa podemos estar certos: qualquer processo de diagnóstico que produz tão prontamente erros desse tipo não pode ser muito confiável."

Rosenhan encontrara um tesouro. E agora era hora de compartilhá-lo com o mundo.

12

... E APENAS OS INSANOS SABIAM QUEM ERA SÃO

E compartilhar foi o que ele fez — da maneira mais espetacular possível. Rosenhan conseguiu destaque em uma das revistas generalistas mais respeitadas do mundo, uma das principais fontes de informação dos meios de comunicação em massa. Como ele conseguiu essa proeza? Não tenho certeza, mas desconfio que Rosenhan conversou diretamente com William D. Garvey, editor de psicologia da revista *Science*, em uma conferência da Associação Americana de Psicologia da qual ambos participaram em 1970. Seja como for, Rosenhan então submeteu seu artigo[1] ao famoso editor da *Science*, Philip Abelson, célebre pesquisador (codescobridor do elemento químico neptúnio, cujo trabalho sobre o urânio contribuiu para a criação da bomba atômica), em agosto de 1972, resumindo suas descobertas da seguinte forma: "O artigo apresenta dados experimentais sobre nossa incapacidade de distinguir pessoas sãs e insanas em instituições psiquiátricas. Também descreve brevemente a experiência de hospitalização psiquiátrica, conforme observado por pseudopacientes."

Quando o estudo de Rosenhan foi publicado na *Science* em janeiro de 1973, cartas de fãs chegaram ao escritório de Stanford vindas de todo o mundo. Os psiquiatras do Camarillo State Hospital, na rodovia 101, escreveram para acrescentar suas próprias evidências causais, confirmando a tese de Rosenhan sobre a ineficácia do diagnóstico psiquiátrico; Robin Winkler, psicólogo australiano, compartilhou alguns dos dados que reuniu para fazer sua própria pesquisa centrada em pseudopacientes; Thomas Szasz o parabenizou, assim como Abraham Luchins, um dos mais importantes psicólogos de Gestalt no país, pioneiro na utilização de terapia de grupo. Alunos escreveram pedindo para ingressar em seu estudo. Pacientes antigos e atuais imploraram a Rosenhan que provasse que eles também eram pessoas sãs em um lugar insano e *por favor, você poderia nos tirar daqui?* "Li o seu artigo[2] publicado na quarta-feira, março de 1973, no jornal Huntington, de West Virginia, intitulado: 'Oito Questionam Quem Pode Identificar os Sãos dos Insanos.' Eu sou o número 9." Cartas de conhecidos, desconhecidos, famosos e anônimos foram enviadas de todo o país, incluindo uma que dizia "Meu nome é Carl L. Harp.[3] Fui acusado de assassinato e assalto aqui em Seattle, Washington. O 'Atirador de Bellevue'. Eu sou inocente". Outro: "Caro Dr. David Rosenhan,[4] sou um social-democrata militante e negro de 29 anos... Esses hospitais estaduais não passam de campos de concentração... Por que o país mais rico do mundo não consegue cuidar adequadamente de seus doentes mentais?"

Rosenhan respondeu pessoalmente a quase todas as cartas. Ele se engajou — algumas vezes com inteligência, outras com autoridade docente, mas sempre com interesse e compaixão. Em resposta ao "social-democrata, militante e negro", por exemplo, ele escreveu: "Não pude deixar de pensar[5] se não é de esperar que alguém negro e militante e que se mudou de uma pequena cidade da Louisiana para Cambridge, Massachusetts, experimente algum estresse. E me pergunto ainda se o estresse não seria diagnosticado como esquizofrenia. Obviamente, não sei dizer — não é possível diagnosticar a longa distância. Independentemente do diagnóstico, parece-me que você já passou por muita coisa."

(Note que a maioria de suas cartas foi datilografada. Ele parecia ter consciência da natureza indecifrável de sua distinta letra manuscrita, como explicou em uma carta a sua ex-aluna Pauline Lord: "Espero que você me perdoe[6] — nunca escrevo à mão... Eu ainda escrevo em hieroglifos, mas sem uma Pedra de Roseta.")

Rosenhan aproveitou essa fama, ministrando muitas palestras sobre "Os horrores do seu hospital psiquiátrico local". As pessoas estavam fascinadas. Posso imaginar o som da voz ressonante de Rosenhan ecoando sobre a multidão enquanto ele caminhava pelo palco, inebriado pelo fato de ser um homem requisitado, enquanto o mundo implorava para ele visitar suas instituições, seus eventos angariadores de fundos, conferências, causas, pois todos o queriam, porque ele havia provado o que todos já suspeitavam ser verdade.

A mídia assinou embaixo. Segundo minha contagem, que não é de forma alguma definitiva, setenta jornais locais e nacionais dos Estados Unidos, além de programas de televisão e rádio, cobriram o estudo. Alguns, como o *Los Angeles Times,*[7] publicavam de forma direta: "Oito Pessoas Fingiram Insanidade, Relatório sobre 12 Hospitais". Outros o usaram para ancorar editoriais, como o *Independent Record*[8] em Helena, Montana, que fez a pergunta: "Os médicos conseguem distinguir os sãos dos insanos?" Outros adotaram uma abordagem mais criativa: a manchete do *Burlington Free Press*[9] declarava: "Rótulos de 'Mania' e 'Esquizo' Causam Confusão". O *Palm Beach Post*[10] usou: "...E Apenas os Insanos Sabiam Quem Era São". Imediatamente após sua publicação, dois editores abordaram Rosenhan sobre transformar seu estudo em um livro. Ele assinou contrato com um editor da Doubleday em maio de 1973. No ano seguinte, ele terminara oito capítulos — boa parte do livro pelo qual a editora seria, quase uma década depois, forçada a processá-lo[11] por não ter entregado o manuscrito.

O estudo quebrou o espelho de mão única que separava o leigo do jargão psiquiátrico e seu julgamento. Jovens advogados iniciantes que leram o estudo de Rosenhan o apresentaram nos tribunais para minar a validade da experiência de um psiquiatra no banco de testemunhas. Um ano antes do estudo de Rosenhan, o advogado da ACLU, Bruce Ennis, acusou todo o campo da psiquiatria, chamando-o de "empresa" que tratava os pacientes como criminosos em *Prisoners of Psychiatry* [sem publicação no Brasil]. Ennis e outros alegaram que as opiniões dos psiquiatras não eram mais confiáveis do que cara ou coroa — e que eles "não deveriam ser autorizados[12] a testemunhar como especialistas". Na sequência da publicação do estudo, os juízes passaram a anular[13] cada vez mais os depoimentos de especialistas feitos por psiquiatras, especialmente quando os médicos recomendavam internação psiquiátrica.

Em um período em que o presidente insistia: "Eu não sou bandido!", os norte-americanos conseguiam entender um estudo como esse — tão sensacional, mas ao mesmo tempo perfeitamente sensato —, que forneceu uma base científica para o que muitos de nós já haviam experimentado: o mundo estava de pernas para o ar e ninguém podia provar o que era certo e o que era errado.

Hoje, as várias correntes que escrevem sobre psiquiatria concordam em pouquíssimos aspectos, mas aceitam que o estudo de Rosenhan teve um efeito avassalador não apenas na opinião pública, mas também na maneira como o campo se via.

"O estudo de Rosenhan[14] teve início em uma época em que certas roupagens de verdades estavam prestes a ser despidas", disse-me o psiquiatra da Universidade Columbia, Dr. Jeffrey Lieberman, autor de *Psiquiatria: Uma história não contada*, em uma entrevista. "Acho que, de maneira dramática e muito eficaz, Rosenhan apontou fraquezas flagrantes em nossa base de conhecimento e em nossos métodos para fazer diagnósticos psiquiátricos e os expôs como falíveis."

"O estudo de Rosenhan era semelhante a provar[15] que a psiquiatria norte-americana estava nua. Era uma evidência de que a psiquiatria norte-americana vinha diagnosticando a esquizofrenia de maneira indiscriminada e frívola", escreveu o jornalista médico Robert Whitaker em *Mad in America* [sem publicação no Brasil].

"Foi um estudo referencial[16] que abalou a todos — criou uma crise de confiança", disse Allen Frances, o criador do *DSM-IV* [DSM é a sigla em inglês para Manual de Diagnóstico e Estatística de Distúrbios Mentais].

"O experimento psicológico mais célebre da época…[17] [mostrou] que a psiquiatria — como a doença mental — era um mito… à medida que acumularam-se evidências de que o ponto final simplesmente não era o ponto final, como Gertrude Stein poderia ter dito", escreveu Michael Staub em *Madness Is Civilization* [sem publicação no Brasil].

Se a psiquiatria poderia errar nos diagnósticos mais básicos, sobre o que mais estava errada? Ao que parece, muita coisa. Não foi por acaso que, ao mesmo tempo em que o estudo de Rosenhan causou agitação, o campo enfrentava outro acerto de contas na forma do "problema da homossexualidade".

... E Apenas os Insanos Sabiam Quem Era São   133

Ser gay era considerado uma doença mental[18] — mais especificamente, uma forma de "transtorno da personalidade sociopata", de acordo com o *DSM-I*. (Quando Rosenhan chegou a Stanford, havia uma piada circulando[19] sobre o professor que perguntou se o departamento contrataria um professor gay. A resposta: "Você pode ser um assassino frio e sanguinário desde que faça isso longe daqui.") Os norte-americanos gays não apenas corriam o risco de serem presos (a sodomia com consentimento entre adultos,[20] por exemplo, ainda era ilegal em 49 estados em 1969) ou perder seus empregos; eles também poderiam ser internados em um hospital psiquiátrico. Os psicanalistas ofereceram um fundamento a essa crença, alegavam que a homossexualidade era patológica e emergia de relações familiares nocivas. Em um livro leigo amplamente lido, o psicanalista Edmund Bergler afirma de maneira "encantadora": "Os homossexuais são pessoas desagradáveis por natureza,[21] independentemente de sua conduta externa agradável ou desagradável... a figura [deles] é uma mistura de arrogância, falsa agressão e lamúrias." (Ele acrescentou: "Não tenho preconceito contra homossexuais; para mim, são pessoas doentes que precisam de ajuda médica.") Antes de se tornar presidente, Ronald Reagan disse: "Podemos debater o que é uma doença[22] ou se é uma doença ou não, mas eu sou partidário da crença de que isso" — referindo-se a homossexualidade — "é uma doença trágica, uma neurose como as outras".

Alguns psiquiatras começaram a assumir uma abordagem mais "biológica" para "tratar" a homossexualidade. "A homossexualidade é de fato uma doença mental[23] que atingiu proporções epidemiológicas", disse o psicanalista Charles Socarides, conhecido praticante de terapia de conversão, que tentou "curar" gays com análise. Robert Galbraith Heath[24], do programa de estimulação elétrica cerebral de Tulane, foi um desses praticantes de "curas" corporais para o "problema da homossexualidade". Em 1970, Heath implantou eletrodos no cérebro do paciente B-19, um homem gay, e o submeteu a rodadas de estímulos elétricos enquanto assistia a filmes pornográficos heterossexuais. De acordo com os registros de Heath, o paciente relatou "aumento contínuo do interesse pelas mulheres",[25] a ponto de querer consumar uma relação sexual com uma. Heath atendeu seu desejo e levou uma prostituta de

21 anos para o laboratório. Apesar do ambiente inóspito, B-19 "ejaculou" e, depois do doentio experimento, estava "curado", pelo menos segundo Heath.

Quando as notícias chegaram ao público,[26] o Comitê Médico de Direitos Humanos protestou em um dos eventos de Heath, e um jornalista local publicou uma longa matéria sobre o trabalho de Heath, intitulada "As Experiências Misteriosas do Dr. Heath: Imaginamos quem é louco e quem é são", uma clara referência ao estudo de Rosenhan.

Grupos de direitos gays já começavam a revidar. No mesmo ano em que Rosenhan iniciou seu estudo, policiais realizaram um ataque a um bar gay no West Village, escrevendo o nome Stonewall nos livros de história e estimulando o movimento pelos direitos dos gays.

Mas, para vencer a maior batalha pelos direitos civis, homens e mulheres gays tinham que forçar os médicos a deixar de rotular sua orientação sexual como condição médica.

Em maio de 1970, ativistas gays se infiltraram na conferência da Associação Americana de Psiquiatria — surpreendentemente — em São Francisco e "deram a eles uma dose do próprio remédio",[27] interrompendo os seminários e cercando o local com uma corrente humana. "Essa falta de disciplina é absurda",[28] disse o psiquiatra Leo Alexander na reunião. Ele diagnosticou o problema de uma das manifestantes. "Ela é uma tola paranoica", disse o médico, "e uma vadia estúpida". A perspectiva não era boa para a psiquiatria. Um ano depois, na conferência da APA em Washington, D.C., o Dr. Frank Kameny, defensor dos direitos dos gays que perdera o emprego como astrônomo quando o Serviço de Mapas do Exército dos EUA descobriu sua orientação sexual, pegou o microfone e gritou: "A psiquiatria é o inimigo encarnado.[29] A psiquiatria travou uma guerra implacável de extermínio contra nós. Considerem isso uma declaração de guerra contra vocês."

Os psiquiatras lidaram com essas questões diretamente na reunião da APA em 1972, em Dallas, com um painel com o desajeitado título "Psiquiatria: Amiga ou inimiga dos homossexuais?".

Um membro do painel[30] foi John Fryer,* um jovem psiquiatra que perdera vários empregos quando os empregadores tomaram conhecimento de sua orientação sexual. Ele concordou em ingressar no painel com uma condição: permaneceria anônimo. Foi até a loja de uniformes e fantasias na Walnut Street, na Filadélfia, e comprou uma máscara cor de pele e uma peruca preta encaracolada. Vestiu um smoking folgado com lapela de veludo e uma gravata borboleta de veludo, criando uma figura perturbadora sentada no painel da APA. Quando falou, um microfone especial distorceu sua voz ao ler suas anotações:

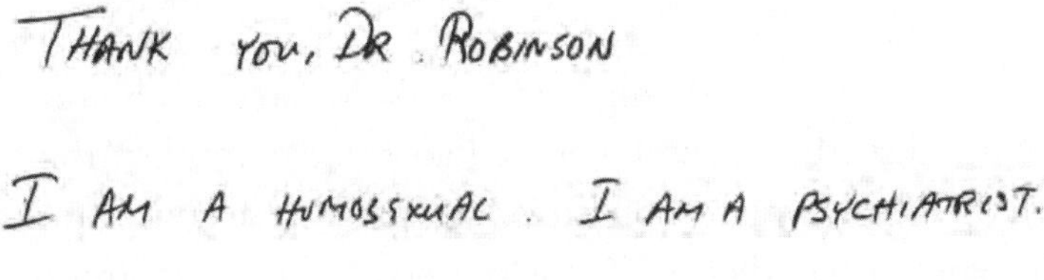

THANK YOU, Dr. ROBINSON

I AM A HOMOSSEXUAL. I AM A PSYCHIATRIST.

Figura 12.1:[31] Obrigado, Dr. Robinson. Eu sou homossexual. E psiquiatra.

Com essas palavras, ele se tornou o primeiro psiquiatra gay a discutir publicamente sua orientação sexual. Fryer também revelou que havia muitos outros como ele, mais de cem, que pertenciam aos quadros da APA como psiquiatras. Isso abalou o campo restrito e autoprotetor. (Fryer, no entanto, não revelou publicamente sua identidade como "Dr. Anônimo"[33] por 22 anos.) Os psiquiatras heterossexuais não podiam imaginar que um deles pudesse ter uma "disfunção" tão debilitante.

Em 1º de fevereiro de 1973, meras semanas após a publicação de "On Being Sane in Insane Places", o conselho de administração da APA[34] convocou uma reunião de emergência em Atlanta para abordar os muitos incômodos enfrentados pela profissão. O principal deles: as "profundas preo-

---

* Fryer conheceu[32] Rosenhan em 1973, quando providenciou para que Rosenhan comparecesse a um simpósio em seu hospital, Norristown State Hospital, perto da Filadélfia, para palestrar sobre o tema "Os Direitos do Paciente Mental". Sabe quem era um outro convidado? Dr. Bartlett. Durante essa mesma visita, Fryer também providenciou para que Rosenhan se disfarçasse como pseudopaciente em Norristown para reunir mais informações para seu livro não publicado.

cupações com as críticas desenfreadas[35] dirigidas à psiquiatria hoje" (quer dizer, Rosenhan). O principal resultado dessa reunião especial de política foi revisar o *DSM-II*. Mais tarde, em 1973, a APA enviou questionários aos psiquiatras perguntando se a homossexualidade deveria ou não ser incluída no *DSM* como um distúrbio psicológico (parece mentira, mas não é). Mesmo para aqueles que apoiaram a remoção, a ideia de que uma "doença" poderia ser retirada do manual em função de uma pesquisa mostrou o quão frágil era toda a operação e reforçou ainda mais a teoria de Rosenhan de que o sistema de diagnóstico da psiquiatria era arbitrário e não científico.

O psiquiatra de Columbia Robert Spitzer, então membro júnior do Comitê de Nomenclatura da APA, juntou-se aos esforços para refazer o *DSM-II*. Sua primeira tarefa era definir. "Se algumas pessoas dirão que a homossexualidade[36] não é um distúrbio mental, bem, então o que é um distúrbio mental?", perguntou Spitzer. Ele vasculhou o *DSM-II* para ver se havia algum elemento comum entre as condições. "Concluí que a solução era argumentar que um transtorno mental deve estar associado a sofrimento ou prejuízo geral", disse Spitzer posteriormente. Na mesma época, um grupo secreto[37] chamado Gay Psychiatric Association [Associação Psiquiátrica Gay, em tradução livre] convidou Spitzer para participar de uma reunião, e essa interação foi o ponto de inflexão. Se pessoas bem-sucedidas — sem nenhum sofrimento ou prejuízo óbvio — poderiam ser gays, como era possível chamar isso de distúrbio? O resultado dessa revelação foi a retirada da homossexualidade da nova edição do *DSM pela APA* — embora ainda restassem resquícios no diagnóstico "Perturbação da orientação sexual",[38] que descrevia pessoas angustiadas com sua sexualidade[39] (o que, sejamos francos, provavelmente se tratava de uma pessoa gay durante um período em que isso era considerado criminoso e doentio). Um jornal local satirizou a remoção[40] com a manchete: "Vinte milhões de homossexuais ganham cura instantânea". Outros grupos de interesse foram encorajados: veteranos pressionaram pela inclusão do transtorno de estresse pós-traumático e obtiveram êxito em 1980; ao mesmo tempo, as feministas expressaram suas próprias preocupações sobre diagnósticos como "transtorno de personalidade autodestrutiva", uma categoria de doença que culpava as vítimas, elas argumentaram, e que fornecia base científica para a opressão patriarcal. "As mulheres não só estão sendo punidas[41] (ao serem

... E Apenas os Insanos Sabiam Quem Era São 137

diagnosticadas) por agirem fora dos padrões (não agir como mulheres), e não são apenas os papéis tradicionais que enlouquecem as mulheres", escreveu a psicóloga Marcie Kaplen, "mas também as suposições centradas nos homens — as lentes através das quais vemos uns aos outros — estão fazendo com que os médicos vejam as mulheres normais como anormais".

A psiquiatria nem tentou encobrir seu desespero.

Ao seu redor, outros cientistas estavam colonizando o espaço, transplantando corações, dando aos surdos o presente de ouvir com implantes cocleares. Os médicos relataram transplante bem-sucedido da medula óssea para uma mulher com linfoma de Hodgkin. A mamografia deu aos médicos uma maneira não invasiva de olhar dentro do corpo para detectar o câncer de mama. Estávamos dominando os grandes mistérios do mundo — conquistando espaço, vencendo o câncer e a infertilidade. Mas ainda não conseguíamos responder adequadamente a esta pergunta: *o que é doença mental?* Ou melhor ainda: *o que não é?*

13

W. UNDERWOOD

Foi um momento emocionante para aqueles que exigiam uma revolução na psiquiatria, e Rosenhan e seu estudo foram a linha de frente. No entanto, estranhamente, no auge de seu sucesso, Rosenhan começou a se afastar dos holofotes. Por que, por exemplo, ele nunca terminou seu livro? Ele havia conseguido um bom contrato para o livro (a primeira parcela paga,[1] US$11 mil, era o equivalente ao salário anual de um professor-assistente) e chegou a escrever oito capítulos, bem mais de cem páginas. Em 1974, Rosenhan já havia compartilhado vários capítulos com Luther Nichols, editor da Doubleday, que estava entusiasmado e ansioso por mais detalhes. Em uma carta editorial, Nichols prometeu que o sucesso era praticamente garantido. "Mais trabalhos desse tipo[2] terminarão o livro antes que você perceba", escreveu Nichols, "e, se o interesse atual puder ser mantido, e determinados recursos, aprimorados, conforme descrito acima, algumas recompensas muito agradáveis surgirão no seu caminho. E serão bem-merecidas". Mas Rosenhan nunca alcançaria essas "recompensas agradáveis". Ele conquistou o que poucos acadêmicos já conseguiram — atenção e adoração em todo o mundo, conquistando um lugar entre os grandes nomes da área —, mas, nas palavras de seu filho Jack, o estudo "se tornou a desgraça de sua existência".

Esse súbito instinto de evitar os holofotes se alinhava com outras peculiaridades de seus diários particulares que eu não conseguia entender. Ele se esforçou ao máximo para manter em segredo os detalhes do estudo, a ponto de usar pseudônimos em suas anotações pessoais. Quem ele estava tentando proteger?

140 O Grande Impostor

*   *   *

Voltei a Palo Alto e visitei o filho de Rosenhan, Jack, esperando que pudesse me dar algumas pistas para entender melhor as motivações de seu pai. Jack, o tipo de homem meigo que faz com que você queira abraçá-lo assim que o conhece, adorava o pai, mas admite com sinceridade que não compartilha do amor de David pela academia. Jack é um cara ativo com uma risada contagiante; um homem cujos talentos se voltaram para fora da sala de aula e para os campos, mais à vontade em roupas esportivas e bonés de beisebol do que em ternos e gravatas. Jack ama sua família — suas duas filhas e sua esposa, Sheri — e o time de futebol que treinou para campeonatos estaduais.

Sentamos à sua mesa de jantar enquanto Jack espalhava fotos, cartas e livros de sua garagem — conteúdo que eu ainda não tinha visto — que sobreviveram à mudança de seu pai para uma casa de repouso há mais de uma década. Jack compartilhou histórias sobre o humor afiado de seu pai e seu estilo gentil, mas firme, de cuidar dos filhos. Lembrou-se do momento em que fugiu para ir a uma festa quando era adolescente e, quando voltou, encontrou todas as entradas da casa trancadas, exceto a porta deslizante do quarto dos pais. Quando entrou, encontrou o pai bem acordado, cumprimentando Jack da cama, perguntando se ele havia se divertido e pedindo que fizesse o favor de fechar a porta deslizante atrás dele. Jack ficou acordado a noite toda, preocupado com a enrascada em que se metera, mas na manhã seguinte seu pai não estava bravo — na verdade, Rosenhan mudou o horário do toque de recolher para mais tarde. Jack ficou tão nervoso com a experiência que nunca mais saiu escondido.

Examinamos os álbuns de fotos de Jack: uma foto de Rosenhan com Jack em seu casamento, os braços estendidos em um gesto de comemoração, a barba de Rosenhan com pontos grisalhos e Jack com um rosto jovem e bochechas rosadas; Rosenhan, durante sua graduação na Universidade Yeshiva, usando capelo e beca, óculos de aro preto e um sorriso travesso; Rosenhan, na casa dos 20 anos, fazendo gracinha para a câmera; Rosenhan e Mollie no dia do casamento; Rosenhan, ainda criança, exibindo um largo sorriso ao lado de sua mãe com expressão carrancuda e fechada, e seu irmão mais novo igualmente sorridente. Toda uma vida.

Enquanto vasculhava as caixas em sua garagem, Jack descobriu mais algumas anotações da internação de Rosenhan no Haverford Hospital e cartas de sua estadia endereçadas ao filho. À primeira vista, as cartas pareciam mais anotações manuscritas de David — bonitas, mas codificadas e pouco legíveis.

E então surgiu uma pista.

Quase a ignorei, pensando que eram mais um esboço do manuscrito *Odyssey into Lunacy*, até que vi que essa versão estava escrita à mão, diferentemente das versões datilografadas em seus arquivos. Ao lado de um marcador lembrando-o de adicionar referências a um estudo, Rosenhan escreveu: "ver lista [?] preocupação sexual (devo isso a W. Underwood)."[3]

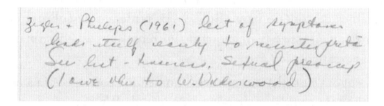

Figura 13.1: Trecho original da anotação manuscrita de Rosenhan.

W. Underwood. O nome parecia familiar, mas eu já vira tantos nomes ao longo de minha pesquisa que era impossível identificar a fonte. Somente semanas depois, vasculhando meus arquivos, me deparei com uma lista de estudantes de psicologia fotocopiada do anuário de Stanford de 1973, durante uma visita anterior à Green Library. E lá estava W. Underwood.[4]

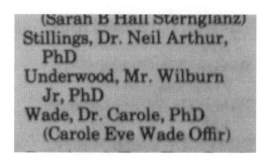

Figura 13.2: Cópia do anuário de Stanford.

Uma pesquisa no PubMed por "Wilburn Underwood" resultou em uma ligação clara com David Rosenhan. Em 1973 e 1974, Wilburn Underwood[5] e David Rosenhan foram coautores de dois estudos sobre afetividade e altruísmo

142   O Grande Impostor

em crianças, que mediram a generosidade em alunos do segundo e terceiro anos do ensino fundamental depois de um estímulo para se sentirem felizes ou tristes por meio da manipulação de um jogo para que cada criança fosse "vencedora" ou "perdedora" — o mesmo jogo de boliche que Rosenhan usara em sua pesquisa sobre crianças em Swarthmore. O segundo autor listado, um homem chamado Bert Moore, me forneceu uma pista clara: ele trabalhara como reitor da Escola de Ciências do Comportamento e do Cérebro da Universidade de Dallas. Enviei um rápido pedido de ajuda, sabendo que era um tiro no escuro Bert se lembrar de um homem com quem ele havia trabalhado há quatro décadas, quanto mais que ainda mantivesse contato com ele.

Para minha satisfação, Bert retornou o e-mail[6] em questão de minutos, com detalhes de contato para "Bill". Mais tarde, eu descobriria que Bert Moore me enviou esse e-mail enquanto enfrentava os estágios finais de um câncer pancreático.

Bill — agora eu tinha um primeiro nome, que correspondia à descrição de Rosenhan do estudante de pós-graduação de fala mansa e barba ruiva[7] chamado "Bill Dixon". Dixon era, segundo Rosenhan: "A pessoa com menor probabilidade de passar na entrevista de admissão. Não se deve confiar aos professores que avaliem objetivamente seus alunos. Mas, ao meu ver, minha impressão de Bill, tanto na época como agora, é de uma pessoa com um enorme senso de equilíbrio. Ele trabalha muito e se diverte na mesma medida." Não havia muito mais escrito sobre Bill, mas a descrição de Rosenhan parecia bastante atraente para mim.

Reprimi meu crescente entusiasmo, lembrando a mim mesma de que Bert não havia confirmado que Bill Underwood era um pseudopaciente — apenas que ele existia e ainda morava em algum lugar com um código de área do Texas. Escrevi para Bill e, cinco dias depois, no meu aniversário, recebi este presente:

Oi, Susannah[8].

Eu participei, de fato, no estudo de pseudopacientes. Não consigo imaginar o que eu teria a acrescentar, mas, se você quiser conversar, tudo bem.

Bill U.

Lá estava ele. Meu primeiro pseudopaciente vivo.

14

OITO MALUCO

Um mês depois, aluguei um carro no aeroporto Austin-Bergstrom e fui para a casa dos Underwood, em Austin Hills. Abri as janelas para absorver o calor opressivo do Texas, um alívio do frio inclemente da Costa Leste em março, e bati meu pé ao som de Tom Petty até encostar na entrada de carros dos Underwood.

Tentei me acalmar do lado de fora da casa, exasperada por um frio na barriga, um sentimento que reconheci dos tempos em que trabalhava como repórter do *New York Post*. Ainda fico nervosa antes de entrevistar estranhos, mas agora sei o suficiente para reconhecer esse nervosismo como um bom sinal. Sem ele, acabo me atrapalhando.

Bill Underwood e sua esposa, Maryon, me convidaram para entrar, ofereceram chá e me indicaram o confortável sofá branco. Bill resumiu sua carreira depois de Stanford. Ele se formou no mesmo ano em que o estudo foi publicado, assumiu uma posição na Boston College como professor-assistente e depois se mudou para Austin para trabalhar na Universidade do Texas como professor de psicologia. Quando não recebeu um cargo estável, voltou a estudar, desta vez no curso de engenharia. Conseguiu um emprego na Motorola como parte da equipe de pesquisa e se aposentou recentemente de uma empresa de software. Naquela época, ele havia esquecido o estudo, e suas contribuições para a história da psicologia estavam destinadas a permanecer anônimas.

Wilburn "Bill" Crockett Underwood nasceu no Oeste do Texas em 30 de julho de 1944, enquanto seu pai estava lotado em uma base naval no Havaí, logo após a tragédia de Pearl Harbor. Seu incomum sobrenome do meio veio de seu pai, que usava o sobrenome Crockett em respeito à tradição familiar de um parentesco distante com o rei da fronteira selvagem, Davy Crockett. Quando seu pai deixou o serviço ativo, a família se mudou para uma pequena cidade rica em petróleo na Costa do Golfo, chamada Mont Belvieu, Texas, composta principalmente de trabalhadores de campos petrolíferos, lavradores de arroz, pescadores e, o mais importante, onde morava a namorada de Bill do ensino médio e futura esposa, Maryon. Bill se formou como orador da turma, o que, segundo disse de maneira lacônica, "realmente não foi tão difícil de fazer", competindo contra apenas dezoito outros alunos. Após o colegial, o casal deixou a cidade pequena e nunca mais olhou para trás. Bill se matriculou na Universidade do Texas em Austin, onde se formou em matemática, mas desenvolveu um interesse em psicologia. Maryon, enquanto isso, deu à luz o primeiro de seus três filhos.

Para ganhar dinheiro extra, Bill trabalhou no turno da noite como atendente do Austin State Hospital (como Ken Kesey fez enquanto escrevia *Um Estranho no Ninho*). O turno de Bill começava às 23 horas, então a maioria dos pacientes estava dormindo quando ele chegava e estava acordando quando o turno terminava. Ele passava o tempo organizando medicamentos em pequenos copos de papel para que as enfermeiras pudessem distribuí-los com facilidade na manhã seguinte. Suas noites, embora "interminavelmente chatas", permitiram que ele visse as gradações da loucura — do alcoolismo à psicose total. Um homem em particular, que se recusava a andar perto das janelas porque acreditava que aviões estavam tirando fotos dele, causou uma impressão especialmente forte em Bill. Esses delírios eram *reais* para ele, tão reais quanto as palavras desta página são para você. Depois de três meses, Bill desistiu de seu turno quando o horário noturno começou a pesar demais sobre ele e sua crescente família.

Durante o dia, Bill e Maryon assistiam às aulas na Universidade do Texas, em Austin. Maryon estava no campus no meio da manhã de 1º de agosto de 1966, quando Charles Whitman escalou a torre[1] com seu rifle de caça. Ela se lembra dos detalhes como se fosse ontem. A bela Maryon deve ter criado furor em sua minissaia amarela neon ao atravessar o campus até o estacionamento, liberada da aula alguns minutos antes. Ao chegar no alojamento dos estudantes, ouviu rumores frenéticos sobre um atirador. Algumas pessoas diziam que o atirador estava no topo da torre, outras que ele estava percorrendo prédio por prédio. Não havia protocolo a seguir, porque isso nunca havia acontecido antes. As pessoas não sabiam se deveriam se esconder ou fugir.

Naquela manhã, Whitman, um ex-estudante de engenharia de 25 anos do Corpo de Fuzileiros Navais, matou sua mãe e sua esposa, encheu uma mala com rifles, uma espingarda de cano serrado e revólveres, parou em uma loja de armas local para comprar caixas de munição e seguiu para a Torre da Universidade do Texas. Ele pegou um elevador até o topo e subiu as escadas para o mirante, atirando em três pessoas à queima-roupa. Então montou seu arsenal e mirou uma mulher grávida. Em seguida, o namorado dela, que caminhava ao seu lado.

Whitman deixou para trás uma nota de suicídio. "Eu realmente não me entendo[2] ultimamente", escreveu ele. "Eu deveria ser um jovem razoavelmente sensato e inteligente. No entanto, nos últimos tempos, não lembro quando começou, venho tendo muitos pensamentos incomuns e irracionais... Depois de minha morte, desejo que uma autópsia seja realizada para ver se há algum distúrbio físico visível."

Whitman matou dezessete pessoas. Até que dois policiais de Austin intervieram, matando Whitman. Uma autópsia revelou um glioblastoma,[3] um tumor maligno do tamanho de uma moeda de dez centavos crescia sob o tálamo e pressionava a amígdala, associada a respostas de luta ou fuga e altamente implicada em nossas expressões de medo e raiva.[*] Embora não esteja claro se isso o levou a invadir e aterrorizar um campus, houve uma "nítida sensação de alívio" quando esse tumor foi descoberto, recordou Bill.

---

* Isso ainda acontece hoje. Quando Stephen Paddock cometeu suicídio após abrir fogo em um show em Las Vegas em 2017, matando 58 pessoas e ferindo 500, as autoridades enviaram seu cérebro a Stanford, em um esforço para rastrear qualquer base biológica para esse mal impensável. Até o momento em que escrevo este capítulo, Stanford não divulgou os resultados.

146   O GRANDE IMPOSTOR

"Todos queríamos que houvesse uma razão para ele ter feito o que fez", acrescentou Maryon. Se houvesse uma causa biológica — ou seja, algo que pudesse explicar por que ele agiu assim —, acalmaria muitas almas. Ao mesmo tempo, porém, o caso levantou a pergunta inevitável: será que todos nós poderíamos estar a apenas um tumor de sair atirando em uma universidade? Maryon se lembrou de acordar no meio da noite e olhar para o marido. "Naquele momento, antes que eu pudesse me acalmar, fiquei com medo dele. Quero dizer, quanto realmente conhecemos alguém?"

A história de Charles Whitman ressalta, mais uma vez, o apelo incessante de encontrarmos medidas objetivas que possam distinguir a doença do bem-estar. Logo após o surto de Whitman, as novas tecnologias prometeram acesso mais fácil e sofisticado ao cérebro. Os exames por imagens decolaram no início dos anos 1970, começando com a invenção da tomografia computadorizada, permitindo pela primeira vez espiar dentro de nossos crânios vivos. As técnicas mais antigas eram rudimentares e perigosas, e envolviam a drenagem do líquido cefalorraquidiano por meio de uma punção lombar e a substituição do líquido por ar, uma técnica usada apenas nas situações mais graves. Agora, pesquisadores e clínicos poderiam escanear qualquer pessoa. Seguiu-se uma enxurrada de estudos cerebrais,[4] levando a avanços na compreensão das diferenças palpáveis entre cérebros "doentes" e "saudáveis" no âmbito estrutural — como ventrículos aumentados[5] (as cavidades no cérebro onde o líquido cefalorraquidiano é produzido), diminuição da matéria cinzenta[6] nos lobos frontais e redução de volume no hipocampo, às vezes observado em pessoas com doenças mentais graves, como a esquizofrenia. Tudo isso coincidiu com a revolução da pesquisa em neuroquímica e contribuiu para a supremacia do modelo biológico da doença mental.

Mas a esperança de que a tomografia computadorizada[7] fornecesse um teste laboratorial para diagnosticar a esquizofrenia foi por água abaixo quando estudos de acompanhamento revelaram que muitas pessoas diagnosticadas com esquizofrenia não tinham, digamos, ventrículos aumentados em comparação a controles saudáveis e que algumas pessoas com transtorno bipolar e controles "normais" *tinham* — o que prejudicou a significância diagnóstica desses achados. Surgiram tecnologias mais avan-

Oito Maluco 147

çadas de imagem, como exames PET e ressonância magnética, promissoras, como a neurocientista e psiquiatra Nancy Andreasen escreveu em seu livro otimista de 1984 *The Broken Brain* [sem publicação no Brasil], que a revolução biológica na psiquiatria resolveria o "enigma da esquizofrenia..."[8] viveríamos para ver isso, talvez até nos próximos dez a vinte anos". Ainda estamos aguardando.

Tudo — desde o uso prolongado de antipsicóticos,[9] fumo ou traumas na infância — altera o cérebro, dificultando a distinção exata de onde o distúrbio começa e os fatores ambientais terminam. Em 2008, pesquisadores da revista *Schizophrenia Research* conduziram uma revisão da literatura de todos os artigos relevantes sobre esquizofrenia publicados entre 1998 e 2007 — mais de 30 mil — e descobriram que "apesar do estudo vigoroso do século passado...,[10] sua etiologia e fisiopatologia permanecem relativamente obscuras, e os tratamentos disponíveis são apenas moderadamente eficazes". Pouco mudou nos dez anos desde então. Isso não é surpreendente, uma vez que o cérebro é um órgão protegido, isolado do resto do corpo e quase impossível de estudar em tempo real.

No entanto, o cérebro não interessava a Bill tanto quanto a pesquisa de comportamento social do professor de Stanford, Walter Mischel, autor de *Personality and Assessment* [sem publicação no Brasil]. Então ele se candidatou a Stanford para trabalhar com Mischel. A filha de Bill, Robyn, até participou do experimento do marshmallow de Mischel sobre recompensa postergada, a série de estudos que fizeram de Mischel um nome (quase) familiar. Para isso, os pesquisadores deram um agrado a crianças de 3 a 5 anos de idade do programa Bing Nursery[11] do campus da Universidade Stanford, um marshmallow, na maioria dos casos, e disseram a elas que, se conseguissem esperar alguns minutos para comê-lo, receberiam mais um. Mischel descobriu que a capacidade de uma criança[12] de demonstrar controle diante da guloseima estava correlacionada com medições de QI, pontuações mais altas no SAT, menor percentual de gordura corporal, menos problemas comportamentais e maior senso de autoestima mais adiante na vida. (Tudo o que Robyn[13] se lembra é de se sentar em uma mesa com amendoins e marshmallows. Ela não lembra se conseguiu controlar ou não o desejo pelos doces.)

Stanford não era exatamente Berkeley, mas ainda era a Califórnia no final da década de 1960, e de alguma forma os Underwood se adaptaram ao caos. Participaram de protestos, fazendo telefonemas e distribuindo folhetos para uma organização chamada Movimento para um Novo Congresso, e ajudaram a intervir pacificamente em uma batalha entre manifestantes que jogavam pedras e a Guarda Nacional. Bill gostava de mexer em sua motocicleta Yamaha de dois tempos e ouvia os discos de Jimmy Cliff. Os Underwood não gostam de admitir hoje, mas eram descolados.

No outono de 1970, Bill se inscreveu no seminário de Rosenhan sobre psicopatologia. Ele adorou Rosenhan desde o primeiro momento, usando palavras como "charmoso" e "carismático" para descrevê-lo. "Quando você conversava com David, se sentia a pessoa mais importante do mundo", disse Bill. Nos pequenos seminários, Rosenhan exibia todo seu fascínio, especialmente quando lecionava sobre seu tempo disfarçado de paciente. Apenas na segunda vez que ouviu o relato Bill percebeu que Rosenhan estava tentando recrutar participantes. Ele era sutil quanto a isso, mas sua intenção era clara, pelo menos em retrospecto: "Você gostaria de se envolver em quase qualquer coisa que David estivesse fazendo", disse Bill.

Fiquei um pouco surpresa, admito, pela descrição de Bill do pouco preparo obtido antes de sua internação, e não foi assim que Rosenhan descreveu o processo. Ele falou sobre semanas de preparação: revendo as histórias de vida que contariam, ensinando métodos de coleta de dados, estabelecendo o básico da vida na ala, mas Bill não se lembrava de nada disso. Rosenhan mostrou a ele como esconder comprimidos na bochecha, que foi basicamente: "Você apenas coloca na boca, fecha a boca, coloca debaixo da língua, bebe a água, caminha sem rumo por alguns minutos e depois vai ao banheiro e cospe o comprimido" — disse Bill. Não era exatamente um procedimento minucioso; nem à prova de falhas.

Talvez por isso Craig Haney, então professor-assistente de psicopatologia de Rosenhan, que mais tarde trabalhou com Philip Zimbardo no famoso estudo da prisão, recusou a oferta de Rosenhan de atuar como

Oito Maluco 149

pseudopaciente. "Eu não queria que David fosse minha tábua de salvação",[14] disse ele. Mas Bill via tudo através dos filtros e das lentes cor-de-rosa de Rosenhan. "A ideia era entrar e viver a experiência conforme se apresentasse, por assim dizer."

Bill inventou o sobrenome Dickson, uma sutil referência ao presidente Nixon (o que explica por que Rosenhan escreveu errado o pseudônimo de Bill como Bill Dixon em suas anotações, acrescentando outro desvio de direção na minha busca pelos outros) e estabeleceu uma história de vida. Bill permaneceu como estudante, mas não mencionaria seu foco em psicologia nem seu casamento, para que, se as coisas dessem errado, permanecesse uma distância segura entre o verdadeiro Bill e o falso.

Como Rosenhan, Bill não acreditava que conseguiria ser internado. Em seu livro, Rosenhan enfatizou repetidamente que Bill era "menos provável"[15] de ser internado porque era "uma pessoa com um enorme senso de equilíbrio". Seu bom humor, sua sagacidade e seu comportamento sereno — sua total *solidez* — pareciam tornar impossível que qualquer psiquiatra lhe recomendasse internação. Maryon não estava tão confiante. "Eu estava uma pilha de nervos", disse-me ela. Sua imaginação enlouquecia com imagens do filme *A Cova da Serpente*, em que os pacientes eram negligenciados, abusados e recebiam choques.

Bill havia conduzido pesquisas suficientes para saber que o Agnews State, que Rosenhan chamava de Alma State, hospital que Rosenhan havia escolhido para ele, não aceitava pessoas diretamente. Ele primeiro teve que dirigir vinte minutos até um centro comunitário de saúde mental em San Jose, onde ficaria sob observação para saber se a internação era necessária, uma nova camada de proteção adicionada pela Lei Lanterman-Petris-Short,[16] sancionada em 1967 pelo então governador Ronald Reagan. A lei, que entrou em vigor na Califórnia em 1972, pretendia dificultar a internação involuntária de pacientes ou sua manutenção por um longo período de tempo.

Bill não fez nenhum esforço para "parecer adequado" — ele usou uma camiseta limpa e uma calça boca de sino. A barba espessa permaneceu, assim como os cabelos mais compridos e levemente ondulados e os grossos óculos de armação preta. A entrevista foi como planejada: Bill disse ao oficial de admissão que era um estudante em Stanford, que era solteiro e que havia começado a ouvir vozes, mantendo-se estritamente no roteiro, dizendo que as ouvia dizer "oco, vazio, baque". Seu nervosismo provavelmente ajudou a vender sua história. O entrevistador entregou seu arquivo do caso e disse-lhe para encontrar uma carona ao Agnews State Hospital, onde seria internado.

Bill pediu a Maryon que o deixasse longe da entrada da frente do Agnews State Hospital por medo de... quê? Que alguém o visse com uma mulher e presumisse que ele estava mentindo sobre ter uma esposa? (Isso me parece bastante paranoico. Acho que o choque de sua internação o atingiu com mais força do que admite.) Maryon observou o marido subir a rua ladeada de palmeiras até a entrada do imponente hospital psiquiátrico. Naquele momento, ela contou, sabia que ele não voltaria.

O medo de Bill se aprofundava quanto mais ele se aproximava do prédio de admissão. Até que chegou em uma placa indicando ADMISSÃO, que parecia uma sala de espera comum de consultório médico, onde os pacientes eram diagnosticados e enviados para enfermarias de hospitais cada vez mais mal equipadas para lidar com eles.

Localizado a menos de meia hora[17] ao sul de Palo Alto, na cidade de Santa Clara, o Great Asylum for the Insane (mais tarde renomeado Agnews State Hospital) foi inaugurado em 1885, depois que um fazendeiro doou sua fazenda de 120 hectares ao estado para abrigar o crescente exército de "cronicamente insanos". O superintendente Leonard Stocking, que vivia no local, instituiu um retorno a uma abordagem mais humana do atendimento psiquiátrico, chamada tratamento moral (que, como vimos anteriormente, se proliferou no século XIX até ficar ultrapassada). Stocking construiu bibliotecas, ginásios, um chiqueiro e um galinheiro e abriu áreas de terras cultiváveis, tudo mantido por pacientes e funcionários. Sua filha Helen Stocking viveu em uma das enfermarias a maior parte de sua vida adulta e até escreveu e dirigiu peças que os pacientes encenaram em sua homenagem.

Mas Agnews, como a maioria das instituições, era um produto de seu tempo, e a instituição em que Maryon deixou o marido não era o mesmo lugar em que Helen Stocking morou e escreveu. "Foram tempos tensos",[18] disse-me Izzy Talesnick, ex-psiquiatra do Agnews. O dinheiro era escasso e o hospital era atormentado pela combinação letal de superlotação — no seu auge, abrigava 4.500 pacientes — e falta de pessoal.

Ao chegar, Bill participou de uma série de entrevistas. Uma enfermeira alemã, do tipo de Ratched, o interrogou sobre suas preferências sexuais e uso de drogas. Rosenhan citou as anotações de Bill, mas Bill me disse que as jogou fora anos atrás. "Uma mulher que tinha apenas um domínio limitado do inglês conversou longamente sobre minha vida sexual. Ela me pressionou por uma internação por atividade homossexual. Também perguntou sobre minha infância mais do que as outras. E perguntou se eu tinha ciúmes do meu pai."

A barba de Bill, seus longos cabelos e suas roupas criaram um retrato do "outro" percebido, um desviado mentalmente doente, que na época significava homem gay. Ele continuou: "Eles pareciam querer me pressionar a admitir o uso de psicodélicos." Esse foi mais um exemplo de uma médica vendo o que esperava ver. Testemunhamos isso com Rosenhan, quando os médicos descreveram uma "linguagem contida". Esse tipo de erro de julgamento é comum em médicos; predispõe as pessoas a preencher as lacunas e desconsiderar qualquer coisa que possa não corroborar suas conclusões.

O psiquiatra que o internou levou menos de meia hora para chegar ao diagnóstico: esquizofrenia paranoide. Ele foi oficialmente internado — caso nº 115733.[19]

Bill foi colocado em um dormitório com outros vinte homens. Agora ele era apenas um grão de areia no deserto de homens doentes, como se sempre estivesse lá e sempre estaria. A regra subentendida era que você nunca devia perguntar: "Por que você está aqui?" Os diagnósticos raramente eram discutidos, se é que alguma vez eram, embora todos soubessem a diferença entre os casos "agudos" ou temporários e os "crônicos", que ficariam para sempre. Havia homens que usavam drogas e álcool, aqueles que fizeram muitas viagens de ácido ou — o mais assustador — fizeram uma viagem de ácido e enlouqueceram; também havia alguns McMurphy, farsantes que estavam lá para evitar o recrutamento militar ou fugir de suas vidas. Às vezes, Bill confundia funcionários e pacientes, até notar suas chaves, um sinal de distinção que Rosenhan também observou, algo que separava "eles" de "nós".

Bill fez um amigo, a quem apelidou de "Sansão". Tudo o que Sansão falava era sobre o cabelo dele. Achava que seu poder e sua força mental eram forjados em seus folículos. Claro, o cabelo era importante. Bill deixara o cabelo ruivo e ondulado crescer tempo suficiente para prender um rabo de cavalo para anunciar onde e como ele se encaixava no novo mundo. Mas isso era algo completamente diferente. Sansão começou a traficar drogas e, para tornar sua nova carreira um pouco menos óbvia para os policiais de narcotráfico, cortou o cabelo. Quando o negócio das drogas fracassou, e Sansão percebeu que o cortara à toa, tentou se suicidar. Mas sobreviveu e acabou na ala de Bill. Cabelo mágico à parte, Sansão fazia sentido para Bill. Ele era o tipo de cara que poderíamos encontrar no campus. Os dois passaram horas conversando e jogando cartas — de todas as opções, escolheram justamente oito maluco.

Na ausência do marido, a mente de Maryon vagava para lugares sombrios. Ela não conseguiu afastar uma imagem em particular: homens amarrados no teto pelos tornozelos. Ela não sabe até hoje de onde tirou essa ideia. Tentou se concentrar nas filhas, mas se perdia em acessos de choro. *Eles vão medicá-lo? Dar choques? Amarrá-lo em uma camisa de força?* Seus amigos e vizinhos perceberam seus olhos vermelhos e o repentino desaparecimento de Bill, mas não se intrometeram, presumindo que o casal estivesse passando por uma fase difícil. Tudo o que ela podia fazer era afastá-los. Ela prometeu a Bill e Rosenhan que não contaria a nenhuma viva alma.

Um dia depois, na sexta-feira 13, finalmente pôde visitá-lo. Subindo o mesmo caminho ladeado de palmeiras em que assistira ao marido desaparecer, estava quase fora de si ao perguntar à recepcionista por "Bill Dickson".

Porta. Corredor. Porta. Segundo corredor. Porta. Uma enorme porta dupla de carvalho da largura das grandes portas que vemos em um campus universitário.

Ela ouviu arranhões do outro lado. Imaginou pacientes arranhando a porta, com as pontas dos dedos sangrando onde deveriam estar as unhas, desesperados para serem libertados. Quando a porta se abriu, ela recuou, preparando-se para a pior de suas visões.

Mas havia apenas David Rosenhan. O som de arranhar era Rosenhan mexendo na fechadura (de alguma forma, ele tinha uma chave).

"Como ele está?", disparou Maryon. Rosenhan era sua única fonte de calma. Ele fora tão gentil com ela na ausência do marido, aconselhando-a a escrever seus pensamentos em um diário, pois escrever o ajudara durante sua própria internação. Ele garantiu que Bill estava seguro graças a um mandado de *habeas corpus* que havia impetrado. A ideia de que um pedaço de papel estava preparado e pronto para ser usado para libertar o marido a acalmava.

Neste ponto, interrompi Maryon. O *habeas corpus* — termo em latim para "que tenhas o corpo" — foi o documento que salvou Elizabeth Packard da falsa prisão nos anos 1800. Uma vez apresentado, exigiria que Bill fosse levado a um tribunal, onde seria determinado se sua internação era válida. Embora Rosenhan tenha escrito em "On Being Sane in Insane Places" que "um mandado de *habeas corpus* foi preparado para cada um dos pseudopacientes que entraram e um advogado foi mantido 'de plantão' durante todas as internações", isso não era inteiramente verdade. Encontrei o advogado da ACLU[20] chamado Robert Bartels, agora residente do Arizona, que havia trabalhado como assistente jurídico, ajudando o professor de Stanford John Kaplan na experiência de Rosenhan. Bartels estava um pouco confuso com os detalhes, mas estava confiante de que, embora tivessem discutido mandados para uma ou duas pessoas, ele nunca havia impetrado um e que "plantão" pode ter sido um exagero. Quando contei isso a Maryon, sua raiva aumentou. "Ainda bem que eu não sabia — foi isso que me fez suportar. Acho que fui ingênua. Eu apenas acreditei."

Naquele momento na porta, ela não se lembrava do que Rosenhan disse, só que ele parecia aflito. E então ele foi embora. Maryon se viu do outro lado da porta trancada que tanto temia. Rosenhan lhe dissera como chegar lá? Ela não se lembrava. No minuto seguinte, estava no refeitório, que a fez lembrar-se da lanchonete de sua escola do ensino médio, seus pensamentos descansando em um lugar seguro, em Bill, seu namorado do ensino médio.

Lá estava ele. Bill estava curvado na cadeira, a cabeça apoiada nos braços cruzados. Ele parecia estar chorando ou dormindo profundamente. Ela se aproximou da mesa e o chamou suavemente pelo nome. Ele não se mexeu, nem percebeu sua presença. Ela se sentou em frente ao marido. Até que ele finalmente levantou a cabeça. "Estou com sooooooono", disse Bill. Suas palavras saíram enroladas, como se ele tivesse tomado algumas doses de uísque a mais. Esqueça os corpos pendurados ou as unhas ensanguentadas. *Esse* era o verdadeiro medo. O marido dela estava *mudado*.

Mais ou menos uma hora antes da visita de Maryon, uma enfermeira vestida toda de branco passara pelo refeitório distribuindo copos de papel com pílulas. Quando entregou um a Bill, ele reconheceu o medicamento do Austin State Hospital: Thorazine, o milagre da psiquiatria. Bill sentiu-se confiante de que poderia facilmente esconder o comprimido. Ele o colocou na boca sem pensar e o acomodou debaixo da língua. Mas o que ele não esperava era a sensação de queimação. O novo revestimento da cápsula fora projetado para derreter, fazendo-o sentir que um buraco seria aberto em sua boca se não o engolisse. Ele cambaleou em direção ao banheiro mais próximo, mas não chegou lá antes que seu reflexo automático entrasse em ação e ele engolisse o comprimido. Bill estava ciente dos efeitos colaterais da droga — tremores, salivação excessiva, movimentos corporais incontroláveis, rigidez muscular, marcha arrastada e coloração azulada em caso de overdose — e se confortou com as pesquisas que lera nas aulas sobre o efeito placebo. Ele tinha que *acreditar* que tudo ficaria bem para que fosse assim. Mas, quando terminou a refeição e saiu para a enfermaria, o mundo ficou escuro.

A próxima coisa que ele se lembra é de estar sendo chacoalhado por um atendente, que lhe disse que não era hora de dormir. Ele tinha uma visita. David Rosenhan.

Bill me disse que não se lembrava da conversa, e Rosenhan não escreveu sobre isso. Ele manteve anotações esparsas sobre a internação de Bill, que foram encontradas principalmente em algumas breves seções de seu manuscrito. Tudo o que Bill se lembrava era de um implacável desejo de dormir. "Eu teria pago mil dólares naquele momento para deitar minha cabeça", disse.

"Ele percebeu que você estava... você disse a ele que havia tomado a droga sem querer?" — perguntei.

"Acho que não."

"Ele percebeu que algo estava errado?"

"Eu não sei. Ele não disse. Se percebeu, não disse nada. Talvez eu tenha me esforçado mais para esconder isso com ele do que com Maryon. Este é um dos aspectos positivos de estar em um relacionamento, você não precisa esconder essas coisas."

Foi por isso que Maryon o achou tão mudado. "Eu estava acostumada a ser casada com alguém que faria doutorado algum dia", disse-me ela. "Alguém que tinha controle sobre sua vida, tinha controle sobre tudo. Vê-lo em uma situação de quase invalidez, em que não podia fazer nada ou tomar decisões, foi difícil."

Essa instituição de repente transformou seu marido, e ela não sabia quando — ou se — ela o teria de volta.

15

ALA 11

Enquanto Bill embaralhava as cartas para mais uma rodada de oito maluco, uma miraculosa série de eventos se desenrolava a alguns metros de distância, dentro do mesmo hospital, em uma unidade especial chamada Ala 11.[1]

A ideia para a Ala 11 surgiu nas montanhas de Big Sur no Esalen Institute. A maioria das pessoas de certa idade conhece Esalen graças à sua notoriedade — terapia pelado! Orgias! Drogas! (E, mais recentemente, muitos podem reconhecê-lo do último episódio da série *Mad Men*, onde Don Draper experiencia seu momento "eu gostaria de comprar uma Coca-Cola para o mundo".) Dois anos antes da internação de Bill, um artigo da revista *Life* criticara Esalen. Parece uma sátira: "As pessoas não apenas se esfregam[2] publicamente como adolescentes, mas se sentam no colo uns dos outros como bebês. E choram muito. Chorar é uma espécie de símbolo de status."

Apesar má reputação, Esalen foi uma incubadora essencial para os crescentes movimentos contraculturais e do potencial humano, já que todos, de estrelas de cinema a empresários e donas de casa entediadas buscaram encontrar seus melhores eus. Os frequentadores participavam de programas como "O valor da experiência psicótica". Bob Dylan frequentou[3] o instituto. R. D. Laing deu palestras. Joan Baez era basicamente uma artista residente. Charles Manson visitou[4] com uma de suas filhas e fez um concerto de improviso dias antes dos assassinatos de Tate. Durante a inebriante primeira década do instituto, era possível conviver com pessoas como o filósofo britânico e disseminador da cultura oriental Alan Watts, o químico Linus Pauling, um dos fundadores da mecânica quântica e da biologia molecular, até o escritor Ken Kesey, o psicólogo B. F. Skinner; e muito possivelmente o psicólogo social David Rosenhan. Apesar da devassidão e do culto às celebridades, o objetivo — oferecer um oásis pacífico longe da conformidade esmagadora de almas — era legítimo, sonhado pelos cofundadores do Esalen, Mike Murphy e Dick Price, que mal sobreviveram a suas experiências no outro lado da sanidade.

Dick Price deveria seguir os passos[5] de sucesso de seu pai: frequentar uma escola respeitável, formar-se em economia e constituir família com uma esposa adequada. Em vez disso, ele se formou em psicologia e desenvolveu um interesse pelas religiões orientais depois de assistir a uma aula de Fredric Spiegelberg sobre o texto hindu Bhagavad Gita, que defendia a busca de um "dharma" ou caminho que cada pessoa iluminada está destinada a cumprir. Ele parecia ter se enquadrado ao estilo de vida moralmente aceitável quando se alistou na Força Aérea — se ignorássemos o fato de que ele passava as noites na The Place, uma boate no bairro de North Beach em São Francisco, tipicamente frequentada por Allen Ginsberg e pelo poeta Gary Snyder. Logo Price conheceu uma dançarina e se apaixonou loucamente. Na noite em que a conheceu, ouviu uma voz[6] que lhe disse: "EsTa é sua esposa." Os dois se casaram. Tudo parecia poético, ainda que fosse o início do degringolar da vida de Dick.

Seu comportamento se tornou mais estranho, mesmo para o cenário afetadamente estranho e drogado de beatnik. Uma noite, em um bar em North Beach, ele foi tomado por um forte desejo: "Ele sentiu algo dentro de si se expandir,[7] como um amanhecer glorioso", escreveu o cientista político e escritor Walter Truett Anderson em seu livro *The Upstart Spring* [sem publicação no Brasil]. O sentimento era: "Sou um recém-nascido, devo ser celebrado." Price começou a repetir: "Acenda o fogo, acenda o fogo", repetidamente, assustando o barman, que chamou a polícia. Price acabou algemado e acordou em um hospital psiquiátrico na Base da Força Aérea de Parks, onde lutou com auxiliares e foi isolado em uma sala acolchoada. Ele se jogou contra as paredes, acreditando que havia um "campo de energia" ao seu redor que o protegeria de ferimentos e dores. Lá, ele recebeu a primeira de uma série de terapias de choque elétrico.

A família de Dick o transferiu para o hospital particular mais sofisticado do país,[8] em Hartford, Connecticut, chamado Institute of Living. Aparentemente, o instituto era mais um clube do que um hospital. Uma mansão vitoriana, cercada por chalés e prédios de pesquisa, localizada em terrenos ornamentados projetados por Fredrick Law Olmsted, o arquiteto--chefe do Central Park de Manhattan. Os pacientes podiam escolher entre uma frota de Packards, Lincolns e Cadillacs guiados por motorista. Havia até uma revista interna, *The Chatterbox*,[9] que uma vez exibiu uma ilustração de pacientes glamourosos ao redor da piscina.

Mas essas imagens contaram apenas as histórias que o instituto queria compartilhar. Embora o hospital atendesse os ricos e famosos com seus campos de golfe verdes e carros de luxo, também aplicava os tratamentos experimentais da época — lobotomias, eletroconvulsoterapia (ECT) e terapia de coma insulínico. O psiquiatra-chefe do instituto, Dr. Francis J. Braceland,[10] tinha um vínculo profundo com a Igreja Católica e admitia padres enviados pelas arquidioceses para serem "curados" de seus "distúrbios". O papa Pio XII o condecorou cavaleiro em 1956, no mesmo ano em que Dick entrou no hospital, onde os médicos o diagnosticaram com esquizofrenia paranoide.

No Institute of Living, Dick morava na ala reclusa, sua "prisão privada",[11] onde foi submetido a "tratamentos" de ponta. Durante sua estadia, ele passou por dez terapias com eletrochoques,[12] doses de Thorazine e o que Dick chamou de "o debilitador completo",[13] terapia de coma insulínico. Considerada, no mínimo, um tratamento inadequado, a terapia, que envolvia a indução de coma insulínico para curar a psicose, saiu de moda em 1960, após uma série de artigos revelar que não havia evidências científicas para apoiar o procedimento perigoso e, às vezes, letal.

O procedimento a que Dick teria sido submetido era assim:[14] depois de uma série de testes — exames de sangue, monitoramento da frequência cardíaca —, uma enfermeira injetava insulina. À medida que seus níveis de glicose caíam, Dick suava e salivava; sua respiração diminuía e seu pulso acelerava. Gradualmente, ele ficaria inconsciente. Às vezes, os pacientes babam tanto que as enfermeiras precisam absorver a saliva com esponjas.

Outras, a pele queimava, os músculos se contraíam e o paciente tremia. Muitas vezes, ocorria uma convulsão, que os médicos consideravam um sinal de que o tratamento estava funcionando. Em seguida eram aplicadas injeções de glicose, administradas por via intravenosa ou através de um tubo fino de borracha inserido pelo nariz até o estômago, trazendo o paciente de volta à vida (se tivessem sorte).

Durante o ano em que passou no instituto, Dick Price disse que recebeu 59 dessas terapias.[15] Price, um atleta nato e esbelto, ganhou mais de trinta quilos,[16] uma vez que os tratamentos com insulina causavam uma fome voraz. Ele entrava em estado de estupor, vagando pelos corredores como se estivesse mergulhado em "uma poça de melaço", até que algo estalou dentro dele: ele tinha que sair. Depois de aprender como esconder seu Thorazine na boca, Dick convenceu seu pai a tirá-lo da enfermaria trancada para uma aberta. No dia de ação de graças de 1957, ele foi liberado. (Outra famosa moradora do Institute of Living, a atriz Gene Tierney,[17] mais tarde chamaria sua estadia de: "a época mais degradante de minha vida... Eu me senti como um rato de laboratório".)

Dick Price voltou para a Califórnia, onde se juntou a Mike Murphy, cuja família era dona das terras em que os dois homens construíram Esalen, seu refúgio dos sonhos, aberto ao público em 1962. Price imaginou Esalen como um lugar que "atenderia as pessoas[18] que buscassem esse tipo de experiência, e não haveria drogas ou choques — essa era minha principal motivação". Ele acreditava que a loucura deveria ser levada a sério, sondada, aceita e examinada como um caminho para o insight. Ele via Esalen como um lugar para "viver a experiência"[19] e promoveu essa abordagem fornecendo tratamentos como terapia de encontro, tratamentos corporais (massagem, rolfing e consciência sensorial) e drogas psicodélicas. Dick foi influenciado pelo trabalho de Fritz Perls, um psicoterapeuta alemão residente em Esalen, que criou a terapia Gestalt, que leva as pessoas a se concentrarem no momento presente.

R. D. Laing chegou a Esalen[20] em 1967, falando com seu sotaque escocês encantador sobre seu trabalho em Kingsley Hall, uma casa no extremo leste de Londres que fornecia moradia terapêutica de apoio como alternati-

Ala 11   161

va à internação. Kingsley Hall era um lugar utópico, disse Laing, sem desindividualização, sem lutas pelo poder por causa das chaves, sem remédios forçados, onde as pessoas se envolviam em sessões de terapia de 24 horas e meditavam. (Ele não mencionou a jovem que espalhava fezes nas paredes, as sessões de LSD, as incursões policiais em busca de drogas ou as inúmeras celebridades estupefatas com a cena, mas essa é uma história diferente.)

Naquele mesmo ano, o psicólogo Julian Silverman,[21] pesquisador de esquizofrenia do Instituto Nacional de Saúde Mental, chegou a Esalen para ministrar um seminário sobre "Xamanismo, Psicodélicos e Esquizofrenias". Ele não era o típico médico sério e carrancudo. Silverman era amigo da banda Grateful Dead[22] e seguia os ensinamentos de John Rosen, o inventor da "análise direta",[23] que usava psicoterapia para tratar a esquizofrenia, basicamente tagarelando com o paciente. (Mais tarde, Rosen perdeu sua licença,[24] depois que pacientes o acusaram de abuso sexual e físico, o que lançou seu nome na longa lista de médicos que exploravam pessoas sob seus cuidados naquela época e agora.) Silverman e Price se deram bem e, graças à amizade deles, nasceu a Ala 11, uma maneira de testar cientificamente as teorias de moradias terapêuticas de Laing.

Dick Price ofereceu financiamento dos cofres de Esalen, e o Instituto Nacional de Saúde Mental forneceu doações. De alguma forma, convenceram o Agnews a permitir-lhes acesso a uma ala onde poderiam conduzir o experimento. Maurice Rappaport e Voyce Hendrix (sim, ele é um parente próximo *daquele* Hendrix) se juntaram para trabalhar na "cidade ding-dong",[25] como Silverman carinhosamente a chamava.

Eles selecionaram alguns funcionários do Agnews,[26] considerados jovens, vanguardistas e de mente aberta, para viajar para Esalen para aprender terapia de Gestalt. A equipe desencorajou a separação criada pela "gaiola" e montou uma sala de vigília silenciosa, onde qualquer um que se sentisse exasperado poderia se refugiar, sentar e rezar ou apenas pensar. Os membros da equipe deveriam interagir com os pacientes o máximo possível. Os pacientes podiam andar livremente por toda a instalação — uma grande proibição na maioria dos hospitais, que direciona os pacientes para as salas de convivência para que possam ser observados da gaiola. Os critérios eram simples: homens entre 16 e 40 anos, recentemente diagnosticados com esquizofrenia sem histórico prolongado de doença mental, viveriam na Ala 11. Eles queriam pacientes sem hospitalizações anteriores — a maioria era de "primeiros surtos". Metade receberia nove comprimidos do típico tratamento com Thorazine, um mínimo de trezentos miligramas por dia, enquanto a outra metade receberia um placebo. (Curiosamente, o próprio Bill Dickson, que estava em uma ala próxima, se encaixava nos critérios mencionados. É possível que ele tenha sido considerado para inclusão no estudo, mas ele afirma nunca ter participado.)

O começo foi difícil, para dizer o mínimo. "A primeira coisa que fizemos[27] foi levar alguns pacientes do hospital e retirá-los da medicação. Eles quebraram todas as janelas no terceiro dia", disse Alma Menn, assistente social da Ala 11.

A nova liberdade criou algum atrito, ao que parece.

"Na verdade, tivemos apenas um incêndio", acrescentou Alma.

O incêndio ocorreu durante a visita de um psicoterapeuta que levou uma caixa de brinquedos, bonecas e instrumentos musicais para facilitar encenações com os adultos. A equipe e os pacientes se apossaram dos objetos cênicos. Foi quando o corpo de bombeiros chegou.

"É claro que eu estava segurando minha saia na cabeça e brincando como uma sereia. Todos nós tínhamos um instrumento e estávamos tocando música", disse Alma. "[Os bombeiros] percorreram outros cômodos e encontraram um paciente que antes estava na cama, parado junto ao bebedouro com uma xícara tentando apagar o fogo que ele começara em seu colchão."

O resultado de toda essa peça foi publicado no artigo "Are There Schizophrenics for Whom Drugs May Be Unnecessary or Contraindicated?"[28] [Existem Esquizofrênicos para Quem as Drogas Podem Ser Desnecessárias ou Contraindicadas?, em tradução livre], de 1978. O artigo mostrou que, dos oitenta pacientes estudados, o grupo placebo apresentou maior melhora do que sua contraparte que recebeu as drogas, embora ambos os grupos tenham apresentado melhores resultados em longo prazo em relação aos pacientes submetidos a internações "típicas".

O estudo de Rappaport aumentou a reação crescente contra a abordagem "tome seus remédios", endêmica nos estabelecimentos hospitalares tradicionais. Grupos de pacientes, que agora se autodenominavam sobreviventes psiquiátricos, já haviam começado a se opor a esse refrão entrando com ações coletivas contra a Big Pharma, já que muitos pacientes experimentaram efeitos colaterais permanentes e incapacitantes. De repente, essas drogas milagrosas não pareciam tão milagrosas — em alguns casos, eram simplesmente perigosas.

Rappaport e colaboradores deram uma abordagem alternativa à base científica — embora a psiquiatria convencional tenha descartado com êxito os achados como pseudociência, desconsiderando o quadro geral de que a criação de um ambiente de apoio havia de fato melhorado os resultados clínicos para todos. Algo tão simples quanto sentar e comer juntos, ouvir música, brincar, encenar e fazer parte de uma comunidade parecia ajudar.

Embora a psiquiatria convencional ignorasse, uma série de "santuários sem medicamentos"[29] surgiu na Califórnia. A pessoa mais importante a assumir a supervisão da Ala 11 foi Loren Mosher, chefe do Centro de Estudos da Esquizofrenia do NIMH, que viu uma oportunidade de levar a Ala 11 para o próximo nível. Ele recrutou o pessoal da Ala 11 — incluindo Alma Menn e Voyce Hendrix — para iniciar a Soteria House, um experimento de vida comunitária[30] localizado em uma casa vitoriana de doze quartos no centro de San Jose. Nesse local, um grupo de seis pessoas que teriam acabado em um manicômio moravam juntas fora dele. A permanência média era de 42 dias[31] — muito menor que a média de 6 meses em um ambiente institucional —, enquanto as doses totais de medicamentos antipsicóticos foram três a cinco vezes menores.[32] Os artigos publicados exaltaram o valor do meio ambiente e a taxa de sucesso do uso mínimo de antipsicóticos. Como no Kingsley Hall de Laing, não havia internação nem medicação forçada. Um dos membros do conselho que ajudou a moldar a Soteria House — e aqui tudo se completa — foi David Rosenhan, no meio do sucesso de seu estudo inovador cujas teorias questionavam os poderes da psiquiatria tradicional e de seus hospitais.

Ao longo de doze anos, os resultados das pessoas que moram em Soteria, que recebeu esse nome em homenagem à deusa grega da segurança e salvação, variaram. Houve alguns suicídios. Alguns pioraram e tiveram que ser hospitalizados, mas muitos relataram que a instituição foi uma experiência transformadora e, finalmente, curativa. Um ex-morador de lá[33] que entrevistei credita sua vida atual — ele é um bem-sucedido vendedor de tecnologia com esposa e dois filhos — à Soteria. É fácil menosprezar a Soteria House, como muitos fazem (e como eu fiz a princípio), mas sua missão captou algo essencial que faltava no modelo institucional: focar o paciente, não a doença.

O modelo Soteria continua em lugares como Alasca, Suécia, Finlândia e Alemanha. Há ecos dele no modelo de clube,[34] que antecede a Soteria, mas que fornece apoio restaurador semelhante, além de oportunidades de moradia e emprego para pessoas que vivem com doenças mentais graves. Vemos isso também em Geel,[35] uma pequena cidade na Bélgica com um longo histórico de fornecer um refúgio para pessoas com doença mental, onde famílias da comunidade adotam "convidados", não pacientes. Em Trieste, Itália[36] (onde o jovem Sigmund Freud estudou pela primeira vez os órgãos sexuais de enguias), as pessoas são respeitadas como membros da comunidade, com acesso a atendimento em um amplo espectro de necessidades, juntamente a redes sociais de apoio.

O legado da Ala 11 de Agnews é extenso. Infelizmente, Dick Price, de Esalen, provavelmente não desfrutou das celebrações imediatas em torno do lançamento de sua bem-sucedida pesquisa. Pouco antes do início do projeto, em 1969, Price sofreu outro surto.[37] Ele começou a reclamar sobre "ter mais reinos para conquistar", acreditando que havia incorporado toda uma série de personagens históricos, incluindo Napoleão e Alexandre, o Grande, e passou dez dias justamente no Agnews State Hospital. Price acabou se recuperando e retornou a Esalen, onde viveu em paz até sua morte, em 1985.

16

ALMA CONGELADA

Enquanto isso, nas mesmas instalações, o tempo de Bill na ala de tratamento de fase aguda estava chegando ao fim. Ele passou 48 horas lá
antes que o hospital o considerasse bem — ou melhor, ainda mal o suficiente para ser transferido para a ala residencial. A ala residencial era menos
parecida com um hospital, tinha espreguiçadeiras e janelas que ladeavam
a sala de convivência, dando uma sensação "mais caseira" do que a escura
e sombria ala de tratamento de fase aguda. Havia um espaço ao ar livre
aberto para aqueles com privilégios de circulação (até que um paciente
conseguiu pular a cerca de madeira). Os psiquiatras raramente visitavam as
enfermarias e, quando faziam, suas interações com os pacientes eram rápidas e desdenhosas. Um psiquiatra insensível, cujas perguntas tendenciosas
beiravam o absurdo, já havia sido instruído a perguntar a Bill sobre seu uso
de drogas e orientação sexual — pelas conclusões precedentes do psiquiatra
anterior, que passara apenas meia hora com ele. Bill ainda recebia três doses
diárias de antipsicóticos, mas, após o primeiro incidente na lanchonete, ele
aprendeu a se livrar adequadamente dos comprimidos.

Os outros pacientes eram como ele, jovens hippies. Bem, pelo menos a
maioria. Havia o "rastejador", um jovem de 20 e poucos anos que passava
a maior parte do dia de quatro perambulando pelo local como um bebê.
"Ele era um cara muito estranho, obviamente", disse Bill. "Certo dia, eu
estava conversando com os outros caras, e, enquanto apenas conversáva-
mos, ele engatinhava por ali. Então, foi até onde estávamos, se levantou e
começamos a conversar sobre a faculdade. Ele sabia que eu era um estudante universitário, e frequentava uma faculdade comunitária em algum

lugar da região, e então começamos a conversar sobre cursos universitários, sabe, e como era difícil e esse tipo de coisa, e então nós terminamos nossa conversa, ele ficou de joelhos e saiu engatinhando."

"Uau. É meio cômico" — falei.

"É, mas é também... quero dizer, acho que, para muitas pessoas rotuladas como psicóticas, se você as mantiver fora da área em que o foco é sua psicose, elas podem parecer normais." Essa observação se tornaria o ponto principal do trabalho de Rosenhan — que pessoas insanas não agiam como loucas o tempo todo; que há uma sequência de comportamento que ia de "normal" a "anormal" dentro de todos nós. Todos passamos por isso em vários momentos de nossas vidas, e o contexto geralmente molda a maneira como interpretamos esses comportamentos.

Sob o brilho intenso das luzes do hospital, Bill não pôde deixar de reexaminar suas próprias idiossincrasias, como sua tendência a fazer associações vagas e desviar do assunto. "Quando as pessoas falam algo, eu me lembro de algo estranho, e... costumo trazer isso para a conversa", disse ele. "Mas, levado ao extremo, você acaba com associações ressonantes resultantes [das doenças mentais graves]. Há uma linha divisória em algum lugar. Você provavelmente poderia argumentar que todo mundo tem algo de estranho. Quero dizer, o que é normal, o que é são?"

O amigo de Bill, Sansão, se juntou a ele na unidade de tratamento intermediário. Ele e alguns outros pacientes achavam que Bill era um jornalista, por causa de sua constante escrita. "Eu não acredito que você seja um paciente de verdade. Acho que está avaliando os médicos" — dizia Sansão, refletindo uma suspeita também enfrentada por Rosenhan. Mas, segundo Bill, nenhum dos médicos o desmascarou.

Uma manhã, uma enfermeira acordou Bill em um sobressalto. "Acorde, Sr. Dickson, você tem que ir ao médico. Você tem diabetes."

Bill ficou chocado. Ele nunca teve problemas médicos antes — quase nunca teve sequer uma febre, muito menos diabetes. Como poderia estar tão doente e ninguém lhe disse? Enquanto caminhava com a enfermeira até o consultório médico, lembrou que seu tio tinha diabetes e sofrera efeitos colaterais debilitantes. A percepção de que Bill agora também tinha a doença era arrepiante — especialmente quando a enfermeira parecia tão indiferente ao fato. Ele teria que fazer arranjos para sair o mais rápido possível para se consultar com um médico; teria que contar à esposa; teria que tomar doses de insulina todos os dias. Perdido em pensamentos, ele mal notou quando a enfermeira voltou e disse que ele poderia sair.

"Não é você", disse. Ela não parecia envergonhada ou mesmo estar se desculpando. Ele era simplesmente o cara errado. Aparentemente, havia outro Dickson na ala (que era muito mais velho, não se parecia nada com Bill e residia em outro prédio). A leviandade do erro do hospital o enervou. "Quero dizer, caramba, se estive tão perto de receber tratamento para diabetes, e se tivesse sido, digamos, uma lobotomia?"

Maryon o visitava sempre que podia, fazendo malabarismos entre as crianças e as tarefas, ignorando o coro de perguntas da vizinhança sobre o marido desaparecido. Não conseguia relaxar. "Eu acho que eu já tinha visto filmes suficientes ou algo do gênero para saber que eles poderiam simplesmente levá-lo e fazer uma loboto…" — ela começou e depois parou. Mesmo a uma distância segura de quase meio século, ainda era difícil para ela terminar a frase. "Que eles poderiam fazer uma lobotomia."

Ela não estava exatamente sendo dramática. Coisas ruins poderiam acontecer e de fato aconteciam. Bill não sabia disso, mas um psiquiatra que trabalhava no Agnews na época era apelidado de "Dr. Faísca"[1] pela equipe por causa de sua predileção pela terapia de eletrochoque. "Ele [a] aplicaria em qualquer pessoa — e isso incluía a equipe — se tivesse chance", disse-me o ex-assistente social do Agnews, Jo Gampon. O eletrochoque começou com o médico italiano Ugo Cerletti,[2] que teve a ideia depois que seu assistente visitou um matadouro romano e testemunhou como os porcos ficavam dóceis depois de receberem choques de bastões elétricos a caminho do abate. Estranhamente, isso lhe deu uma ideia. O eletrochoque decolou nos Estados Unidos na década de 1940, e o Agnews adotou fervorosamente o procedimento. Um técnico de psicologia[3] daquela época estremeceu de se lembrar das filas semanais. "Nosso trabalho era segurar os corpos", disse-me ele. "Um após o outro, após o outro."

Vi uma caixa de eletrochoque[4] no Museu de Psiquiatria do Patton State Hospital e fiquei bastante surpresa com o quanto era pequena e portátil. Essa máquina tão inofensiva podia fazer tudo isso? Pensei no filme *A Cova da Serpente*, quando Olivia de Havilland convulsiona na mesa,[5] sua cabeça se agitando para frente e para trás, seu corpo enrijecendo — parece que os cineastas fizeram um bom trabalho ao retratar o procedimento, descobri. Às vezes, os pacientes quebravam a coluna[6] ou o pescoço durante as convulsões induzidas. Alguns mordiam a própria língua até arrancar um pedaço. O "pequeno procedimento inteligente",[7] escreveu Ken Kesey em *Um Estranho no Ninho:* "Pode-se dizer que ele faz o trabalho da pílula para dormir, da cadeira elétrica e do instrumento de tortura."

Os médicos me dizem que o tratamento hoje, agora chamado de terapia eletroconvulsiva (ECT), tem pouco em comum com a terapia de eletrochoque descrita por Kesey. A ECT é aplicada hoje a pacientes "resistentes ao tratamento",[8] um terço das pessoas com depressão que não respondem aos remédios. Os psiquiatras dizem que ele evoluiu "a ponto de ser agora um procedimento totalmente seguro e indolor"[9] e é combinado com um agente imobilizador[10] para restringir qualquer movimento corporal e com uma anestesia geral, para que o paciente fique inconsciente durante todo o tempo do procedimento. A potência de corrente administrada é muito menor do que era na época — e as deficiências de memória são mínimas. Em um estudo, 65% dos pacientes[11] relataram que fazer ECT não era pior do que ir ao dentista. Ainda assim, uma comunidade de críticos, que frequentemente faz piquetes nas reuniões da APA, diz que os possíveis efeitos colaterais, incluindo perda de memória e defeitos cognitivos, fazem com que seja "um crime contra a humanidade".[12] Nos últimos anos, mais hospitais o usaram na Costa Leste do que na Oeste dos EUA[13] — um produto, dizem alguns, da difamação do procedimento por Hollywood.[14]

Maryon contrabandeou para Bill um exemplar do livro *Soul on Ice* ["Alma Congelada", em tradução livre], uma coleção de ensaios escritos por Eldridge Cleaver, que, enquanto trancafiado em uma prisão de segurança máxima, relatou seu despertar de traficante de drogas e estuprador para marxista e membro dos Panteras Negras.

Um dos atendentes viu Bill lendo o livro e iniciou uma conversa, como se visse Bill como um ser humano pela primeira vez.

"Sobre o que vocês conversaram?" — perguntei.

"Bem, apenas sobre o livro, e sobre coisas normais, a vida em geral, mulheres."

"Isso é interessante, porque não ouvi muito sobre interações entre os pacientes e os atendentes. Mas parece que foi bastante positiva, ele tratou você como... "

"Sim, sim, ele me tratou como uma pessoa; na verdade, ao sair para fazer alguma outra coisa, ele me disse: 'Você provavelmente não vai ficar aqui por muito tempo', o que eu entendi como 'você é quase normal, então vai sair daqui'."

Assim como Rosenhan valorizara sua conversa original e respeitosa com o atendente Harris (antes que Harris soubesse que ele era um paciente, não um médico), Bill achou essa interação gratificante, justamente porque era muito rara. Ele sentia falta de ser tratado como um ser humano normal. E decidiu que era hora de partir.

Como foi sua liberação é um fato um tanto obscuro. Rosenhan não escreveu nada em seu manuscrito sobre isso, só que, depois de oito dias, Bill "repentinamente" lembrou que tinha um evento ao qual precisava comparecer. Bill contou que apenas disse ao hospital que queria ir embora (ele realmente queria participar de um evento de corrida de motocross ao norte de São Francisco), e eles o deixaram ir. Não há indicação de que ele tenha saído com um plano de alta ou contra aconselhamento médico, como Rosenhan disse que todos os pacientes fizeram. Seus psiquiatras usaram o termo *em remissão*? Providenciaram que ele tomasse remédios do lado de fora ou o incluíram em um sistema de apoio na comunidade? Bill achava que não. Tentei rastrear os registros do hospital, mas tudo o que restava era uma folha de papel com o "motivo da alta" em branco.[15]

```
Name DICKSON, WILLIAM              Committed as, or
     (Surname) (First) (Second)   AKA:_____
Marital Status: Single
Birthdate: 7-30-44                Birthplace: Texas
Religion: NONE                    Spouse:---
Father: Wilburn Dickson           Mother: Maureen Bird Dickson

          Type of
Case No.  Commitm't  County  Admission  Discharge  Reason for Discharge
115 733   VOL        SCLA    Nov.12'70  Nov. 20'70
```

Figura 16.1: Ficha de alta de Bill mostrando o motivo da alta em branco.

Um psiquiatra chamou Bill de lado e disse: "Às vezes, sabe, as coisas parecem se acumular e é difícil lidar com elas, e é realmente trágico se as pessoas fazem algo que não pode ser desfeito quando estão sob esse tipo de estresse."

Bill agradeceu a atitude — claramente, mesmo quando Bill estava sendo liberado, o médico se preocupava com o fato de ele ainda não estar curado ou que Bill pudesse se suicidar, e fez um esforço extra para oferecer um pouco de sabedoria em sua partida. Um dia depois, ele recebeu alta. Passou nove dias no Agnews. Dez dias a menos do que o normal[16] para os pseudopacientes de Rosenhan e também muito menos que a média de permanência em Agnews apenas quatro anos antes, que girava em torno de 130 dias.[17]

Nos anos seguintes à sua internação, Bill fez algumas palestras informais com Rosenhan em várias escolas do país, mostrando que Rosenhan não teve tanto cuidado em manter as identidades anônimas quanto eu pensava. O burburinho criado divertiu Bill, mas ele nunca foi tentado a roubar os holofotes para si mesmo. Com o passar do tempo, a experiência de Bill se transformou em apenas outra história raramente mencionada de seus dias na Califórnia, uma que permaneceu quase sem análise profunda mesmo em sua vida privada. Quando procurei a filha de Bill para falar do estudo, ela não sabia que ele havia participado.

Bill foi um dos últimos pacientes psiquiátricos a entrar no Agnews. Dois anos antes, o Agnews começou a mudar agressivamente sua marca como uma instalação para pessoas com deficiências de desenvolvimento — e acabou dispensando seus pacientes psiquiátricos, alguns dos quais residiam lá há décadas, para a comunidade ou para a instituição estatal em larga escala restante no norte da Califórnia, a Napa State. Em 2009, o Agnews fechou definitivamente,[18] deixando toda a Califórnia com seis hospitais psiquiátricos estaduais, cinco dos quais são dedicados exclusivamente a abrigar pacientes judiciários (criminais).

Tudo o que resta do Agnews hoje é um pequeno museu de um cômodo, nos terrenos bem cuidados da gigante de software Oracle e uma placa na via expressa anunciando a saída de AGNEWS DEVELOPMENTAL HOSPITAL CENTER, um local que não existe mais.

17

ROSEMARY KENNEDY

O alvoroço que se seguiu à publicação de "On Being Sane in Insane Places" deixou os Estados Unidos com uma pergunta urgente: o que fazer em relação a isso? David Rosenhan, Bill Underwood e os outros haviam fornecido provas endossadas pela revista *Science* a respeito das alegações de que o movimento antipsiquiatria e sua classe há muito faziam: que hospitais psiquiátricos eram resquícios de uma era primitiva e deveriam ser fechados. "Os antipsiquiatria agora podiam alegar[1] que sua teoria foi provada. Um estudo científico no principal periódico da comunidade científica mostrou que os psiquiatras não distinguiam os sãos dos insanos... Pior ainda, a experiência de segregação, impotência, despersonalização, mortificação e desumanização... era suficiente para enlouquecer uma pessoa normal", escreveram Rael Jean Isaac e Virginia Armat em *Madness in the Streets* [sem publicação no Brasil].

Especialistas de dentro e de fora do campo argumentaram que esses hospitais eram instituições "supérfluas",[2] locais de "tirania terapêutica"[3] e "apenas um sintoma de um sistema desatualizado que clama por uma reforma completa"[4] que deve ser "liquidada o mais rapidamente possível".[5] Em 1973, o ano que a *Science* publicou "On Being Sane in Insane Places", o então governador da Califórnia, Ronald Reagan,[6] fechou os hospitais estatais de Modesto,[7] Dewitt[8] e Mendocino,[9] converteu o Agnews[10] em uma instituição para pessoas com deficiências de desenvolvimento (uma transição que ocorreu enquanto Bill estava lá) e anunciou planos de eliminar gradualmente todos os hospitais psiquiátricos públicos estaduais até 1982. Um advogado resumiu a visão da época, argumentando em 1974 que os pacientes estavam "melhor sem cuidados fora de um hospital do que sem cuidados dentro".[11]

Embora Rosenhan e seu estudo provavelmente tenham feito mais para consolidar a opinião pública contra os hospitais psiquiátricos do que qualquer outro estudo acadêmico, o processo para fechar essas instituições havia começado décadas antes — de forma mais significativa com o nascimento da irmã de John F. Kennedy, Rosemary.

As primeiras horas de Rosemary Kennedy[12] na Terra foram inimagináveis. O médico estava atrasado quando a bolsa de sua mãe se rompeu. Para retardar o parto até que ele chegasse, a enfermeira disse a Rose Kennedy que mantivesse as pernas bem fechadas e, quando isso não impediu o parto, ela empurrou a cabeça do bebê de volta pelo canal vaginal de Rose, restringindo o oxigênio no cérebro da recém-nascida.

Desde o início, ficou claro que Rosemary não era como seus irmãos. Ela tinha dificuldade em segurar uma colher, andar de bicicleta e, mais tarde, ler e escrever. Em uma família tão ambiciosa quanto os Kennedy, isso fez de Rosemary um passivo. O patriarca Joe Kennedy fez o possível para manter a condição de Rosemary — o rótulo oficial, era "retardada mental"[13] — fora dos olhos do público. Na sociedade, as fotos tiradas de Rosemary sempre têm a presença de um membro da família. Em uma foto, seu pai a agarra pelo braço como se a contivesse fisicamente. Mas, à medida que Rosemary crescia, sua beleza também desabrochava. Ela era a garota mais atraente dos Kennedy, com um corpo curvilíneo, lindos cabelos cacheados, um amor por roupas finas e brilhantes e um sorriso cativante.

Eles a mandaram para várias escolas, onde finalmente aprendeu a ler em nível equivalente ao quarto ano do ensino fundamental. Com o tempo, sua sociabilidade foi pelos ares. Rosemary começou a reagir. Enquanto morava em um convento, desaparecia por horas no meio da noite. O que quer que ela tenha feito nesses passeios era uma ameaça direta à subsistência da emergente dinastia dos Kennedy. Se ela fosse, por exemplo, identificada pelas colunas de fofocas ou, que Deus nos livre, ficasse grávida, essa devota família católica nunca se recuperaria. À medida que seu comporta-

Rosemary Kennedy 175

mento saía cada vez mais do controle, Joe Kennedy procurou opções fora do convento.

Sua busca o levou a dois médicos norte-americanos, Walter Freeman e o cirurgião James Watts, que haviam importado a lobotomia do neurologista português António Egas Moniz. Moniz, que recebeu o Prêmio Nobel[14] por seu trabalho em 1949, teve a ideia de tentar uma cirurgia radical do lobo frontal depois de ler sobre as experiências de dois fisiologistas de Yale em chimpanzés. Ele testou a cirurgia em humanos — pacientes gravemente deprimidos e esquizofrênicos crônicos. O procedimento, que cortou as conexões entre o córtex pré-frontal e o resto do cérebro, curou o paciente (se por "curou" você quisesse dizer que o deixou incontinente e zumbificado, mas mais fácil de lidar). O neurologista Freeman[15] mais tarde adaptou essa torturante psicocirurgia em um procedimento rápido e muito mais fácil, apelidado de método do picador de gelo, que envolvia atordoar um paciente com ciclos de terapia de eletrochoque; em seguida, inserir um instrumento cirúrgico na cavidade ocular e — *splash, splash, splash* — em poucos minutos "embaralhar" a estrutura do cérebro.

Lobotomias não foram concebidas para pessoas com o tipo de comprometimento de Rosemary, mas isso não foi impedimento. Elas eram usadas para tratar de tudo, desde homossexualidade até ninfomania e dependência de drogas, todo tipo de loucura agrupado e tratado com uma cirurgia simples, uma retomada da teoria da psicose unitária do início do século XIX. Sessenta por cento das lobotomias foram realizadas em mulheres[16] (um estudo na Europa constatou que 84% dos procedimentos[17] foram realizados em pacientes do sexo feminino), apesar de constituírem um segmento menor da população psiquiátrica nos hospitais estaduais.

A irmã de Rosemary, Kathleen "Kick" Kennedy, jornalista, pesquisou sobre a cirurgia e disse à mãe: "Não é o que queremos[18] que façam em Rosie." No entanto, não está claro se a conclusão de Kick chegou ao pai, porque ele foi em frente e marcou uma consulta com o Dr. Freeman e o Dr. Watts no George Washington University Hospital em 1941. Rosemary tinha apenas 23 anos.

Os médicos mantinham anotações detalhadas de suas cirurgias, por isso temos uma boa noção do que Rosemary sofreu. O Dr. Watts perfurou buracos[19] nos dois lados da cabeça de Rosemary, perto de suas têmporas, e fez uma incisão grande o suficiente para permitir a entrada de um pequeno instrumento em forma de bigorna — algo que parecia uma inofensiva ferramenta usada por um barman para fazer um coquetel — no lobo pré-frontal, a parte mais avançada do cérebro, associada a um maior funcionamento executivo, tomada de decisão e planejamento para o futuro. Enquanto Rosemary recitava um poema ou cantava uma música para comunicar seu nível de cognição, o Dr. Watts girava o instrumento para frente e para trás, para frente e para trás. No quarto movimento, Rosemary começou a falar de modo incoerente.

O procedimento foi uma abominação. Quando saiu da George Washington University, Rosemary não conseguia andar ou falar. Somente após meses de terapia conseguiu recuperar os movimentos mais básicos. Permaneceu para sempre apoiando uma das pernas na ponta dos pés, tornando quase impossível se locomover sem ajuda. Ela se comunicava com sons distorcidos e depois passou a formar apenas um punhado de palavras simples. Era como uma vítima de derrame, "uma pintura que havia sido brutalmente cortada,[20] de modo que mal poderia ser reconhecida. Regrediu para um estado infantil, murmurando algumas palavras, sentada por horas encarando as paredes, só restaram vestígios da jovem mulher que era", escreveu o jornalista Laurence Leamer em *The Kennedy Women* [sem publicação no Brasil]. Ela era uma jovem vivaz e animada que adorava roupas bonitas e dança, capaz de encantar quase qualquer pessoa. Sua mãe ficou tão perturbada com sua mudança, escreveu um biógrafo, que acredita-se que não visitou a filha por mais de vinte anos.[21] Em certo ponto, a família a mudou para uma casa particular térrea na St. Coletta School for Exceptional Children, em Jefferson, Wisconsin, um convento administrado por freiras franciscanas, onde permaneceu até sua morte[22] em 2005, aos 86 anos. O tratamento de Rosemary Kennedy continuaria sendo uma mácula para a família. Rose diria mais tarde que o que fizeram com Rosemary foi a primeira de muitas tragédias a se abater sobre sua família, que trouxe "ainda mais risco, morte e tristeza à família Kennedy".[23]

Rosemary e os "cuidados" que recebeu em um dos hospitais mais estimados dos Estados Unidos causaram uma profunda impressão em seu irmão "Jack", o futuro presidente. Em fevereiro de 1963, oito meses antes de ser assassinado em Dallas, o presidente Kennedy anunciou: "Enviei hoje ao Congresso[24] uma série de propostas para ajudar a combater doenças e retardos mentais. Essas duas mazelas são há muito tempo negligenciadas. Ocorrem com mais frequência, afetam mais pessoas, requerem tratamento mais prolongado e causam mais sofrimento individual e familiar do que qualquer outra condição na vida norte-americana. Isso foi tolerado por tempo demais. Perturbou a nossa consciência nacional, mas apenas como um problema desagradável de mencionar, fácil de adiar e desesperado por solução. Chegou a hora de um grande esforço nacional. Novas ferramentas e ideias médicas, científicas e sociais estão agora disponíveis."

O objetivo de Kennedy era "tirar as pessoas das instituições de custódia do Estado e devolvê-las para suas comunidades e casas, sem dificuldades ou risco".

No lugar de hospitais psiquiátricos monolíticos, J.F.K. assumiu o compromisso federal de criar uma rede de instalações psiquiátricas comunitárias que permitisse que pessoas com doenças mentais graves vivessem fora de manicômios. A proposta era baseada nas teorias emergentes da psiquiatria comunitária, uma reação à era mais sombria da história moderna. "Os psiquiatras do Exército dos EUA[25] na Segunda Guerra Mundial observaram que a neurose crônica de guerra (hoje chamada de transtorno de estresse pós-traumático) poderia ser evitada se os soldados fossem tratados em hospitais de campanha próximos dos frontes, onde pudessem permanecer em contato próximo com seus amigos e dos quais pudessem receber alta rapidamente para retornar a suas unidades", escreveu o Dr. Paul Appelbaum em seu livro *Almost a Revolution* [sem publicação no Brasil]. Da mesma forma, os psiquiatras da comunidade queriam que os pacientes deixassem os hospitais estaduais e ficassem (por breves períodos de tempo) em unidades de tratamento de fase aguda, enquanto os pacientes de longo prazo seriam liberados para o convívio público. Pesquisas que demonstraram como "estadias prolongadas no hospital[26] podem ter efeitos negativos sobre os pacientes, tornando-os 'institucionalizados'" — palavras

178   O Grande Impostor

que os funcionários da Ala 11, os fundadores da Soteria House e o próprio
Rosenhan teriam apreciado — apenas deram força ao seu impulso. Além
disso, os novos medicamentos possibilitaram imaginar um mundo onde os
mais gravemente doentes pudessem tomar seus remédios e viver uma vida
plena fora do hospital.

"Deveria ser possível, dentro de uma década ou duas, reduzir o número
de pacientes em instituições mentais em 50% ou mais." Com essa declaração, J.F.K. assinou a Lei da Comunidade de Saúde Mental de 1963, um
dos primeiros passos na eliminação progressiva dos hospitais psiquiátricos,
que iniciaram "um êxodo contínuo de proporções bíblicas".[27]

Cinquenta por cento ou mais. Parecia absurdamente idealista, mas ainda
assim conservador, considerando o que realmente aconteceria.

O presidente Lyndon Johnson seguiu a diretriz iniciada por J.F.K., assinando um projeto de lei que levou à criação do Medicare e do Medicaid
em 1965 — cobertura federal de seguro-saúde para pobres e idosos — e
atribuindo ao governo federal o papel de "financiador, segurador e regu-
lador"[28] de serviços de saúde mental. Uma ressalva do Medicaid, na forma
de cláusula de exclusão das Instituições para Doenças Mentais[29] (IMD, na
sigla em inglês), proibia o uso de dinheiro federal do Medicaid para financiar instalações psiquiátricas com mais de dezesseis leitos, o que significava
que a maioria dos hospitais estaduais, quase sempre maiores que dezesseis
leitos, não receberia financiamento federal. Os estados, percebendo que
poderiam transferir os custos dos cuidados para o governo federal caso fe-
chassem seus hospitais (e se não o fizessem teriam que assumir o fardo dos
doentes mais graves), começaram a liberar pacientes e fechar hospitais em
ações sem precedentes, relegando os doentes mentais a terem de disputar[30]
os limitados leitos das unidades psiquiátricas de hospitais gerais ou os mais
doentes e os mais velhos às casas de repouso, cobertas pelo Medicaid. A
exclusão imposta pelo IMD ainda está em vigor, e o Medicaid continua
sendo a maior fonte de financiamento[31] dos Estados Unidos para cuidados
de saúde mental. Tudo isso direcionou indivíduos com doenças mentais
graves para "ambientes de tratamento mais 'medicalizados'"[32] (como os de-
partamentos de emergência sobrecarregados) e introduziu uma tendência

de privatização de cuidados de saúde mental de qualidade que continua até hoje. Apesar da aprovação de uma lei federal de paridade[33] para a saúde mental em 2008, as companhias de seguros-saúde agora reembolsam[34] aos profissionais de saúde mental US$0,83 a cada US$1 coberto pela atenção primária, e pouco mais da metade dos psiquiatras aceita seguro-saúde[35] (em comparação com 89% do restante dos médicos profissionais).

Ao mesmo tempo, advogados de direitos civis entraram com ações contra hospitais em nome dos direitos humanos. O Bazelon Center for Mental Health Law, fundado por um grupo de advogados e profissionais de saúde mental comprometidos com os direitos das pessoas com deficiência mental, foi inaugurado em Washington, D.C., em 1972. Os pacientes, que anteriormente não tinham representação ou recursos (lembra-se de quando Rosenhan foi forçado a abrir mão de seus direitos para ser internado?), agora contavam com um exército de advogados trabalhando para mantê-los fora dos hospitais ou para ajudá-los a receber alta o mais rápido possível. Uma série de leis de referência,[36] incluindo a Lei Lanterman-Petris-Short (LPS) da época da estadia de Bill, pressionou para que os pacientes fossem tratados em "condições menos restritivas", com proporções mínimas entre paciente e equipe. Leis de internação mais rígidas exigiam que os pacientes fossem "gravemente incapacitados" ou representassem uma ameaça iminente a eles mesmos ou a outros para serem internados. Noções vagas de vozes que dizem "oco, vazio, baque" certamente não seriam mais suficientes. A decisão de 1971 na ação *Wyatt versus Stickney*, que declarava que, se o estado não pudesse atender aos padrões de atendimento mínimos exigidos, não era possível forçar a hospitalização. Em resposta, os hospitais não se renovaram nem se atualizaram. Eles fecharam.

Porque, da maneira mais oportunista, fechar essas instituições economizaria muito dinheiro, deixando todos no espectro político felizes. O "sistema de tratamento de doenças mentais foi essencialmente decapitado",[37] escreveu o psiquiatra E. Fuller Torrey.

E, como as hospitalizações de Bill e Rosenhan e a lobotomia de Rosemary Kennedy provaram, já foram tarde. Não é mesmo?

J.F.K. não viveria o suficiente para ver as consequências de seu trabalho. Desde o ano de sua morte, 1963, até a publicação do estudo de Rosenhan, 1973, a população total de residentes nos hospitais psiquiátricos estaduais e municipais caiu quase 50%,[38] de 504.600 para 255 mil. Dez anos depois, a população psiquiátrica dos EUA cairia outros 50%, para 132.164.[39] Hoje, 90% dos leitos disponíveis[40] quando J.F.K. fez seu discurso fecharam enquanto a população do país quase dobrou.

O problema é que, por todo seu idealismo e promessa, os sonhos de atendimento comunitário nunca foram realizados porque os fundos nunca se concretizaram. O dinheiro foi destinado a acompanhar os pacientes. Isso não aconteceu. O modelo de atendimento comunitário, na melhor das hipóteses, ofereceu atendimento nominal aos menos atingidos. Aqueles com as formas mais graves desses distúrbios foram ignorados ou marginalizados. As novas instalações comunitárias na verdade pareciam "pequenas enfermarias de hospitais estaduais de longo prazo",[41] escreveu Richard Lamb em 1969. "Qualquer um se sentiria subjugado pela atmosfera deprimente."

As políticas do governo que fecharam essas instituições não reinseriram as pessoas mais profundamente à comunidade — elas as lançaram nas ruas e em abrigos de sem-teto, e até mesmo, como veremos, em prisões.

Como me disse um psicólogo, que hoje atua na escuridão pós-desinstitucionalização em uma unidade psiquiátrica judicial: "Vimos a luz no fim do túnel, mas não sabíamos que era um trem que se aproximava."[42]

PARTE QUATRO

"Quando as coisas ficam estranhas, o estranho se profissionaliza."[1]

— Hunter S. Thompson,
"Fear and Loathing at the Super Bowl"

18

O CAÇADOR DA VERDADE

Não tenho dúvidas de que Rosenhan teria ficado satisfeito por seu estudo ter desempenhado um importante papel no fechamento dessas instituições. Em uma carta escrita alguns dias após a publicação de "On Being Sane in Insane Places", ele se correspondeu com um psiquiatra que sugeriu que o estudo pudesse ser interpretado de uma maneira diferente: talvez *mais* dinheiro devesse ser alocado a essas instituições para melhorá-las? Rosenhan não concordou: "Simplesmente não tenho certeza de que mais dinheiro nessa área ajudará e, de fato, às vezes me pergunto se menos dinheiro não seria melhor para os pacientes."[1]

Rosenhan tinha tanta certeza de suas convicções. A certeza era um luxo que eu não dispunha mais. Quanto mais eu investigava, mais complicada ficava a história.

Essa nova incerteza veio de aspectos da história de Bill que me incomodaram. Conforme lia as anotações de Rosenhan, eu continuava me deparando com negligências que pareciam não profissionais e possivelmente antiéticas — erros cometidos sobre o tempo de permanência no hospital (erros pequenos, mas Bill passara oito dias internado, enquanto Rosenhan escrevera repetidamente que Bill havia passado sete), números de pacientes extremamente imprecisos (Rosenhan escrevera que "o hospital de Bill Dixon continha 8 mil pacientes",[2] enquanto havia apenas 1.510); ele até digitou errado o pseudônimo de Bill em suas anotações particulares, usando Dixon em vez de Dickson (embora isso possa ter sido proposital). Havia também discrepâncias entre o que Rosenhan escrevera e o que Bill lembrava: Bill não foi liberado com o diagnóstico "em remissão", enquanto Rosenhan escreveu que todos os pseudopacientes haviam sido liberados[3] com essa anotação. Bill também não se lembrava de ter anotado dados detalhados, como o número de minutos que os funcionários passaram na ala — números muito específicos incluídos nos primeiros rascunhos e no artigo publicado. Rosenhan listou porcentagens de como os psiquiatras e as enfermeiras se comportavam nas enfermarias diante dos pseudopacientes (71% dos psiquiatras passavam direto,[4] sem sequer olhar, enquanto 2% paravam e conversaram, por exemplo). Rosenhan também escreveu que os atendentes passavam uma média de 11,3% do tempo fora da "gaiola" em meio aos pacientes, enquanto os enfermeiros apareciam uma média de 11,5 vezes por turno. "Ele certamente não teria obtido[5] números exatos de mim, porque eu realmente não observei o consultório tão de perto. Apenas disse a ele quantas vezes eu via enfermeiras/atendentes na enfermaria", disse Bill. Se Bill, um estudante de pós-graduação em psicologia, não coletou essas informações, quem o fez?

Incomodou-me o fato de Rosenhan ter dito a Maryon que havia impetrado *habeas corpus* quando não o fez. Não gostei da despreocupação com que Rosenhan enviara Bill para o hospital e quão pouco ele o preparara, o que acabou resultando na ingestão de uma grande dose de Thorazine. Rosenhan não aprendera nada com os outros seis pseudopacientes que treinara antes de Bill? Igualmente incômodo, Rosenhan não examinou completamente o Agnews, que estava mergulhado no caos já que se preparava para fechar as portas — um momento perigoso e inadequado para enviar alguém para o experimento. A transição especialmente caótica ocorrida no Agnews State Hospital deveria tê-lo desqualificado, porque os resultados dificilmente seriam generalizáveis.

Rosenhan fez grandes esforços para garantir sua própria segurança quando estava infiltrado, alertando o superintendente e até solicitando uma visita ao hospital antes de sua estadia. Mas, para o aluno, não há indicação de que essas precauções foram tomadas. Não era seu dever como pesquisador, como professor e, principalmente, como ser humano garantir que Bill estivesse adequadamente preparado para uma experiência traumática e possivelmente perigosa? Não parecia o Rosenhan que eu conhecera por meio de sua escrita e minha pesquisa. Isso não apenas me fez questionar seu caráter, como também minou o estudo. Era fundamental que Rosenhan tivesse limitado a quantidade de variabilidade na apresentação de seus sintomas (vozes que diziam "oco, vazio, baque") para fazer os dados *significarem alguma coisa*. Não preparar adequadamente seus pseudopacientes prejudicava a validade do estudo.

Ainda assim — não havia garantia de que Bill se lembrasse de tudo com precisão, o que poderia explicar algumas das inconsistências —, eu revisei a pasta de CRÍTICAS, em meio aos arquivos particulares de Rosenhan, esperando que uma nova perspectiva surgisse do coro de vozes hostis:

➢ "Seriamente falho por inadequações metodológicas."[6] — Paul R. Fleischmann, Departamento de Psiquiatria, Universidade Yale

➢ "Parece que o pseudopaciente reuniu pseudodados para um estudo de pseudopesquisa..."[7]— Otto F. Thaler, Departamento de Psiquiatria, Faculdade de Medicina, Universidade de Rochester

➢ "Se eu bebesse um litro de sangue e, ocultando o que havia feito, chegasse à emergência de qualquer hospital vomitando sangue, o comportamento da equipe seria bastante previsível. Se eles me rotulassem e me tratassem com tendo uma úlcera hemorrágica, duvido que pudesse argumentar de maneira convincente que a ciência médica não sabe como diagnosticar a doença."[8] — Seymour Kety, psiquiatra de McLean, que estudou a genética da esquizofrenia

➢ "Salientar que a conclusão de Rosenhan é injustificada com base em seus, digamos, dados talvez seja afirmar o óbvio... Por que a *Science* publicou isso?"[9] — J. Vance Israel, Faculdade de Medicina da Georgia

Por que a Science *publicou isso?* Eu havia ponderado sobre essa mesma pergunta no início de minha pesquisa e perguntei à *Science* se poderia me informar de algum jeito sobre o processo de revisão antes da publicação do estudo. Rosenhan não poderia apenas ter enviado uma cópia de seu artigo e aguardado enquanto a prestigiada revista impulsionava sua carreira. Ele teria que participar de um processo de revisão por pares; alguém no conselho editorial teria perguntado sobre seus dados, sobre os pseudopacientes,

186   O Grande Impostor

sobre os hospitais. É assim que funciona — com certeza, como *supostamente* deveria funcionar.

Infelizmente, a *Science* não forneceria essas respostas. Uma representante informou que não divulgaria nenhum[10] detalhe sobre o processo porque era confidencial; a revista protegeu seus revisores. Recrutei a ajuda do sociólogo Andrew Scull para falar como acadêmico em meu nome, mas eles recusaram o pedido por um motivo diferente: disseram que não mantêm registros tão antigos. Em uma carta a um colega que queria publicar sua própria pesquisa de acompanhamento dos pseudopacientes, Rosenhan disse que escolheu a *Science*: "Principalmente porque eles têm um sistema de revisão muito rápido.[11] Geralmente, não leva mais de dois meses para análise e quatro ou cinco meses para que o artigo seja publicado." O psicólogo Ben Harris tem outra teoria pela qual Rosenhan enviou seu estudo para a *Science*. Ele acredita que, por ser uma revista generalista (o que significa que tem ampla gama de interesses além da psiquiatria, ao contrário de um periódico mais especializado como a *Molecular Psychiatry*), ele pode ter encontrado um atalho para a fama acadêmica. "Submeter o estudo à *Science* [pode ter sido] um truque que [pode] ter evitado a revisão das principais pessoas no campo da psicologia clínica",[12] disse Harris.

Por causa da importância da revista em que foi publicada, nenhuma das fervorosas críticas de dentro do campo parecia surtir efeito — pelo menos não de verdade. Os psiquiatras eram como panteras famintas atacando uma presa que se afastara demais da matilha, uma presa (um psicólogo, o que era ainda pior) que se pavoneava, se gabava e recebia mais atenção do que a maioria deles jamais faria. O público leigo, que já estava preparado para desconfiar do campo, em parte devido ao crescente movimento antipsiquiatria, dificilmente demonstrava empatia com os psiquiatras descontentes com sua reputação em jogo. Quanto mais os psiquiatras rosnavam, mais poderoso o estudo se tornava.

Ainda assim, uma crítica pareceu perturbar Rosenhan. Sei disso porque ele manteve cinco cópias dessa crítica em seus arquivos, apesar de, gostaria de reforçar, não manter nenhuma das anotações dos pseudopacientes. O artigo "On Pseudoscience in Science" [Sobre a Pseudociência na Ciência, em tradução livre], escrito por Robert Spitzer, o homem que ajudou a remover o termo *homossexualidade* do *DSM-II*. O artigo é deliciosamente afiado e sarcástico. É o artigo mais jocoso da literatura acadêmica que já li. É cruel. É engraçado. E o autor conseguiu desferir um belo golpe.

"Alguns pratos têm um sabor delicioso, mas deixam um retrogosto ruim",[13] começou Spitzer. "O mesmo ocorre com o estudo de Rosenhan, que, em virtude do prestígio e da ampla distribuição da *Science*, a revista em que seu artigo foi publicado, provocou um furor na comunidade científica." Ele chamou o artigo de "pseudociência apresentada como ciência" e escreveu que sua conclusão "leva ao diagnóstico de 'lógica em remissão'". Spitzer, em seguida, abordou todos os aspectos do artigo de Rosenhan — "mal sabe por onde começar" — de seus métodos de pesquisa, que ele chamou de "não científicos", ao uso dos termos "sanidade e insanidade", que são conceitos legais,* não diagnósticos psiquiátricos. (Rosenhan defendeu seu uso dos termos em uma carta ao psiquiatra Alexander Nies em 1973: "São é o mais próximo do que queremos dizer quando dizemos 'normal' (imagine o rebuliço por causa dessa palavra)."[14]

Spitzer argumentou que a designação "em remissão", um termo raramente usado, mas aplicado a todos os oito pseudopacientes (embora, ao que parece, não a Bill), realmente demonstrava que os médicos *estavam* cientes de que esses pseudopacientes eram diferentes dos demais. Ele atacou Rosenhan por não divulgar seus dados e suas fontes. Spitzer sugeriu que Rosenhan ocultara intencionalmente informações dos leitores. "Até agora, presumi que os pseudopacientes apresentassem apenas um sintoma de transtorno psiquiátrico. Na verdade, sabemos muito pouco sobre como os pseudopacientes se apresentaram. O que eles disseram no estudo relatado na *Science*, quando perguntados, como de costume, que efeito as alucinações exerciam sobre suas vidas e por que estavam buscando internação no hospital?",[15] perguntou Spitzer.

---

* *Insanidade,* em um contexto jurídico, envolve intenção — é uma questão de saber se o réu era ou não capaz de distinguir o certo do errado durante o crime. Aqui está a definição de Law.com: "s. doença mental de natureza tão severa que uma pessoa não consegue distinguir fantasia de realidade, não é capaz de realizar seus afazeres devido à psicose ou está sujeita a um comportamento impulsivo incontrolável."

Rosenhan ficou particularmente revoltado com a afirmação de Spitzer de que ele se recusou a compartilhar seus registros médicos e os de seus pseudopacientes. Sei disso graças a outra pasta identificada como SPITZER, ROBERT, que continha uma série de cartas particulares acaloradas trocadas entre os dois.

Rosenhan e Spitzer começaram a se corresponder um ano após a publicação de "On Being Sane in Insane Places", quando Spitzer, ao escrever sua crítica, ajudava na organização de um simpósio sobre o estudo de Rosenhan, patrocinado pelo *Journal of Abnormal Psychology*.

A primeira carta dizia "Caro Dave",[16] o que me pareceu estranho, porque Rosenhan não costumava ser tratado como Dave. Era uma falsa familiaridade que parece mais uma cotovelada na costela do que um aperto de mão. Spitzer começou pedindo cordialmente a Rosenhan uma lista de referências que citavam seu estudo. Uma leitura atenta da resposta de Rosenhan,[17] no entanto, revela uma raiva oculta. Imagino Rosenhan sentado entre pilhas de papéis em cima da mesa, o dedo indicador na têmpora, lendo a carta, com o rosto ficando cada vez mais vermelho; enquanto imagino Spitzer alegremente datilografando as páginas, sorrindo com satisfação enquanto pensava em que termo usar, talvez até revendo suas palavras para afiar ainda mais a adaga, de modo que penetrasse mais fundo nas falhas do artigo.

O próprio Spitzer era um notório obcecado[18] por dados e classificação rigorosos. Havia histórias de que, quando menino, participando de um acampamento noturno, projetou uma escala de classificação para ranquear a atratividade de suas colegas de acampamento. Na adolescência, havia desenvolvido um interesse ativo pela psicanálise, especificamente pela psicologia reichiana[19] e sua terapia com caixa orgônica,** um tratamento inescrupuloso que virou moda nas décadas de 1940 e 1950 que afirmava usar

---

** Outro reichiano[24] que supostamente tinha sua própria caixa orgônica foi o senador de Vermont, Bernie Sanders. Em 1969, ele escreveu um ensaio chamado "Câncer, Doença e Sociedade" para o *Freeman*, citando o livro de Wilhelm Reich de 1948, *A Biopatia do Câncer*, escrevendo, como relatado no *Mother Jones,* que ele era "'muito claro sobre o vínculo entre a saúde emocional e sexual e o câncer', e descreveu aos leitores a teoria de Reich sobre as consequências da supressão da 'excitação biossexual'".

O Caçador da Verdade   189

a energia do Universo para aliviar doenças psíquicas (além de defender a crença em extraterrestres). Spitzer submeteu a caixa orgônica a uma série de experiências e descobriu que era apenas isso, uma caixa, e não tinha efeito algum sobre a pessoa dentro dela. Esse estudo foi concluído antes que Spitzer tivesse idade legal para consumir álcool.

Uma motivação mais silenciosa veio de uma tendência à profunda infelicidade que assombrava sua família. O avô de Spitzer se atirou pela janela em sua cadeira de rodas depois de sofrer uma doença neurológica.[20] Sua mãe lutou contra a depressão,[21] doença que piorou depois que sua irmã mais velha faleceu de encefalite quando Spitzer tinha apenas 4 anos de idade. Apesar de não parecer, Spitzer, um homem apaixonado, forte e animado, herdou a melancolia da família. Lutou contra a depressão e sentimentos de inutilidade e passou sua carreira confortável em meio à solidez dos números e dos fatos concretos.[22]

Spitzer era, acima de tudo, "um caçador da verdade",[23] disse-me sua esposa Janet Williams, e o estudo de Rosenhan despertou seu interesse intelectual.

Em suas correspondências, os dois homens trocaram ataques passivo-agressivos, sob o manto da afabilidade — cada um deles terminava sua missiva com "Atenciosamente" (Rosenhan) ou "Meus sinceros cumprimentos" (Spitzer) — de um lado para o outro. Spitzer pedia reiteradamente acesso a materiais de outros pseudopacientes e Rosenhan se esquivava, explicando que os arquivos continham informações confidenciais. Quando Spitzer não retirou uma declaração de que Rosenhan "se recusa a identificar" os hospitais, Rosenhan assumiu a defensiva: "[Isso] sugere que eu tenho algo a esconder.[25] Você sabe que não é esse o caso. Como meu estudo foi mal interpretado para indicar que psiquiatras e hospitais em geral são incompetentes, sou obrigado a proteger essas fontes", escreveu Rosenhan. (Após a publicação, Rosenhan começou a recuar em algumas de suas severas críticas, minimizando algumas das conclusões de seu artigo. "Deixe-me esclarecer",[26] escreveu em uma carta em resposta a seus críticos publicada na *Science*, "que a teoria subjacente a esse esforço e o próprio relatório não corroboram a difamação dos cuidados psiquiátricos".)

E então Rosenhan lançou seu próprio ataque: "Na mesma linha, ofereço algumas observações sobre o seu próprio artigo. Tanto o título quanto o resumo contêm a frase 'pseudociência na ciência'. Essa frase é desnecessariamente pejorativa. O que é a pseudociência além de descobertas com as quais alguém discorda? A ciência, na sua opinião, possui um método específico ou garante resultados particulares? Especialmente quando você concorda com várias descobertas, deve haver outras maneiras de indicar que discorda de alguns métodos e interpretações sem enveredar por um campo minado. 'Lógica em remissão', também no título e no resumo, é uma observação pessoal. Seu argumento pode ganhar considerável força por sua forma de encarar o artigo — essa lógica, na sua opinião, é defeituosa — e não a do autor."

Spitzer voltou com algumas críticas próprias e ridicularizou a interpretação estatística dos dados de Rosenhan. "Talvez tudo o que possamos esperar seja que nossas cartas se tornem progressivamente mais breves",[27] brincou Spitzer.

Daqui em diante, a escrita de Rosenhan é a mais irritada que eu já vi; ele está praticamente babando de raiva. Ele recorreu ao aconselhamento de Loren Mosher (fundador da Soteria House) e chegou a pedir ao superintendente do Haverford Hospital, Jack Kremens, que contatasse Spitzer em seu nome para convencê-lo a não publicar sua crítica. Seu argumento era que o hospital sofreria uma mácula desnecessária em sua reputação. E acrescentou: "Agora você sabe por mim e pelo superintendente do hospital (que organizou minha internação) que minha estadia lá fazia parte de um exercício de ensino e não tinha diretamente nada a ver com pesquisa."[28]

Espere, espere, espere.

O Haverford Hospital não teve nada a ver com sua pesquisa? Um mero exercício de ensino? Claro, pode ter começado assim, mas Rosenhan não podia argumentar de forma sensata que não incluiu sua estadia em Haverford em "On Being Sane in Insane Places". A maioria das análises aprofundadas do estudo, se não todas, são sobre a internação de Rosenhan.

O Caçador da Verdade   191

A citação de um paciente que chega a um pseudopaciente e diz: "Você não é louco.[29] Você é jornalista ou professor. Você está analisando o hospital" — foi extraída literalmente das anotações de Rosenhan na enfermaria. Foi ele quem assistiu quando uma enfermeira ajustou o sutiã na frente dos pacientes. Ele até fez uma citação diretamente do prontuário escrito pelo Dr. Bartlett, o médico que o internou. Como poderia dizer que o Haverford Hospital era apenas um teste?

Isso era uma mentira deslavada. E Rosenhan sabia disso.

Ele sabia disso, e Spitzer também. O caçador da verdade havia conseguido acessar os registros médicos de Rosenhan, as mesmas páginas que eu mesma havia encontrado. As páginas que agora segurava em minhas mãos.

19

"TODAS AS OUTRAS PERGUNTAS PARTEM DAÍ"

Na terapia, o momento de epifania é o estágio da compreensão em que uma súbita clareza e os sentimentos reprimidos vêm à tona e começam a se encaixar. Robert Spitzer me proporcionou esse momento depois de quatro décadas.

Vasculhei os registros médicos. Em uma leitura superficial, os registros corroboram o artigo de Rosenhan: nele constavam seu pseudônimo, David Lurie, o número exato de dias que passou internado (embora eu tenha notado que às vezes ele exagerava esse número dependendo de sua plateia) e os diagnósticos: "esquizofrenia, tipo esquizoafetivo" e, mais tarde, "esquizofrenia paranoide, em remissão". Estava em conformidade com o artigo publicado. Os dados batiam.

Só que não, como Spitzer viria a descobrir.

Um dos princípios fundamentais de "On Being Sane in Insane Places" era que todos os pseudopacientes apresentavam *um sintoma*, vozes que diziam "oco, vazio, baque". As únicas modificações foram feitas para adicionar uma camada de proteção aos participantes, alterar nomes, profissões, endereços, mas "nenhuma alteração adicional de pessoa, história ou circunstâncias foi feita",[1] escreveu Rosenhan.

Mas isso é imediatamente contradito pelo texto da entrevista de admissão, escrita pelo Dr. Bartlett, o primeiro a diagnosticar Rosenhan e que insistiu que Mollie o internasse. Se as anotações do Dr. Bartlett eram mesmo confiáveis, os supostos sintomas de Rosenhan foram muito além de "oco, vazio, baque".

194   O Grande Impostor

Este foi o registro do Dr. Bartlett:[2]

```
ADMISSION NOTE:  2/6/69

     The patient is a 39 year old married father of  two,  living with his
wife.  3-4 months ago he started hearing noises, then voices.  Recently he
has been able to discern that the voices say, "It's empty", "nothing inside".
"It's hollow, it makes an empty noise."  He has felt that he is "sensitive
to radio signals and hear what people are thinking."  He realized that these
experiences are unreal but cannot accept their reality.  He has tried to
insulate out the noises by putting "copper over my ears".  One reason for
coming to the hospital was because things "are better insulated in a hospital".
He has also had suicidal thoughts.
```

Figura 19.1: Nota de admissão: 06/02/1969

O paciente é um homem de 39 anos, casado, pai de dois filhos, que mora com a esposa. Cerca de três a quatro meses atrás, começou a ouvir barulhos, depois vozes. Recentemente conseguiu compreender que as vozes diziam "está vazio", "nada dentro", "é oco, faz um som de baque". Ele acha que é "sensível a sinais de rádio e ouve o que as pessoas estão pensando". Ele entende que as experiências são irreais, mas não consegue aceitar a realidade. Tentou se isolar dos barulhos cobrindo "os ouvidos com cobre". Um dos motivos de ter vindo ao hospital foi "as coisas serem mais isoladas dentro de um hospital". Ele também teve pensamentos suicidas.

A primeira parte está de acordo com o relato do artigo — novamente vemos as palavras-chave *oco, vazio, baque*. Mas então Rosenhan sai do roteiro. Bartlett escreveu que Lurie estava tão perturbado com as vozes que teve que colocar cobre nos ouvidos — um exemplo quase clichê do "delírio do chapéu de papel-alumínio" comumente relatado por pessoas que sofriam de uma doença mental grave.

"Ele acha que é 'sensível aos sinais de rádio e ouve o que as pessoas estão pensando'."

Alucinações e distúrbios nos padrões de pensamento,[3] especialmente a crença na capacidade de ouvir ou controlar os pensamentos de outras pessoas, são considerados um sintoma-chave da esquizofrenia, um dos "sintomas de primeira ordem da esquizofrenia" de Kurt Schneider. No *Manual de Psiquiatria em Hospital Geral* do Massachusetts General Hospital, a "transmissão de pensamentos",[4] ou a crença de que outras pessoas podem ouvir seus pensamentos ou os dos outros, é um sintoma clássico para uma identificação rápida e fácil de psicose em um pronto-socorro. Foi o tipo de sintoma que apresentei durante minha encefalite quando acreditava que podia ler os pensamentos das enfermeiras sobre mim ou que podia envelhecer as pessoas com a minha mente.

Em um exame mais profundo, os sinais de alerta continuaram a soar. Há uma filosofia da experiência psicótica subjacente ao artigo de Rosenhan que parece autêntica. Segundo Clara Kean, que escreveu sobre sua experiência com esquizofrenia em dois artigos para a *Schizophrenia Bullein*, a psicose envolve uma "permeabilidade existencial",[5] uma crença de que há uma fusão do espaço entre o eu e os outros. Ela descreveu a experiência como a "dissolução dos limites do ego", quando "o que é e o que não é originado do eu é confundido". Reconheço as palavras de Clara em minha própria experiência. Quando eu estava psicótica, fiquei mais sintonizada ao ambiente ao meu redor (mesmo que essa atenção estivesse distorcida, confusa, mal direcionada) e ao mesmo tempo experimentava uma perda do eu que parecia perigosa, mais assustadora do que qualquer outro sintoma que experimentei. Intencionalmente ou não, Rosenhan tocou em algo real, algo que um bom psiquiatra identificaria como uma parte bastante típica, embora insuportavelmente traumática, de estar psicoticamente doente.

A cronologia da história de Rosenhan, conforme relatada ao médico, também é muito mais longa do que a registrada em seu artigo. Bartlett escreveu que Rosenhan começou a ouvir vozes mais de três meses antes da admissão e que as alucinações, na forma de sons amorfos, começaram pelo menos seis meses antes disso. Segundo outro psiquiatra, Rosenhan "informou o início de sua doença *há dez anos* [grifo meu] quando desistiu de seu emprego na área de economia".[6]

Todos esses fatores criaram uma "imagem muito mais clara da esquizofrenia, mesmo para os padrões atuais",[7] de acordo com o Dr. Michael Meade, presidente de psiquiatria do Sistema Hospitalar e de Saúde do Vale de Santa Clara. (No entanto, Dr. Meade acrescentou que seria improvável que David Lurie recebesse um diagnóstico de esquizofrenia hoje — a idade de início era muito incomum, por exemplo; ele provavelmente teria recebido o diagnóstico de "transtorno psicótico não especificado".) Ainda assim, os sintomas conspiraram para criar um retrato realista de um homem sofrendo de algum tipo de doença — não apenas uma "psicose existencial", como Rosenhan disse que pretendia.

Na mesma entrevista de admissão com o Dr. Bartlett, Rosenhan também disse que Mollie "não sabia o quão perturbado, desamparado e inútil" ele estava e que "pensara em suicídio" e acreditava que "todo mundo ficaria melhor sem ele".

> STATES: "Mr. Lurie has been hearing voices and noises for last three months which he has tried to insulate out by putting copper over his ears. He has been unable to work or concentrate. Medicine he was given did no good. Mr. David Lurie is a tense, anxious appearing man who had difficulty expressing himself. He hears noises and voices which say, "It's hollow", "everything is empty". He has thought of suicide as everyone would be better off if he was not around."

Figura[8] 19.2: Condições: "O Sr. Lurie tem ouvido vozes e barulhos pelos últimos três meses e tentou isolá-los cobrindo seus ouvidos com cobre. Ele não tem sido capaz de trabalhar ou se concentrar. Os remédios que lhe foram receitados não deram resultado. O Sr. Lurie aparenta ser um homem tenso e ansioso que tem dificuldade em se expressar. Ouve barulhos e vozes que dizem 'é oco', 'tudo é vazio'. Tem pensamentos suicidas, pois acha que todos ficariam melhor sem ele."

Os pensamentos suicidas e as ameaças de automutilação, chamados de ideação suicida, forneceriam bases para uma internação imediata e necessária. "A psicose ativa é um dos fatores de risco comórbidos mais graves em pacientes suicidas",[9] disse o Dr. Meade. "Não internar esse paciente seria profissionalmente antiético e, em quase todas as circunstâncias, imperícia." Não admira que Bartlett tenha sido tão insistente que Mollie assinasse os formulários. Rosenhan não lhe deu escolha senão interná-lo.

Isso parecia bastante censurável. Para sermos justos, *poderia* haver alguma outra explicação? Seria possível que Rosenhan estivesse sendo honesto aqui e estivesse experimentando pensamentos suicidas na época? Por mais problemático que fosse para ele se apresentar como um caso de controle "são e saudável" em um estudo sobre saúde mental, se ele também fosse sinceramente suicida, havia alguma possibilidade de ele estar seguindo as regras, ou até mesmo o espírito, de seu próprio experimento, e dizendo a verdade sobre todo o resto, menos as vozes?

"Todas as Outras Perguntas Partem Daí"   197

Quando enviei um e-mail para Florence e perguntei se ela sabia se Rosenhan fora suicida em algum momento da vida, ela me escreveu: "Parece-me que qualquer ser humano senciente, e sem dúvida Rosenhan era senciente, já considerou o suicídio."[10] Ela acrescentou que algumas de suas explosões de raiva (ele não perdia a paciência com frequência, mas quando o fazia era, em geral, algo impressionante) poderiam facilmente ser decorrentes de uma depressão não diagnosticada. Mas Florence reconheceu que a maneira como os médicos retratavam o sofrimento de Rosenhan tornava a situação mais urgente e potencialmente insegura, e ela duvidava muito que Rosenhan fosse clinicamente suicida. Em nenhum momento de sua estreita amizade ele discutiu sentimentos de desespero tão profundos.

No entanto, em sua entrevista de admissão, Rosenhan floreou a história com mais invenções — sobre uma disputa de longa data com um empregador e problemas com o trabalho, acrescentando uma camada de desespero que só aumentaria seu risco de suicídio. Na entrevista, Rosenhan mencionou que, depois que perdeu o emprego na área de publicidade, sua esposa teve que trabalhar em meio período como datilógrafa e eles tiveram que pedir dinheiro emprestado aos sogros. "Isso tem sido muito embaraçoso", afirmou Bartlett citando "David Lurie". No entanto, até onde pude determinar, nem uma palavra disso é verdadeira.

Além disso, os outros dois médicos que examinaram Lurie não apenas corroboraram as impressões de Dr. Bartlett sobre o estado mental do paciente, mas foram além. O Dr. Browning escreveu que Lurie havia "colocado o fundo de uma panela de cobre[11] sobre os ouvidos para distinguir os ruídos que estava ouvindo e tentou interferir nos sinais que pensava estar recebendo" e que havia contemplado o suicídio, mas até agora não tomara nenhuma atitude porque, de acordo com a anotação de Browning, "não tinha coragem".

Em uma leitura o mais generosa possível, pode-se imaginar que talvez Rosenhan tenha se preocupado que seus sintomas "oco, vazio, baque" não fossem suficientes para conseguir sua entrada no hospital, então ele exagerou sua história para garantir a internação pelo que, na época, era um mero exercício de ensino. (Nada disso, é claro, justifica a escolha de usar dados contaminados mais tarde em seu estudo, nem mentir para Spitzer depois disso.) Ou talvez ele sentisse a curiosa dinâmica frequentemente tão presente nas relações médico-paciente, em que os pacientes querem impressionar os médicos ou convencê-los da legitimidade de seu sofrimento, oferecendo detalhes exacerbados. De qualquer maneira, agora eu podia imaginar Lurie com mais exatidão pela perspectiva do Dr. Bartlett: um homem de meia-idade "tenso e ansioso", cujo sofrimento se tornara tão agudo que decidiu se internar em um hospital psiquiátrico. O que mais o Dr. Bartlett poderia ter feito além de ajudá-lo?

Não importa o quanto alguém tente oferecer o benefício da dúvida a Rosenhan, claramente a história completa não seria encontrada apenas em seus documentos. Eu tinha que encontrar o Dr. Bartlett.

Infelizmente, estava quase três décadas atrasada para ouvir a história de Bartlett em primeira mão. O Dr. Frank "Lewis" Bartlett[12] morreu em 24 de maio de 1989, aos 74 anos. Segundo seu obituário, ele passou três décadas trabalhando na área de saúde mental. Consegui encontrar sua filha, listada como "Dra. Mary Bartlett Giese, de Chevy Chase".

O interesse do Dr. Bartlett pela psiquiatria[13] veio de seu amor por sua bela, mas problemática, esposa, Barbara Blackburn, que ficou profundamente doente logo após o nascimento de seu primeiro filho Gus, irmão de Mary. Antes de se tornar psiquiatra, o Dr. Bartlett era um criador de coelhos que ingressou na Marinha Mercante, deixando sua esposa e seu filho em casa. Os vizinhos intervieram quando descobriram que Gus, com apenas 3 anos, tinha sido deixado à própria sorte, enquanto sua mãe se recusava a sair da cama por várias semanas. Isso levou à primeira internação psiquiátrica de Barbara na Califórnia. Quando voltou para casa, ela entrou em um estado depressivo tão grave que seu próprio filho a encontrou na cozinha com a cabeça no forno pronta para acabar com sua vida. Nesse momento, seu marido desistiu da criação de coelhos, matriculou-se na faculdade de medicina e mudou a família para Vermont.

Bartlett ficou obcecado por encontrar uma cura para sua esposa, mesmo depois que ela fugiu para a Califórnia com um paciente psiquiátrico, deixando Dr. Bartlett sozinho para criar seus dois filhos. Ele publicou ferrenhos artigos de opinião condenando o tratamento de doentes mentais nos Estados Unidos e cunhou o termo *peonagem institucional*,[14] comparando o trabalho forçado durante a internação à escravidão. Chegou a iniciar uma troca de correspondências com Ken Kesey depois de ler *Um Estranho no Ninho*, admitindo em uma carta triste que o uso de lobotomia por Kesey no clímax do romance lhe dava uma "sensação assustadora"[15] ao se lembrar de "duas jovens garotas negras em que havia realizado uma lobotomia há dez anos".

Até o fim, muitos anos depois de se aposentar, mesmo depois de ter de enfrentar os estragos devastadores que os cigarros provocaram em seus pulmões, esses problemas ainda dominavam sua vida. Ele formou um pequeno grupo chamado Advogados da Filadélfia para Mentalmente Deficientes, basicamente uma linha de apoio disponível a qualquer hora em que Bartlett ou um de seus associados ajudava pessoas psicóticas em situação de desabrigo a encontrar um lugar seguro e acolhedor para passar a noite. Em seu funeral, um amigo próximo disse: "Ainda guardo a imagem de Lew[16] descendo a rua naquele velho Plymouth, em meio à neve, e ele está conversando com um cara em uma caixa de papelão. Até que o homem se levanta e concorda em ir para um abrigo."

Quando contei a Mary sobre o estudo de Rosenhan e o erro de interpretação sobre o Dr. Bartlett, ela me disse que ele nunca discutiu isso com ela (e como seu nome nunca foi mencionado, seu papel nunca se tornou público), mas tinha certeza de que isso "o magoara profundamente". O Dr. Bartlett, um homem que eu — e provavelmente muitos dos leitores de Rosenhan — imaginava, a princípio, com o estereótipo da arrogância, dedicara sua vida à causa, um homem que compreendia intimamente o fardo que uma doença mental séria impõe a uma pessoa e uma família. Dr. Bartlett não era um médico ruim que tomou uma decisão ruim. Nem um bom médico que cometeu um erro. Ele era um bom médico, que tomou a decisão mais correta, dadas as informações que recebeu.

Se eu pude entender Bartlett de forma tão errada, será que eu também me engara a respeito de Rosenhan?

E depois houve a entrevista com o colega de Rosenhan, Ervin Staub,[17] professor emérito de psicologia na Universidade de Massachussets, em Amherst.

Antes de continuar, lembre-se: Rosenhan era careca. Mencionei esse fato repetidamente porque era uma de suas características mais marcantes. Ele perdeu o cabelo quando jovem, e, quando as pessoas o descrevem, sua cabeça abobadada e sua voz profunda são as duas características que surgem repetidas vezes.

O professor Ervin Staub, como Rosenhan, estuda o comportamento altruísta em crianças e adultos. Seu principal trabalho é sobre "espectadores ativos" — ou o estudo de pessoas que testemunham uma situação e oferecem (ou não) ajuda. (Tenho certeza de que estou sendo simplista demais, mas o trabalho de Ervin me lembra do episódio da série *Seinfeld*, quando Elaine, Jerry, George e Kramer testemunham um roubo de carro, não fazem nada e são presos por violação do "dever de servir".) Rosenhan fez amizade com Ervin quando ele foi para Stanford em 1973 como professor visitante. Em uma festa na casa de Rosenhan (essas festas eram lendárias), este encantou um grupo de pessoas com a história de sua internação, hipnotizando a multidão com seu dramático relato. Ele falou sobre o quanto "foi difícil sair". Em um ponto, Rosenhan descreveu uma peruca que usara para esconder sua identidade.

"Vocês querem ver?" — perguntou Rosenhan.

Ele levou Ervin e companhia para o quarto onde guardava a peruca.

"Era um pouco selvagem, meio comprida", disse Ervin. "Era uma peruca interessante — de certa forma, adequada a um professor." Nós dois rimos alto com o pensamento de Rosenhan incorporando um personagem vestindo uma peruca longa. Depois de mais algumas perguntas, agradeci a ele pela agradável entrevista.

Foi só quando retomei a análise dos registros médicos que parei no seu plano de tratamento médico. Bartlett não apenas descreveu David Lurie como "calvo", mas também havia uma foto em seu registro: nela, Rosenhan aparece de frente. Embora a fotocópia esteja escura, ainda é possível ver o brilho refletindo na cabeça careca de Rosenhan.

Rosenhan não usou peruca durante sua internação.

"Todas as Outras Perguntas Partem Daí"   201

Figura[18] 19.3: Foto do prontuário médico de Rosenhan.

Por mais desconcertante que a história da peruca fosse por si só, toda a extensão de suas distorções veio à tona quando comparei o estudo publicado com o prontuário médico. Rosenhan chegou a alterar as partes do prontuário médico que extraiu em seu artigo, exagerando e concentrando--se em certos detalhes enquanto ignorava outros.

Prontuário:

> This 39 year old, white, married, Jewish male was admitted on February 6, 1969 on a 314 commitment. The patient came to the hospital on his own volition and apparently was seeking help. Review of the history reveals that since summer of '68' the patient has stopped working and has shown a definite social withdrawal. He started to experience auditory hallucinations in November of '68' and had to resort to some bizarre behavior in order to deal with this experience. When seen in New Case Conference on February 11,1969, the patient was friendly and cooperative, speech was relevant and coherent, and appeared to be of extremely high intelligence. Since being hospitalized he reports complete alleviation of his hallucinatory experiences, and had been on Stelazine 2 mgs. t.i.d. and in addition to Elavil 25 mgs. t.i.d.

Figura[19] 19.3: Este homem judeu de 39 anos, branco, casado foi admitido em 06 de fevereiro de 1969 em internação consentida. O paciente veio ao hospital por vontade própria e aparentemente busca ajuda. A análise do histórico revela que, desde o verão de 1968, o paciente parou de trabalhar e apresenta um claro retraimento social. Começou a experienciar alucinações auditivas em novembro de 1968 e teve que recorrer a alguns comportamentos bizarros para lidar com a experiência. Quando examinado na Conferência de Novos Casos de 11 de fevereiro de 1969, o paciente estava amigável e cooperativo, sua fala era relevante e coerente e aparentava elevada inteligência. Desde sua internação, relata o total alívio de suas experiências alucinatórias e está medicado com 2mg de Stelazine três vezes ao dia e 25mg de Elavil três vezes ao dia.

202 O Grande Impostor

Versão publicada em "On Being Sane in Insane Places":[20]

Este homem branco de 39 anos... manifesta um longo histórico de considerável ambivalência em relacionamentos íntimos, que começou na primeira infância. O relacionamento caloroso com a mãe esfria durante a adolescência. Um relacionamento distante com o pai é descrito como tendo se tornado muito intenso. A estabilidade afetiva está ausente. Suas tentativas de controlar a emocionalidade com a esposa e os filhos são pontuadas por explosões de raiva e, no caso das crianças, por palmadas. E, apesar de declarar que tem vários bons amigos, percebe-se uma considerável ambivalência incorporada nesses relacionamentos...

O prontuário médico não continha qualquer referência à alternância de relacionamento com os pais — nada sobre um "relacionamento caloroso com a mãe" que esfriou durante a adolescência ou um "relacionamento distante com o pai" que se intensificou com a idade. Nenhuma dessas frases apareceu em momento algum de seu registro: "manifesta um longo histórico de considerável ambivalência em relacionamentos íntimos, que começou na infância" ou "apesar de declarar que tem vários bons amigos, percebe-se uma considerável ambivalência incorporada nesses relacionamentos também". Embora Rosenhan tenha escrito em seu artigo publicado e mais amplamente em seu manuscrito que um psiquiatra se fixou em um episódio de surra envolvendo seu filho, também não há menção a isso no prontuário médico. Rosenhan inventou tudo isso, enquanto convenientemente retirava qualquer referência a panelas de cobre ou pensamentos suicidas.

Em "On Being Insane in Insane Places", Rosenhan escreveu: "Os fatos do caso foram distorcidos involuntariamente pela equipe para obter consistência com uma teoria popular da dinâmica da reação esquizofrênica."[21]

Em vez disso, estava ficando assustadoramente claro que os fatos foram distorcidos *intencionalmente* — pelo próprio Rosenhan.

O que mais, então, foi deturpado no estudo de Rosenhan? Eu só comecei a chegar à verdade depois de minha conversa com Bill; agora eu entendia que os outros seis pseudopacientes eram os únicos que podiam contar a história real. Mas não sabia por onde começar a procurá-los. Não sabia em que hospitais haviam estado. Nem sabia seus nomes verdadeiros.

20

CRITÉRIO-SUBVERSÃO

Nas idas e vindas entre Rosenhan e Spitzer, Rosenhan parecia obcecado pelo modo como Spitzer conseguiu colocar as mãos nos prontuários,[1] concentrando-se nessa transgressão para desviar a atenção de si mesmo. Por fim, movido por pura raiva, Rosenhan conseguiu descobrir que Spitzer recebeu os prontuários, indiretamente, do próprio Haverford State Hospital. Dr. Bartlett, sentindo-se menosprezado pelo artigo e pelo relato enganoso dos cuidados recebidos por Rosenhan, enviou os prontuários médicos de Rosenhan a um psiquiatra chamado Robert Woodruff, que mais tarde se juntaria à força-tarefa do *DSM-III*. Woodruff foi voraz em suas críticas ao estudo de Rosenhan e escreveu um veemente artigo de opinião no *Medical World News*, que Bartlett lera. Quando o Dr. Woodruff soube que Spitzer estava organizando uma conferência sobre o artigo de Rosenhan, enviou-lhe os prontuários. Spitzer sabia tudo o que sabemos hoje — até que ponto Rosenhan exagerou seus sintomas, como também inequivocamente exagerou alguns dos relatos de seu tratamento — e mesmo assim nunca publicou essas descobertas. Se Spitzer, o "caçador da verdade", tinha as mesmas informações que eu, por que não soou o alarme sobre esse estudo popular que causava tanto embaraço a sua profissão?

No entanto, novamente, era tarde demais para eu descobrir. Woodruff tirou a própria vida em 1976, então não pude perguntar por que permaneceu calado. Quando soube dos prontuários, Spitzer enfrentava sérios problemas de saúde que o impediram de se engajar em uma controvérsia acadêmica. A última vez que o público teve notícias dele foi quando condenou,[2] em 2012, suas próprias pesquisas anteriores que apoiavam o uso da terapia de conversão. E então, depois do Natal de 2015, o *New York Times* publicou o obituário de Spitzer: "Dr. Robert L. Spitzer, que deu à psiquiatria seu primeiro conjunto de padrões rigorosos para descrever transtornos mentais, fornecendo uma estrutura para diagnósticos, pesquisas e julgamentos legais — assim como uma linguagem comum para o interminável debate social sobre onde traçar os limites entre comportamento normal e anormal — morreu na sexta-feira em Seattle. Ele tinha 83 anos."[3]

O que me resta são ações e palavras que ele deixou para trás. Por que ele disse, uma vez, que sua crítica ao estudo de Rosenhan era o artigo de que mais se orgulhava, "a melhor coisa que já escrevi"?[4] Spitzer voltou ao tema de Rosenhan em 1976, escrevendo um estudo complementar sobre o artigo de Rosenhan[5] chamado "More on Pseudoscience in Science and the Case for Psychiatric Diagnosis" [Mais sobre a Pseudociência na Ciência e o Caso do Diagnóstico Psiquiátrico, em tradução livre]. Nele, Spitzer concluiu que, apesar dos gritantes problemas do artigo, Rosenhan acertou uma coisa: seu "reconhecimento dos sérios problemas da confiabilidade do diagnóstico psiquiátrico" — e Spitzer tinha um plano para resolvê-lo.

"Paradoxalmente, para Spitzer, o estudo de Rosenhan e a publicidade extraordinária que recebera foram um presente divino. Ele proporcionou o impulso final para um estudo que Spitzer vinha tentando criar havia algum tempo: estabelecer uma força-tarefa da Associação Americana de Psiquiatria (APA) encarregada de reformular a abordagem da psiquiatria ao diagnóstico",[6] escreveu o sociólogo Andrew Scull.

Em outras palavras, o estudo foi fundamental para alcançar os objetivos de Spitzer: foi o que lhe forneceu as bases para avançar com a reforma que sabia que o campo precisava para sobreviver. Então, por que dar o golpe fatal em algo que poderia ser tão útil?

Na primavera de 1974, o diretor médico da APA, Melvin Sabshin, chamou Spitzer para orientar a criação de uma nova versão do *DSM*, dando início a um "momento fatídico na história da profissão psiquiátrica norte-americana".[7] O trabalho era perfeito para Spitzer, o que funcionava para todos, porque ninguém mais o queria. A maioria dos psiquiatras estava muito entusiasmada com as teorias mais coloridas e atraentes das motiva-

Critério-subversão 205

ções por trás do comportamento humano (com a exploração de mitos gregos como Édipo e Electra para fontes de conflito interior) para lidar com a monótona e insípida estatística dos recôncavos do diagnóstico.

Esse novo manual não seria nada parecido com o *DSM-I*, um pequeno livreto encadernado em espiral criado em 1952 depois que os médicos testemunharam o horror psíquico provocado pela guerra, e tornaria o *DSM-II*, um texto de orientação analítica que usava termos usados por Freud, como *psiconeurótico* e *neuroses fóbicas,* obsoleto.

A terceira edição destacaria os ensinamentos dos psiquiatras que reemergiam na época. "Eles estavam determinados a criar uma psiquiatria que se parecesse mais com o resto da medicina, na qual se entendia que os pacientes tinham doenças e na qual os médicos identificavam as doenças e lidavam com elas tratando o corpo, assim como a medicina identificava e tratava doenças cardíacas, tireoidites e diabetes",[8] escreveu Tanya Marie Luhrmann em *Of Two Minds.*

Spitzer recrutou adeptos do dedicado eleitorado antifreudiano e focado na biologia na Universidade de Washington, em St. Louis, um grupo de psiquiatras com ideias semelhantes que se autodenominavam neokraepelinianos, uma associação direta com o psiquiatra alemão que propôs uma nova linguagem diagnóstica com a demência precoce. Os membros do grupo Wash U se autodenominavam DOPs,[9] sigla em inglês para pessoas orientadas por dados, cujas "armas estavam apontadas" para a psicanálise.[10] Havia rumores de que eles mantinham uma foto de Freud acima do urinol no banheiro.[11] Em 1972, o Wash U publicou "Feighner Criteria",[12] um dos artigos mais citados na história psiquiátrica moderna, que fornecia critérios rigorosos de diagnóstico com base em uma abordagem descritiva — ou os agrupamentos de sintomas comuns ao diagnóstico (novamente, como Kraepelin fez no final de 1800) — e estabeleceu as bases para o *DSM-III* de Spitzer.

Em 1980, a terceira edição do *Diagnostic and Statistical Manual of Mental Disorders* ganhou vida. O grande e espesso livro (494 páginas,[13] em comparação às 134 páginas do *DSM-II*) apresentava 265 distúrbios, mais que o dobro do número contido na primeira edição. O novo manual excluiu a maioria das referências psicanalíticas encontradas nos *DSMs* anteriores e conduziu com sucesso a psiquiatria de volta às boas graças da medicina convencional. O *DSM-III* introduziu "eixos".[14] O Eixo I foi dedicado a distúrbios como ansiedade, anorexia, esquizofrenia e depressão maior. Diferentes dos transtornos de personalidade (como transtornos de personalidade limítrofes, sociopatas e narcisistas) e de desenvolvimento do Eixo II, descritos como "condições e padrões de comportamento[15] definidos como duradouros, inflexíveis e inadequados". O terceiro Eixo foi dedicado a distúrbios "físicos", como cirrose hepática, pneumonia, encefalite e tumores cerebrais.

A maneira de diagnosticar pacientes nunca mais seria a mesma, nem a de entrevistá-los. Os pacientes que esperavam psicanálise aberta ficaram surpresos ao encontrar médicos literalmente restritos aos seus "quadrados" — os médicos recebiam critérios de diagnóstico e deveriam assinalar um a um de seus quadradinhos, um processo que alguns chamaram de abordagem do "menu chinês". Pode não ter sido criativo, mas agora existiam limites estritos que impediam os psiquiatras de se distanciarem deles se quisessem receber o reembolso das seguradoras de saúde, que haviam aderido integralmente ao manual. O objetivo era padronizar o diagnóstico de forma que alguém no estado do Maine que tivesse diagnóstico de esquizofrenia fosse diagnosticado usando os mesmos critérios de alguém no Arizona, garantindo que os psiquiatras de qualquer canto do país tivessem uma chance muito maior de obter o mesmo diagnóstico se examinassem o mesmo paciente. Os médicos agora tinham um idioma compartilhado. Confiabilidade.

Goste ou não, é assim que se faz uma revolução.

"É tão importante para os psiquiatras quanto a Constituição é para o governo dos EUA ou a Bíblia é para os cristãos",[16] escreveu o psicoterapeuta Gary Greenberg sobre o manual. Todos os testes de medicamentos desde o nascimento do *DSM-III* foram baseados nos critérios do manual; as seguradoras de saúde o usavam para decidir qual a cobertura apropriada para cada cliente; se um psiquiatra ou qualquer tipo de profissional de saúde mental quisesse ser reembolsado por seu tempo, seria melhor saber o *DSM* de cor. O *DSM-III* transformou a loucura em diferentes tipos de distúrbios, cada um deles respondendo a tratamentos específicos de medicamentos, criando "escolhas ricas para a indústria farmacêutica".[17] E não se restringiu aos psiquiatras, estendendo-se a psicólogos, assistentes sociais e advogados. É usado em tudo, desde processos criminais a batalhas de custódia, das salas de tribunal à alocação de recursos para necessidades especiais em escolas públicas.

Um dos projetos mais estimados por Spitzer foi definir *distúrbio mental*, um processo que havia se tornado uma obsessão desde o desastre de seus estudos sobre a homossexualidade. O *DSM-III* estabeleceu isso desde o início: um transtorno mental "é concebido como uma síndrome ou um padrão comportamental ou psicológico clinicamente significativo[18] que ocorre em um indivíduo e, normalmente, está associado a um sintoma doloroso (angústia) ou prejuízo em uma ou mais áreas funcionais importantes (incapacidade)". Não apenas associou doença mental à disfunção, que deveria nos proteger contra doenças causadas por excentricidade saudável, mas também localizou a causa da doença mental dentro da pessoa (não as atribuindo a mães autoritárias ou pais fracos, por exemplo), da mesma forma que as doenças físicas, como câncer ou doenças cardíacas, afetam o corpo. Então o manual usou o termo *transtorno* — o que implicava uma conexão biológica mais forte — e jogou fora *reação*, uma relíquia da era psicodinâmica.

O *DSM* afirma abertamente que a distinção contínua entre físico e mental, entre orgânico e funcional, era "baseada na tradição de separar esses distúrbios",[19] embora reconhecesse que essas distinções eram um tanto arbitrárias. "Portanto, este manual usa o termo 'distúrbio físico',[20] reconhecendo que os limites para essas duas classes de distúrbios ('mentais' e 'físicos') mudam à medida que nossa compreensão de sua fisiopatologia aumenta."

Para refletir isso, o manual não forneceu causas para os transtornos psiquiátricos listados — a ciência simplesmente não havia chegado lá. O objetivo, em vez disso, era manter essa parte em aberto até que a ciência os alcançasse. No entanto, não está claro se os médicos que compraram esses livros notaram essas advertências, porque todo mundo enxergou o manual, combinado com a promessa de neurociência e genética emergentes, como uma reformulação de doenças interpretadas psicanaliticamente em doenças cerebrais completas.

Não importava que houvesse poucas evidências, a psiquiatria adotou completamente o modelo de doença — também conhecido como remedicalização do campo.[21] O psiquiatra de Harvard, Gerald Klerman, chamou de "uma vitória" para a ciência.[22] Isso alterou a maneira como médicos e pacientes enxergavam a origem das doenças e seus papéis nela — em vez de egos e ids reprimidos ou mães frígidas, havia substâncias químicas ou conexões defeituosas (mas não era culpa sua). Psiquiatras como Nancy Andreasen viam isso como um passo adiante para pacientes que "não precisam mais carregar o fardo da vergonha e da culpa porque ficaram doentes".[23] E que o mundo "deveria se comportar em relação a um paciente da mesma maneira que faria se ele tivesse câncer ou doença cardíaca".

O tempo todo, o problema de Rosenhan e seus pseudopacientes incomodava o criador do manual. Enquanto Spitzer trabalhava nos esboços do *DSM*, seus pensamentos muitas vezes voltavam ao estudo de Rosenhan e ele se perguntava: *David Rosenhan e seus pseudopacientes conseguiriam enganar o novo manual?*

"Quando escrevíamos um critério,[24] por exemplo, normalmente tínhamos o estudo em mente", explicou a esposa de Spitzer, Janet Williams, que também trabalhou no *DSM-III*. "Costumávamos chamar de critério-subversão. Escrevíamos os critérios e depois pensávamos em todas as formas de derrubá-lo, para poder aprimorá-lo... Estávamos sempre questionando. Era quando Rosenhan surgia inevitavelmente."

Spitzer estava determinado a garantir que o pesadelo publicitário gerado por Rosenhan e seus sete pseudopacientes nunca mais ocorresse. "Os pseudopacientes de Rosenhan nunca teriam sido diagnosticados como esquizofrênicos se os psiquiatras entrevistados estivessem usando o *DSM-III*",[25] escreveu Tanya Marie Luhrmann.

"O que Bob [Spitzer] fez",[26] disse o psiquiatra Allen Frances em uma entrevista, "foi mudar a cara da psiquiatria, mudar a cara de como as pes-

Critério-subversão 209

soas se viam. Não era apenas um ganho; ele mudou o mundo, e essa mudança foi instigada em grande parte pelo projeto de Rosenhan". Sem o estudo de Rosenhan, Frances me disse: "Spitzer nunca poderia ter feito o que fez com o *DSM-III*."

Pareceu ser uma vitória para todos nós. Agora tínhamos um sistema de diagnóstico sólido; tínhamos linguagem médica que substituía a psicobaboseira; tínhamos confiabilidade para que médicos de todo o mundo fizessem um diagnóstico consistente.

Pareceu-me, pelo menos a princípio, um progresso. Conheci alguns dos psiquiatras da era psicanalítica — um deles me disse que costumava ter uma ereção enquanto estava no púlpito na frente de uma nova turma de estudantes de medicina e que se mostrava, projetando os quadris e andando de um lado para o outro nos corredores. Outro me disse que eu estava completamente curada da encefalite autoimune não por causa dos avanços na imunologia ou na neurociência de ponta, mas porque "eu não havia experimentado nenhum trauma real antes daquele momento". Como se uma interação de cinco minutos pudesse revelar algo tão profundamente enraizado.

Se essa arrogância foi o que o *DSM-III* mandou para o espaço, boa viagem.

21

A SCID

Em 2016, a esposa de Spitzer, Janet, me convidou para participar da palestra *in memoriam*[1] no New York State Psychiatric Institute, empregador de longa data de Spitzer. No caminho para a palestra, enquanto vagava por um beco sem saída formado por um grupo de edifícios acadêmicos idênticos, me perdi e perguntei a dois jovens, que pareciam estagiários médicos ou residentes, onde eu poderia encontrar o instituto. Eles me apontaram para um prédio no final da rua e acenaram quando sai caminhando.

As respostas úteis que recebi me lembraram do miniexperimento de Rosenhan em "On Being Sane in Insane Places". Na primeira interação do experimento, os assistentes de pesquisa se apresentaram como estudantes perdidos na Stanford Medical School e foram atendidos com um nível insistente de polidez. Na segunda, Rosenhan fez com que seus pseudopacientes pedissem instruções à equipe e depois monitorassem as respostas. Rosenhan incluiu essa interação de sua internação em Haverford em seu artigo publicado:[2]

> **Pseudopaciente:** Com licença, Dr. ___. O senhor poderia me dizer quando posso obter privilégios?
>
> **Médico:** "Bom dia, Dave. Como está hoje?" (E segue andando sem aguardar uma resposta.)

(Vale a pena notar que tudo o que pude encontrar nas anotações de Rosenhan era dos alunos que realizaram o experimento na faculdade de medicina — não há uma evidência conclusiva sequer, além do que ele escreveu no estudo, de que Rosenhan ou os outros pseudopacientes real-

212 O Grande Impostor

mente conduziram esse experimento dentro dos hospitais psiquiátricos, o que é frustrante.)

Quando finalmente cheguei à palestra *in memoriam*, o auditório estava lotado. O Dr. Michael First, colega próximo de Spitzer, deu início com uma visão geral do trabalho de Spitzer. Adivinha quem apareceu?

"No ano seguinte, David Rosenhan publicou um artigo controverso na *Science* descrevendo como oito pseudopacientes foram admitidos em enfermarias psiquiátricas por uma média de dezenove dias, apesar de se comportarem normalmente após uma única alegação inicial de ouvir uma voz que dizia 'oco, vazio, baque'",[3] disse o Dr. First. Na minha gravação, é possível ouvir minha risada. Rosenhan conseguiu se infiltrar na biografia de Spitzer. "Bob escreveu uma crítica contundente a esse estudo, e isso é uma citação — e eu gosto dessa citação, porque é a maneira típica de Bob, em sua forma artística de usar a linguagem, de desdenhar o estudo. Disse ele: 'Um exame cuidadoso dos métodos, dos resultados e das conclusões do estudo me leva a um diagnóstico de 'lógica em remissão'."

A sala explodiu em gargalhadas. A piada ainda era muito boa.

O Dr. First terminou sua breve introdução e chamou o Dr. Ken Kendler, pesquisador e professor de psiquiatria da Virginia Commonwealth University que contribuiu para o *DSM-III-R* (a revisão do *DSM-III*) e para o *DSM-IV* e presidiu o Comitê de Revisão Científica do *DSM-5*. (Trago esse histórico porque isso torna o que vem a seguir ainda mais surpreendente.) Eu esperava que sua palestra fosse uma celebração entusiasmada da bíblia da psiquiatria. Estava errada.

Ken Kendler tem o tipo de mente que espera que a sua a acompanhe, mas, para nossos propósitos, tentarei resumir. Basicamente, ele disse à plateia que, no processo de legitimação do *DSM*, os psiquiatras entenderam a instrução ao pé da letra, ignorando todas as áreas cinzentas desconhecidas. Os psiquiatras acreditavam na "reificação dos diagnósticos psiquiátricos".[4] Ou, em minhas palavras, os psiquiatras ficaram chapados com suas próprias drogas e começaram a acreditar que haviam *chegado* a algum lugar. "Ficamos muito orgulhosos de nossos critérios quando eles apareceram e isso aumentou a sensação de que, na verdade, queríamos uma luz em torno desses [diagnósticos], afirmar que são 'coisas reais', realmente conseguimos, está tudo no manual", disse Kendler. "Mais ou menos como Moisés descendo do Monte Sinai, exceto que ele era judeu e se chamava Bob Spitzer."

Quando Spitzer trouxe suas tábuas "do Monte" na forma de *DSM-III*, o campo adotou o manual com uma devoção quase religiosa. "Perguntamos às pessoas: você está triste? Você se sente culpado? Está com pouco apetite? Estamos lutando como campo. Sintomas e sinais são tudo o que temos fundamentalmente", disse o Dr. Kendler. Embora os sintomas e os sinais sejam muito reais, as causas subjacentes permanecem tão misteriosas quanto eram há um século.

O *DSM-III* mudou fundamentalmente os cuidados de saúde mental nos Estados Unidos — mas muitos especialistas agora questionam se a mudança foi na direção certa. "Em vez de seguir para o admirável mundo novo da ciência,[5] a psiquiatria ao estilo *DSM* parecia, de certa forma, estar tomando o rumo do deserto", escreveu Edward Shorter em seu *A History of Psychiatry* [sem publicação no Brasil]. "A infinidade de síndromes causou uma sensação desconfortável de que o processo pode estar, de alguma forma, fora de controle."

É fácil esquecer que todos os principais diagnósticos psiquiátricos foram projetados e criados por consenso. A criação não foi suave nem ordenada. Um grupo central de menos de dez pessoas, a maioria psiquiatras, "se reuniu em torno de Spitzer,[6] todos conversando enquanto ele batia o texto na máquina de escrever. Não havia computadores, e as revisões foram feitas à base de copie e cole manual", escreveu Hannah Decker em *The Making of the DSM* [sem publicação no Brasil]. Discordâncias irritadas eram frequentes. Sentimentos foram feridos. Enquanto isso, Spitzer datilografava furiosamente, um demônio em sua máquina de escrever anotando tudo, dedicando setenta a oitenta horas por semana ao projeto.[7] "Havia as reuniões dos chamados especialistas ou conselheiros,[8] e as pessoas ficavam em pé, sentadas e andando de um lado para outro", disse um psiquiatra que trabalhou no manual para a *New Yorker*. "As pessoas falavam todas juntas. Mas Bob estava muito ocupado datilografando notas para presidir a reunião de maneira ordenada." O psicólogo Theodore Millon, um membro da força-tarefa do *DSM-III* descreveu a cena: "Havia pouquíssima pesquisa sistemática,[9] e grande parte da pesquisa existente era, na verdade, uma miscelânea — dispersa, inconsistente e ambígua. Acho que a maioria de nós reconheceu que a quantidade de ciência boa e sólida sobre a qual estávamos fundamentando nossas decisões era bastante modesta."

Até a confiabilidade, anunciada como uma das maiores vitórias do novo manual, foi exagerada. Em 1988, 290 psiquiatras avaliaram dois estudos de caso e foram solicitados a oferecer um diagnóstico baseado nos critérios do *DSM*.[10] Os pesquisadores, no entanto, criaram uma maneira de testar os vieses diagnósticos dos próprios médicos: criaram vários estudos de caso de pacientes a partir dos dois exemplos estabelecidos alterando dois fatores: raça e gênero. Mesmo quando apresentavam sintomas idênticos, os clínicos tendiam a identificar os homens negros como mais gravemente doentes do que qualquer outro grupo. (Isso continua a ser verdadeiro hoje: um estudo de 2004 mostrou que homens e mulheres negros[11] eram quatro vezes mais propensos a receber um diagnóstico de esquizofrenia do que pacientes brancos em hospitais estaduais.)

O problema da confiabilidade é que o consenso não se traduz necessariamente em legitimidade. "Antigamente, a maioria dos médicos poderia concordar[12] que um paciente estava possuído por demônios. Eles tinham boa confiabilidade, mas pouca validade", observou Michael Alan Taylor em *Hippocrates Cried* [sem publicação no Brasil].

Rosenhan nunca falou publicamente o que pensava sobre o *DSM*. Com base na troca de correspondências com Spitzer, tenho certeza de que ele suspeitava que seu trabalho tivesse pelo menos moldado partes do manual. Será que ficaria orgulhoso dos efeitos de amplo alcance de seu experimento ou ficaria abatido com a forma como seu estudo foi explorado para impulsionar os planos do campo em se salvar?

A edição seguinte, o *DSM-IV*, foi supervisionada por Allen Frances em 1994. "Ele seguiu obedientemente os passos de Spitzer,[13] embora tenha incluído novos diagnósticos e ampliado e enfraquecido os critérios que precisavam ser atendidos para que qualquer diagnóstico em particular fosse atribuído", de acordo com o sociólogo Andrew Scull.

Como vimos, os limites de diagnóstico para doenças mentais ruíram e se expandiram ao longo do tempo. Quando Rosenhan foi internado, o diagnóstico de esquizofrenia era muito mais abrangente do que hoje. *Como os reconheceremos?* Se a rede for muito grande, as palavras não terão sentido; se for muito estreita, deixará de fora pessoas que precisam desesperadamente de ajuda. O Dr. Keith Conners, considerado o "padrinho do tratamento medicamentoso para o TDAH",[14] que ajudou a estabelecer padrões para o diagnóstico da doença, manifestou sua consternação com o crescente número de crianças (15% dos estudantes do ensino médio) que recebiam esse rótulo. "Os números fazem parecer uma epidemia.[15] Bem, não é. É absurdo", disse ao *New York Times* em 2013. "Isso é um plano para justificar a administração do medicamento em níveis sem precedentes e injustificados."

Quando a quinta edição do *DSM* foi lançada em 2013, foi recebida pela imprensa com severas críticas. Atrasado e ridicularizado por críticos de dentro (e de fora) do próprio campo, o *DSM* visava implementar um "aspecto dimensional" ou um *continuum* dos transtornos mentais, em vez de categorias estritas que definiam os volumes anteriores. Pelo menos três livros em 2013 criticaram severamente o manual antes mesmo de ele ser publicado — *The Book of Woe* [sem publicação no Brasil], de Gary Greenberg; *Hippocrates Cried*, de Michael Alan Taylor e *Voltando ao Normal*, de Allen Frances.

Voltando ao Normal, que Frances descreveu como "parte *mea culpa*, parte denúncia, parte *grito de socorro*",[16] inteiramente anti-*DSM-5*,* foi o mais vociferante, dada a antiga posição do autor como chefe da força-tarefa do *DSM-IV* e sua estreita relação com Spitzer, padrinho do *DSM*. E foi justamente o próprio Spitzer quem recrutou Frances do alto de sua aposentadoria para se juntar a ele para alertar o público de que o novo manual provavelmente "resultaria em um produto muito perigoso".[17] O lançamento do manual foi interrompido duas vezes — graças, pelo menos em parte, a esses dois pesos pesados. Frances escreveu cartas abertas à APA, artigos de opinião e tuítes. Ele admitiu ao público que havia falhado em "prever ou evitar três novas falsas epidemias de transtorno mental em crianças[18] — autismo, déficit de atenção e transtorno bipolar na infância". Os diagnósticos do transtorno bipolar na infância aumentaram quarenta vezes em oito anos,[19] entre 1994 e 2002; houve um aumento de 57 vezes no diagnóstico[20] do transtorno do espectro do autismo infantil entre os anos 1970

---

* A Associação Americana de Psiquiatria abandonou o uso do sistema de numeração romana no *DSM-5* para facilitar a adição de "revisões parciais no futuro" nas atualizações de software, explicou o sociólogo Andrew Scull.

216   O Grande Impostor

e hoje; e o transtorno de déficit de atenção/hiperatividade, antes raro,[21] agora afetava cerca de 8% das crianças entre 2 e 17 anos. O argumento de Frances de que nossas definições têm implicações drásticas e reais era válido — estávamos alcançando pessoas que haviam sido ignoradas há muito tempo ou estávamos superdiagnosticando e supermedicando crianças? Frances avisou que o *DSM-5* "rotularia erroneamente as pessoas normais"[22] e criaria "uma sociedade de fanáticos por pílulas"[23] (em uma época em que um em cada seis adultos[24] já usava pelo menos um medicamento para problemas psiquiátricos). Alguns psiquiatras da APA reagiram argumentando que Frances tinha não apenas uma reputação para salvar, mas também dinheiro a perder, porque o novo manual reduziria os royalties que arrecadava sobre sua própria criação, a versão anterior do livro.

Ainda outros grandes nomes no campo aderiram às críticas. O Dr. Steven Hyman, diretor do Stanley Center for Psychiatric Research do Broad Institute do MIT e Harvard, chamou de "um pesadelo científico absoluto".[25] O Dr. Thomas Insel, ex-diretor do National Institute of Mental Health, disse que o manual "carecia de validade" e era "quando muito, um dicionário".[26] A questão é: a ciência não estava lá quando Spitzer e companhia escreveram o manual (e eles tentaram reconhecer isso deixando o manual aberto para revisões). Apesar de todo o esforço nas três décadas desde então, a ciência ainda não está lá.

Muitos psiquiatras que entrevistei comparam os diagnósticos do *DSM* à nossa compreensão das dores de cabeça — temos sintomas sem conhecer sua causa subjacente. Você pode, por exemplo, pensar que está apenas com dor de cabeça quando, na verdade, tem um tumor no cérebro. Tome um Advil e sua dor de cabeça pode desaparecer, mas você ainda terá uma massa metastática em seu crânio. Sem uma maneira de encontrar esse tumor, como podemos distingui-las?

A parte mais preocupante, na minha perspectiva, é que a abordagem do *DSM* tornou a prática tão rígida, tão inflexível, que o paciente, a pessoa, o ser humano, se perdeu. Como eu viria a descobrir, isso não afeta apenas o relacionamento entre médico e paciente, mas pode aumentar o diagnóstico incorreto.

A SCID   217

Eu mesma testei essa hipótese[27] com o Dr. Michael First, o homem que apresentou Spitzer e mencionou Rosenhan na palestra *in memoriam*.

"Estou nervosa", confessei enquanto ligava o gravador no consultório do Dr. First. "Por que estou nervosa? Você já passou por uma SCID?"

"Não", disse o Dr. First.

O Dr. First não é exatamente caloroso e esfuziante — ele é hiperclínico e direto, duas coisas que o tornaram crucial na criação das últimas três edições do *DSM* —, mas o anel de metal grosso que vi em seu dedo durante a nossa entrevista contradiz o que interpreto como uma energia mais suave e hippie de Woodstock. Ele é frequentemente chamado para prestar consultoria em casos criminais famosos, recentemente o do assassinato[28] de Etan Patz, de 6 anos, que terminou em impossibilidade de decisão unânime do júri (em um segundo julgamento, o réu foi considerado culpado). Mas sua principal contribuição para o mundo do *DSM* foi a SCID — Structured Clinical Interview for DSM [Entrevista Clínica Estruturada para o *DSM*] — um conjunto pré-elaborado de perguntas para entrevistas, destinado a fazer um diagnóstico psiquiátrico baseado nos critérios do *DSM*. Perguntei se ele estaria aberto a me aplicar a SCID dada minha experiência de psicose, fingindo que não conhecia o diagnóstico. O Dr. First parecia aberto a um desafio — mesmo que as probabilidades estivessem contra ele.

Em 2008, ele apareceu em um reality show da BBC chamado *How Mad Are You?*[29] [Quanto Você é Louco?, em tradução livre], no qual dez pessoas — cinco "normais" e cinco diagnosticadas com problemas psiquiátricos — moravam em uma casa observada por um psiquiatra (Michael First), um psicólogo e uma enfermeira psiquiátrica e se envolviam em uma variedade de tarefas, incluindo performances de comédia stand-up e limpeza de currais de vacas. O objetivo do painel de especialistas era identificar os doentes mentais e rotulá-los corretamente com apenas cinco dias de observação. Os especialistas não se saíram muito bem na missão. Acertaram o sujeito com transtorno obsessivo-compulsivo depois de vê-lo sofrer para limpar o esterco de vaca, mas diagnosticaram incorretamente um voluntário com desordem bipolar (que não tinha distúrbio algum) e outro com histórico de esquizofrenia (não havia histórico). É válido reconhecer as impressionantes marcas deixadas pela tese de Rosenhan: apesar de todos os esforços da psiquiatria para se legitimar desde então, a impossibilidade de distinguir a sanidade da loucura recebeu a honra mais cobiçada do momento — um reality show próprio.

First começou a entrevista. "Ok, eu vou fazer isso como se fosse pra valer, porque estamos fazendo pra valer."

Ele elaborou as primeiras perguntas, e eu as respondi rapidamente na sequência: "Quantos anos você tem?" "Com quem você mora?" "Está casada há quanto tempo?" "Onde você trabalha?"

Expliquei que namorava meu marido havia sete anos, mas que nos conhecemos quando eu tinha 17 anos. Contei a ele sobre nosso casamento recente. Ele perguntou sobre o trabalho, então eu resumi minha história no *New York Post*, onde trabalhei por mais tempo do que conhecia meu marido.

"Você já enfrentou um período em que não pôde trabalhar ou ir à escola?"

"Sim", respondi. "Quando eu estava doente."

"Conte-me sobre a doença."

Descrevi a progressão natural de minha doença, começando pela angústia da depressão, que se transformou em mania, depois em psicose e, finalmente, em catatonia, antes que eu fosse corretamente diagnosticada com encefalite autoimune. Ele fez perguntas durante meu relato, mas interferiu em minha história o mínimo possível. Manteve um distanciamento emocional — nunca emitiu sequer um *Uau*, ou *isso deve ter sido difícil,* ou até um *Como isso fez você se sentir?*, todas as reações comuns de outras pessoas que ouvem essa história. Ele continuou, seguindo todo o roteiro de perguntas.

"Você já desejou estar morta ou ir dormir e nunca acordar?" — perguntou ele.

Pensei na resposta de Rosenhan a essa pergunta feita durante sua entrevista de admissão no Haverford Hospital. Respondi que não.

"Você já tentou se matar? Já fez alguma coisa para se machucar?"

Não, não.

"Você teve algum problema no mês passado?"

"Problemas?" — perguntei.

"Qualquer coisa, no trabalho, em casa, outros problemas."

"Todo dia eu tenho um problema." Dei risada. Que tipo de pergunta era aquela?

"Problemas cotidianos?"

"Sim."

"Como tem estado seu humor no último mês?"

"Realmente muito bom", respondi. "Eu tenho meditado."

"Medicado?"

"Não, meditado."

E continuamos.

Uma dinâmica estranha estava ocorrendo — respondi não a todas as perguntas anteriores, mas, inesperadamente, me vi querendo agradar o médico. Não queria decepcioná-lo com minha normalidade.

"No último mês, desde o dia 20 de março, houve um período em que se sentiu deprimida ou desanimada durante a maior parte do dia quase todos os dias?" Isso foi estranho. Acabei de dizer a ele que meu humor estava bom, graças ao aplicativo Headspace. Ele estava apenas lendo as perguntas.

"No último mês, desde o dia 20 de março, você perdeu o interesse ou o prazer pelas coisas que costumava gostar?"

Agora parecia o que eu imaginava de um interrogatório policial — como se ele estivesse tentando me pegar em uma mentira.

Ele seguiu em frente repetindo as perguntas, mas em relação a toda minha vida. Durante minha doença, por exemplo, eu me senti deprimida, mas um "sim" não foi suficiente. Ele queria saber exatamente quanto tempo me senti triste, como se as emoções tivessem limites bem definidos.

"Uma semana, só isso?"

"Ah, não sei. Talvez um mês? É tão difícil de afirmar."

"No hospital, você estava deprimida?"

"Eu estava tão debilitada cognitivamente. As pessoas disseram que sim, mas não lembro."

"E a mania?", continuou ele. "Quanto tempo durou?"

"Mais uma vez, estava tão misturada com a depressão que é difícil dizer." Estou tentando desesperadamente definir algo que simplesmente não é definido. As emoções não são fórmulas matemáticas, inseridas como x + y = diagnóstico psiquiátrico.

"Recapitulando. Fevereiro de 2009, três semanas na maior parte do dia todos os dias você estava deprimida. Isso parece certo?"

"Sim."

Ele se concentrou nas duas primeiras semanas da depressão e eu entrei no jogo, como se eu, ou, francamente, qualquer outra pessoa, pudesse responder com precisão a perguntas prescritas sobre um momento tão irracional e assustador.

"Quanto tempo durou a mania no total: uma semana e meia?"

"É tão difícil dizer..."

"Durante esse período de uma semana e meia, como você se sentiu? Mais autoconfiante do que o habitual?"

"Às vezes. Mas por um segundo eu era a melhor e depois, a pior."

"Mas certamente por uma quantidade significativa desse tempo você teve esse sentimento."

"Claro." Foi surpreendente. Tudo precisava ser tão concreto.

Mais perguntas: "Sono? Concentração? Passou mais tempo pensando em sexo? Andando de um lado para outro? Comprando coisas que não podia pagar?" E então a minha favorita: "Você tomou alguma decisão comercial arriscada ou impulsiva?" Isso depois de dizer a ele que na época eu ganhava 38 mil dólares por ano. Eu ri dessa. "Ah, todos aqueles investimentos em negócios arriscados!"

"Agora vou lhe perguntar sobre algumas experiências incomuns", disse ele, novamente lendo. "Durante esse período, parecia que as pessoas estavam falando sobre você?"

"Sim. Os enfermeiros estavam falando de mim. Eu conseguia ler a mente deles."

"Você achou que algumas coisas no rádio ou na TV eram especialmente para você?"

"Sim", respondi. "Eu tinha um delírio sobre a televisão e meu pai."

"E quanto a alguém fazendo o possível para lhe prejudicar ou tentar machucá-la?"

As respostas eram todas sim: "Você já se sentiu especialmente importante? Que tinha poderes especiais?"

É claro: eu me lembrava vividamente de meu breve contato com poderes divinos quando acreditei que podia envelhecer as pessoas com minha mente.

"Você em algum momento esteve convencida de que algo estava errado com sua saúde física, mesmo que os médicos lhe dissessem que não?"

Minha obsessão por percevejos; minha convicção de que estava morrendo de melanoma.

"Você já se convenceu de que seu namorado estava sendo infiel?"

O episódio em que vasculhei suas coisas em busca de pistas inexistentes para seu caso imaginário.

Houve perguntas específicas sobre pessoas implantando pensamentos na minha cabeça, sobre a permeabilidade das interações humanas, sobre amor não correspondido, que não se encaixavam. No final de nossa entrevista, o Dr. First fechou o livro.

"Se eu não soubesse a resposta" — referindo-se à encefalite autoimune — "eu teria um diagnóstico diferente. Diria que foi um transtorno esquizofreniforme".

Esquizofreniforme é quando alguém apresenta características da esquizofrenia por menos de seis meses, o período mínimo necessário para um diagnóstico de esquizofrenia. (Embora esse tempo mínimo tenha sido criado sob os critérios de Feighner, que antecedem a criação do *DSM-III,* desconfio que foi incluído no *DSM* pelo menos em parte graças ao estudo de Rosenhan. Se fosse preciso apresentar sintomas por seis meses, os pseudopacientes, que deveriam afirmar ter começado recentemente a ouvir vozes, seriam pelo menos filtrados por um diagnóstico menos definitivo.)

Quando eu disse a ele que os psiquiatras do hospital ofereceram dois diagnósticos, bipolar 1 e transtorno esquizoafetivo, ele reabriu seu livro.

"Se você estivesse deprimida ao mesmo tempo em que estava psicótica... Isso faria sentido. Na verdade, não teria sido esquizoafetivo porque o distúrbio no humor não foi tão longo quanto a psicose. Houve algum momento em que você estava psicótica e seu humor estava normal?"

Dei risada. "Dá para estar psicótica e seu humor ser normal? Como isso é possível?"

"Bem, sim", respondeu ele. "Acho que tecnicamente não seria realmente esquizoafetivo. Tecnicamente, é meio misturado. Difícil dizer. Esse é o problema. Você realmente precisa saber com uma razoável precisão..."

Não pude acreditar. Eu tinha uma visão mais precisa da minha doença do que a maioria das pessoas — especialmente uma doença psiquiátrica —, já que passei um ano escrevendo e pesquisando o assunto nos últimos quatro anos e conversando sem parar sobre isso. Ainda assim não conseguia responder adequadamente suas perguntas tão precisas.

"Na época, os dois diagnósticos que seriam mais razoáveis eram transtorno esquizofreniforme e esquizoafetivo", disse ele. "Mas isso não importa, porque os dois estão errados." Ele fechou o livreto. Era corajoso e honrado ser tão sincero quanto às limitações de sua criação. Ele continuou: "Vemos isso o tempo todo com pessoas com sintomas psicóticos que não respondem a antipsicóticos. Seria porque, na verdade, elas têm o mesmo que você? Ou será que algumas pessoas genuinamente esquizofrênicas não respondem aos medicamentos? Ou talvez o que chamamos de esquizofrenia seja, na verdade, muitas coisas diferentes."

Ele abandonara a formalidade da entrevista, para meu alívio. "Veja como esse campo é falho", disse ele.

Houve um momento de constrangimento antes que eu pegasse minha carteira. "Quanto lhe devo?"

"Bem, meu preço normal para esse tipo de procedimento é US$550."

Quinhentos e cinquenta dólares para ele me dar um diagnóstico errado. Eu mal pude acreditar. E acho que ele também não.

"Você aceita American Express?"

PARTE CINCO

O maior obstáculo à descoberta não é a ignorância — é a ilusão do conhecimento.[1]

— Daniel Boorstin

22

A NOTA DE RODAPÉ

Quanto mais eu lutava para entender tudo isso, mais percebia que Rosenhan e seu estudo eram como areia movediça: sempre que eu sentia que estava em terreno sólido, a base cedia, me deixando ainda mais fundo na lama escura e afundando rapidamente.

Graças a Bill Underwood, descobri o primeiro nome de um colega que também participou do estudo: Harry. Examinei a turma de psicologia de Stanford de 1973 e lá estava ele, apenas algumas linhas acima de Bill: Harry Lando.[1] Percebi imediatamente, no entanto, que não havia um Harry entre os seis pseudônimos restantes não identificados — ele não era John, Bob ou Carl — e sua posição como estudante de pós-graduação não correspondia à descrição de nenhum deles também. Será que eu estava errada e os primeiros nomes não foram sempre mantidos? Procurei por "Harry Lando" no PubMed e encontrei cerca de cem estudos sobre cessação de tabagismo, mas nada sobre Rosenhan. No WorldCat, digitei "Lando" e encontrei mais artigos sobre tabagismo, mas depois adicionei "Rosenhan" e bingo — um resultado de um estudo intitulado "On Being Sane in Insane Places: A Supplemental Report", um relatório adicional ao estudo original publicado na *Professional Psychology* em fevereiro de 1976. O resumo dizia:[2]

226 O Grande Impostor

> The author gives the psychiatric
> institution a favorable review after
> spending 19 days as a pseudopa-
> tient in the psychiatric ward of a
> large public hospital. He recom-
> mends stressing the positive as-
> pects of existing institutions in fu-
> ture research.

Figura 22.1: O autor faz uma avaliação favorável à instituição psiquiátrica depois de passar 19 dias como pseudopaciente na ala psiquiátrica de um grande hospital público. Ele recomenda que deveríamos enfatizar os aspectos positivos das instituições existentes em pesquisas futuras.

Lá estava ele. Outro pseudopaciente: *Ele recomenda que deveríamos enfatizar os aspectos positivos das instituições existentes em pesquisas futuras.* Dos 1.066 resultados de Rosenhan no WorldCat, o estudo de Harry Lando foi o número 251 na página 26. Passei rapidamente por ele em minha busca inicial, muito antes de começar a procurar pseudopacientes, e em todas minhas buscas desde então não havia encontrado nem uma fonte que o citasse.

Encontrei uma cópia impressa do estudo, que apresentava uma foto em preto e branco de um jovem de cabelos vastos, bigode espesso e rosto angular, e li a frase de abertura: "Eu fui o nono pseudopaciente no estudo de Rosenhan;[3] e meus dados não foram incluídos no relatório original."

Claro! A nota de rodapé! "Os dados de um nono pseudopaciente[4] não foram incorporados no relatório porque, embora sua sanidade mental não tenha sido detectada, ele falsificou aspectos de sua história pessoal, incluindo seu estado civil e relacionamento com os pais. Seus comportamentos experimentais, portanto, não foram idênticos aos dos outros pseudopacientes." Harry Lando não correspondia a nenhum dos oito pseudopacientes porque *não era* um deles. Era o nono desconhecido — a nota de rodapé que recebeu pouca atenção nas discussões do estudo porque foi usada como reconhecimento *pro forma* de que os dados eram tão imaculados que Rosenhan jogou fora todo um conjunto de dados que não mantinha os padrões do resto do estudo.

No entanto, sabendo o que eu sabia agora, essa lógica parecia um tanto hipócrita — o próprio Rosenhan havia feito exatamente a mesma coisa, enganando os médicos sobre seus próprios sintomas e alterando seus registros médicos.

Ainda mais intrigante que a hipocrisia era a pergunta: por que Harry estaria *defendendo* as instituições em vez de protestar contra elas? Ele usou palavras como "excelentes instalações" e "ambiente benéfico", um drástico distanciamento das experiências de Rosenhan e Bill, os outros dois pacientes que eu encontrara até o momento.

Localizei a foto de Harry, seu rosto um pouco mais velho e sem o bigode, no site da School of Public Health da Universidade de Minnesota, onde agora trabalha como professor de psicologia com foco em epidemiologia de comportamentos tabagistas. Enviei um e-mail para Harry. Três dias depois, me vi conversando ao telefone com o segundo dos pseudopacientes misteriosos de Rosenhan. A essa altura, o meu entusiasmo, que, sejamos honestos, normalmente está por volta do nível oito, provavelmente podia ser medido pela escala Richter. Se fosse possível ouvir alguém irradiar alegria, é assim que minha fala desconexa e acelerada seria descrita. Falamos de Bill, e Harry pareceu encantado em saber que eu já havia entrado em contato com ele; de minha própria experiência com encefalite autoimune, na qual ele parecia interessado; e então colocamos a mão na massa.

A experiência de Harry foi, de fato, incompatível com a de Bill. Ele também era um cara muito diferente. É o tipo de pessoa que podemos chamar de professor perdido em pensamentos. Um de seus arrependimentos quando criança, disse ele, era de não ter sido rebelde o suficiente — era muito "certinho".

A carreira de Harry estudando a mente nasceu da mais universal das inspirações: ele desenvolvera uma quedinha por uma jovem professora que lhe sugeriu alguns cursos de pós-graduação enquanto ele cursava a Universidade George Washington, em Washington, D.C. Um desses cursos de alto nível foi ministrado pela Dra. Thelma Hunt,[5] a pessoa mais jovem a receber o título de doutora na universidade durante um período em que as mulheres geralmente não recebiam tais honras em nenhuma idade. Embo-

228   O Grande Impostor

ra tenha colhido muitos frutos ao longo dos 59 anos de carreira (incluindo o estabelecimento de programas de terapia e o recrutamento de mais mulheres para as ciências), um de seus trabalhos mais citados[6] foi com Walter Freeman, médico de Rosemary Kennedy, pioneiro da lobotomia do "picador de gelo" transorbital. Eles colaboraram no artigo *Psychosurgery: Intelligence, emotion and social behavior following prefrontal lobotomy for mental disorders*, que continha trezentas páginas de estudos de caso e fotografias de pacientes pós-lobotomia. Hunt forneceu materiais suplementares em estudos cognitivos e de inteligência realizados após a cirurgia, medindo o "tempo de autointeresse"[7] de um paciente ou a quantidade de tempo que um paciente fala sobre si mesmo, antes e depois da operação. Os pacientes antes da cirurgia falaram sobre si mesmos por nove minutos, em média; no pós-operatório, esse número caiu para quatro minutos para uma lobotomia-padrão e dois minutos para as radicais. Não sei ao certo o que isso nos diz sobre o que a lobotomia faz com o eu — mas é seguro dizer que não é algo bom.

Harry não se lembrava muito da aula da Dra. Hunt, a não ser do fato de ser tão enfadonha que fazia com que alguns alunos dormissem (embora não o bastante para impedir Harry de buscar um título mais alto em psicologia). Ele se inscreveu em um programa de doutorado em Stanford para estudar a teoria da aprendizagem social com o psicólogo Al Bandura, conhecido por seu "experimento do joão-bobo"[8] sobre comportamento agressivo em crianças em idade pré-escolar. (Uma das descobertas do estudo foi que, quando crianças em idade pré-escolar da Bing Nursery School de Stanford assistiam a adultos abusar física ou verbalmente de um palhaço inflável de um metro de altura, elas repetiam as agressões, um exemplo de modelagem do comportamento, demonstrando que os agressores normalmente são criados na primeira infância. De certa forma, estava de acordo com a pergunta que muitos psicólogos sociais do pós-guerra, como Milgram com sua máquina de choques e Zimbardo com seus estudos da prisão, tentavam responder: nascemos ou nos tornamos maus?)

Apesar de seus interesses de pesquisa, Harry não se adaptou a Stanford como Bill. Harry, que estava há alguns anos em um casamento infeliz, considerou Stanford um lugar hostil, sufocante e excessivamente competitivo. Como Bill e Maryon, ele se juntou a alguns protestos contra a Invasão do Camboja e, mais tarde, a uma manifestação em massa em homenagem às vítimas do massacre de Ken State, mas na maior parte do tempo se sentia perdido. "Eu diria que era bastante inseguro. Eu me questionava se realmente pertencia à Stanford", disse ele. "Eu me perguntava se eles descobririam minha incompetência." Quando perguntei se ele talvez estivesse deprimido, ele teve que pensar um pouco. "Acho que não atendia aos critérios de depressão clínica", disse ele de maneira imparcial, "mas certamente eu não estava feliz".

Ele achava até o trabalho insatisfatório. Bandura, embora conhecido por seus experimentos com bonecos joão-bobo, estava estudando terapia de aversão quando Harry se juntou à sua equipe de pesquisa. Harry logo descobriu que preparar os participantes para experimentos que provavelmente os torturariam não despertava seu entusiasmo. Quase desistiu quando teve que limpar a sujeira de um dos sujeitos, que, depois de fumar dezenas de cigarros seguidos para um estudo sobre aversão ao fumo, depositou o conteúdo do estômago no terrário da cobra de Al Bandura. Harry certamente não sonhara com uma carreira limpando vômito; ele queria explorar algo maior. Em seu tempo livre, leu *Um Estranho no Ninho* e *Nunca Lhe Prometi um Jardim de Rosas*, dois livros de alta circulação no campus da época, e os outros já esperados, como *Manicômios, Prisões e Conventos*, de Goffman, e obras de Laing, Szasz e Foucault.

No outono de 1970, Harry se matriculou em um seminário de pós-graduação chamado Psicopatologia. Ele não se lembrava de muitos detalhes das palestras de Rosenhan, exceto da admiração que inspirava. A certa altura, Rosenhan convidou os oito alunos da turma para sua casa. Mollie exibiu seus melhores dotes culinários naquela noite — sopa grega de ovos, cremosa e com toques de limão —, e, enquanto os alunos a devoravam, Rosenhan fez seu discurso. Harry ficou tão impressionado com a comida, com a casa, com os pés de romã e de limão de Meyer, com a piscina de fundo preto no quintal, com Rosenhan, que, segundo ele, teria assinado em qualquer linha pontilhada: "Foi tipo: *Uau, isso é emocionante.*" Rosenhan o fisgou e ele ficou intrigado com a ideia de se infiltrar. Não é da natureza de Harry analisar demais, mas parece claro que ele se juntou ao estudo porque

Rosenhan lhe deu a oportunidade de fazer parte de algo. Graças a conflitos de agendas e outras desculpas esfarrapadas, no entanto, nenhum dos outros estudantes acabou enfrentando a internação, exceto Bill Underwood.

Harry escolheu o nome "Harry Jacobs", que segundo ele simplesmente lhe veio à mente, e Rosenhan e sua assistente de pesquisa lhe forneceram um endereço falso, próximo ao hospital-alvo, Langley Porter, o hospital psiquiátrico da Universidade da Califórnia, em São Francisco, o mais antigo da Califórnia. Como Bill, Harry não se lembrava de que Rosenhan os tivesse preparado além de um tutorial sobre como esconder os comprimidos. "Isso de certa forma me surpreendeu. Achei que tivemos um treinamento muito ínfimo. Eu me encontrei com Rosenhan no dia anterior. Ele disse algo em sala de aula sobre 'oco, vazio e baque', as vozes, psicose existencial, mas na verdade quando muito tive quinze minutos de treinamento, e isso realmente me deixou nervoso porque, você sabe... por não ter sido um estudante de psicologia clínica, tendo crescido com a ideia de que pessoas com doenças mentais são realmente malucas, certo? Então, quase me senti entrando no covil dos leões. Quero dizer, como seriam os pacientes?"

Harry se lembrou de um anúncio de utilidade pública que ouvia em sua infância, que advertia as crianças de que deveriam ser gentis com as pessoas com doença mental, porque *isso pode acontecer com você*. Esses anúncios aterrorizaram o pequeno Harry, que desenvolveu uma fobia de que um dia seria internado em um manicômio e "pegaria" uma doença mental. Agora, aqui estava ele, quase duas décadas depois, se voluntariando para entrar em um.

Era final de novembro, depois do Dia de Ação de Graças, uma perfeita manhã de outono em São Francisco. Harry vestiu sua calça e uma camisa social (ele não era do grupo hippie, não tinha bigode, não deixou o cabelo crescer). Carregava muito pouco dinheiro, o suficiente para levá-lo ao hospital e um pequeno troco extra, e nenhum documento de identificação para o caso de o revistarem.

Ele pegou um ônibus para o escritório de admissões do Langley Porter de São Francisco. Uma enfermeira perguntou se ele tinha uma consulta marcada. Ele respondeu que não, mas que seu psicólogo, Dr. David

Rosenhan, o havia indicado. Quando Harry lhes disse seu endereço, a enfermeira respondeu que ele teria que ir ao San Francisco General Hospital, porque o Langley Porter não estava na área de abrangência de seu (falso) endereço. A enfermeira lhe deu instruções sobre a rota de ônibus e o dispensou. Harry saiu do hospital e foi a uma cabine telefônica para ligar para o San Francisco General. A atendente questionou se o aceitariam, levando em consideração seu endereço, pediu um número de telefone e lhe disse que alguém ligaria de volta. Harry, agora bastante nervoso, telefonou para a assistente de pesquisa de Rosenhan, o ponto de contato do estudo, uma jovem, cujo nome não lembrava, e contou as más notícias. Ela parecia decepcionada, mas lhe disse para aguardar.

Segundos depois, o telefone tocou. Harry ficou abalado quando uma voz estranha se apresentou como psiquiatra de outro hospital. Como esse psiquiatra conseguiu o número da cabine telefônica? Quem o contatou? De que hospital ele estava ligando? E o que exatamente foi falado nesse telefonema? Harry não conseguia lembrar, embora tivesse certeza de que encenou exatamente o que havia ensaiado — *oco, vazio, baque*. Ainda assim, algo sobre sua história ou o modo como ele a contava fez o médico achar que Harry apresentava risco de suicídio. Pressionei Harry insistentemente para que explicasse por que o médico poderia ter achado isso, mas ele não conseguiu encontrar nenhuma razão.

"Você está me obrigando a fazer isso", continuou o médico, segundo Harry lembrava. "Você está me obrigando a fazer isso. Você precisa vir ao hospital."

Harry embarcou em outro ônibus e tentou conter o crescente desconforto. Esse não era um hospital avaliado. Ele não tinha ideia de como esse hospital funcionava ou que tipo de pacientes tratava.

Estava mergulhando rumo ao imenso desconhecido.

Harry não se lembrava do momento em que entrou. De alguma forma, ele chegou no quarto andar em uma sala privada, um consultório, onde um psiquiatra estava sentado atrás de uma grande mesa adornada com alguns toques pessoais, algumas fotos de família, alguns livros. O psiquiatra pediu a Harry para sentar na cadeira à sua frente. Harry sentiu o suor encharcando sua camiseta de baixo, mas o engraçado era que ele não estava nervoso. Era como se observasse a própria ansiedade à distância. Parecia um jogo de beisebol no pátio da escola, como se estivesse prestes a rebater uma bola e lançá-la na cerca. As palavras fluíram: ele era Harry Jacobs, graduado em Berkeley (trocou Stanford pela faculdade da esposa), começara a ouvir vozes poucas semanas antes que diziam: "Está vazio. Baque. É tudo oco." Tudo parte do roteiro combinado.

Houve alterações, admitiu Harry. Ele disse ao psiquiatra que morava sozinho fora do campus, deixando de fora o fato de que morava com *a esposa* — o que, segundo Rosenhan, evidenciava isolamento e poderia significar problemas para alguém que apresentasse um sintoma psiquiátrico grave (mesmo que Bill tivesse feito exatamente a mesma coisa e deixado Maryon fora da narrativa). Harry então contou uma mentira mais significativa. Ele disse que não tinha família próxima desde que seus pais morreram em um acidente de carro um ano antes (na realidade, seus pais estavam vivos e bem). Por que fez isso? Nem ele tinha uma resposta, mas insistiu que Rosenhan aprovou as alterações em sua biografia antes da ida ao hospital. As anotações de Rosenhan (ele usou o pseudônimo "Walter" para Harry em algumas notas e, como não indicou que Walter era a nota de rodapé, presumi na época que Rosenhan havia usado outro pseudônimo para um de seus oito pseudopacientes originais) contavam outra história: "O motivo pelo qual Walter mudou seu roteiro[9] nunca ficou claro, mas desconfio fortemente que foi porque ele queria muito ser internado e, como todos nós, achava que não seria admitido com base em um conjunto de sintomas tão escasso... Essas alterações no roteiro impossibilitaram a inclusão de seus dados no estudo, pois eu não sabia o impacto das mudanças nas percepções da equipe." No entanto, sabemos muito bem as distorções que Rosenhan fez em seu próprio roteiro.

De qualquer maneira, uma vez internado, Harry se tornou um caso interessante. Cerca de quinze minutos depois do início da entrevista, o psiquiatra perguntou se poderia trazer outros dois psiquiatras para a consulta. Harry sentiu-se lisonjeado pelo interesse do médico. Quando perguntaram sobre como ele passava seus dias, Harry respondeu com sinceridade: a tristeza de se isolar em seu apartamento assistindo à televisão, os intermináveis estudos, o ambiente hipercompetitivo na faculdade, a ausência de amigos íntimos. Harry falou sobre seus sentimentos de inutilidade e insegurança. Apenas naquele momento, em que fingia ser Harry Jacobs diante de três psiquiatras, ele percebeu o quanto estava realmente infeliz. "Eu não era um estudante de pós-graduação muito feliz e, na época, o casamento infeliz não ajudava muito a situação. Mas parte disso... é muito intimidante, estar no meio daquelas pessoas famosas no departamento, sabe como é... Havia um sentimento de isolamento." Ele podia não ter perdido os pais e nem morar sozinho, mas a tristeza era genuína; apenas a causa era inventada. Será mesmo que isso foi de fato pior do que a alegação de Rosenhan de que colocava panelas de cobre sobre os ouvidos para abafar os ruídos?

Após 45 minutos, Harry foi internado no U.S. Public Health Service Hospital.[*]

"Eu senti como se tivesse passado em um teste."

A palavra que descreve melhor a primeira impressão de Harry da ala é *luz*. Um conjunto de janelas na sala de visitas deixava entrar cascatas de iluminação natural que faziam com que a ala parecesse incrivelmente salutar. Decorações de Natal, grinaldas e enfeites feitos à mão e uma árvore com luzes davam à ala uma sensação festiva e alegre. Essa era realmente a casa de terror que ele imaginara em sua juventude?

Homens e mulheres dividiam o andar destrancado e podiam andar livremente quando bem quisessem. A enfermeira o levou para conhecer as instalações (isso por si só era incomum; não aconteceu com Rosenhan ou Bill) e explicou que havia horário para acordar e para dormir, mas as atividades ao longo do dia eram livres. E não havia uniformes! Os funcionários usavam roupas normais. Em mais de uma ocasião Harry os confundiu com os pacientes, especialmente no começo. Talvez as diferenças possam

---

[*] Pouco antes de este livro entrar em gráfica e durante os preparativos de sua mudança, Harry se deparou com as anotações que fez durante sua hospitalização. Essas anotações confirmaram (após muito debate) em que hospital Harry havia sido internado: o U.S. Public Health Service Hospital, no noroeste de São Francisco, um hospital de pesquisa com financiamento federal que originalmente atendia soldados e oficiais da Marinha.

estar relacionadas ao fato de o hospital de Harry ser um centro psiquiátrico de tratamento de fase aguda, destinado a fornecer cuidados de curto prazo com foco na liberação de pacientes para suas casas, ambulatórios ou, se necessário, hospitais estaduais. Não era um local de última instância nem um centro de custódia no qual as pessoas eram esquecidas por meses ou anos. O hospital queria uma estadia rápida e, no processo, tentava tornar sua experiência o mais agradável possível.

Em nossa conversa, Harry não se lembrava muito da primeira noite. Rosenhan escreveu que a primeira refeição de Harry foi "feita em total silêncio", um reflexo de sua inquietação anterior, embora Harry tenha dito que seu silêncio pode ter sido resultado da surpresa de quão saboroso estava seu filé de carne. Seu prontuário médico registrou esse nervosismo: "Ele estala as juntas dos dedos",[10] de acordo com as notas de Rosenhan.

Como Rosenhan, Harry passou os primeiros dias evitando seus colegas pacientes. No entanto, uma vez que começou a participar de sessões de terapia em grupo, não teve escolha a não ser interagir. Os pacientes tinham mais ou menos a mesma idade que ele, alguns mais jovens e outros da idade de seus pais, mas nenhum mais velho que isso. Alguns se encaixavam no estereótipo de hippie da Bay Area dos anos 1970. Alguns acabaram lá depois de uma tentativa de suicídio — os jornais da época relatavam com frequência pessoas sendo convencidas a não pular da ponte Golden Gate.[11] Um garoto, ex-membro da Guarda Costeira, passou oito meses em uma pequena ilha no Pacífico, teve um surto e acabou lá, com o violão na mão. Harry sentiu um carinho especial pelo guarda maluco, que o fez lembrar-se do irmão. Depois que se conectou com a energia da ala, percebeu que fazia parte de uma comunidade paz e amor — as pessoas sentavam-se em grupos, cantando, chorando, rindo, todas unidas em razão das experiências difíceis que viveram no passado.

Quase todo mundo na ala era contra a guerra, até as enfermeiras. Quando notícias sobre as vítimas de guerra apareceram na TV, uma enfermeira comentou: "Vou me mudar para o Polo Norte", e todos caíram na gargalhada. Quase todos, pelo menos. John, um veterano da Guerra da Coreia, detestou Harry logo de cara e costumava dar sermões em todo o grupo por causa das opiniões antiguerra, repetindo: "Qualquer um que seja contra a guerra devia levar um tiro."

Isso não intimidava Harry; John parecia mais um rabugento, não o tipo de paciente mental ensandecido típico dos filmes. Harry lembrou que a pessoa "mais louca" da ala era um internado por risco de suicídio chamado Ray. Ele era o único paciente que usava uma camisola de hospital destinada a impedir a fuga. Antes de sua internação, ele pulou de uma janela do quarto andar e sobreviveu. E tinha alguns ossos quebrados para provar a proeza. Ainda assim, Harry o achava um cara bastante racional, embora com um toque de melancolia.

Se Ray estava melancólico, Harry estava radiante. Ele se descreveu como entusiasmado nos primeiros dias. Tinha uma chama ardendo dentro dele que havia se apagado desde que se mudara para Stanford. Escreveu sem parar, preenchendo páginas e mais páginas de seu caderno. (Até encontrar essas anotações dias antes de este livro entrar em gráfica, Harry estava convencido de que jogara suas anotações em uma faxina geral anos antes de eu entrar em contato com ele. Harry não lembra se Rosenhan recebeu uma cópia dessas páginas.) A equipe percebeu. Vários funcionários se interessaram pelo hábito de escrever de Harry e perguntaram se era escritor.

Harry apresentou sintomas psicóticos suficientes para os médicos receitarem doses diárias de Thorazine. O problema era que o medicamento não era um comprimido, mas líquido. O Thorazine líquido foi introduzido na década de 1960 como uma resposta ao problema recorrente de pacientes que escondiam remédios na bochecha. A campanha publicitária da década de 1960 dizia: "Atenção! Pacientes mentais são notórios por RESISTIR A TOMAR MEDICAMENTOS."[12]

Harry pensou: *Ok, David, o que eu faço agora?* e hesitou por um momento antes de engolir o xarope desagradável, fazendo uma careta quando o líquido deslizou pela garganta, preparando-se para que a droga fizesse efeito. Horas depois, nada aconteceu. "Acho que isso diz algo sobre o meu estado mental", ponderou agora. Ou a dose foi tão baixa que quase não teve efeito ou ele ficou tão perturbado com o ambiente que o antipsicótico o acalmou. Mais tarde, os médicos trocaram a medicação para comprimidos e ele pôde se livrar deles para que não precisasse testar essa hipótese.

Harry passou os primeiros dias observando, fazendo perguntas, mas raramente falava — um comportamento que levou uma das enfermeiras mais jovens e atraentes (pela qual Harry havia desenvolvido uma queda) a forçá-lo a compartilhar mais de si mesmo, sugerindo que a sublimação dos próprios sentimentos era um sinal de sofrimento. Essa foi uma observação astuta. Ele *de fato* estava desconectado — especialmente em casa com sua esposa. "Isso realmente me tocou", disse Harry.

Aos olhos de Harry, os funcionários pareciam realmente gostar do trabalho. Eles conversavam com os pacientes de igual para igual, participavam de jogos e contavam fofocas, e até se juntavam aos grupos de cantoria, com as vozes de Peter, Paul e Mary ecoando pela enfermaria. Quando uma jovem paciente do sexo feminino foi liberada sem ter para onde ir e sem dinheiro, uma das enfermeiras a acolheu até que reorganizasse sua vida. "O hospital parecia ter um efeito calmante. Alguém podia entrar agitado e, rapidamente, tenderia a se acalmar. Era um ambiente benéfico" — disse Harry.

Mas Harry ainda era um paciente — e foi lembrado dessa distinção durante uma reunião com o psicólogo clínico da ala, que pediu que ele desenhasse bonequinhos, o que Harry reconheceu como o "Teste do Boneco", um teste psicológico popular originalmente concebido para crianças. Harry o estudara na pós-graduação como uma ferramenta para avaliar a percepção e a cognição. Desenhar não era um dos talentos de Harry, e ele se sentiu constrangido. Mesmo que isso fosse uma encenação, ele ainda queria impressionar o psicólogo — da mesma maneira que eu quis impressionar o Dr. First quando realizei a SCID — e se esforçou para esconder sua limitação espacial. "Queria fazer o melhor possível, como se estivesse em uma 'situação real'", disse-me Harry.

Em determinado momento, ele perguntou ao psicólogo: "Devo continuar tentando ou devo desistir?"

O psicólogo respondeu: "Você decide." Ele lembrou que a resposta era exatamente a que ele havia sido treinado para dizer ao se deparar com a pergunta de um paciente. "Essa inversão de papéis não foi muito agradável", admitiu.

No início de sua estadia, uma enfermeira entregou a Harry seu prontuário médico — um momento incomum em qualquer hospital, muito menos um psiquiátrico — e lhe disse que o levasse a outro andar para se submeter a um eletroencefalograma. No minuto em que o arquivo CONFIDENCIAL chegou às mãos de Harry, ele sabia que era um tesouro. Harry folheou os arquivos enquanto caminhava. O tempo era o segredo. Eles notariam sua ausência no exame marcado se demorasse muito, mas precisava passar essas informações para Rosenhan. Mas como? Um telefone! Andou pelos corredores em busca de um, esgueirando-se em um escritório vazio e com as mãos trêmulas pegou o fone e discou o número de Rosenhan. Ele não se lembrava de ter falado com Rosenhan, mas achava que fizera contato com sua bela assistente de pesquisa.

O arquivo confirmou que ele estava tomando medicação antipsicótica. Outra linha dizia: "Inadequado para o serviço militar." Ele não pôde deixar de pensar: *Cara, isso pode ser útil.* Mas então três palavras se destacaram: "Esquizofrenia crônica e indiferenciada." Racionalmente, ele sabia que, para ter sido internado, provavelmente fora diagnosticado com *alguma coisa* — mas ver o diagnóstico por escrito ainda o atordoou.

Uma nova mulher se juntou à sessão de terapia de grupo no dia seguinte e permaneceu de costas para a sala, recusando-se a conversar. Os outros pacientes passaram a sessão toda tentando convencê-la a participar. "Gostaríamos que você se juntasse a nós", diziam. Por fim, a gentileza dos demais conseguiu amolecê-la e ela começou a se comunicar com o grupo, dizendo que Deus a havia condenado. Um dos pacientes citou passagens bíblicas que expressavam o amor e o perdão de Deus. "É difícil transmitir a sensação de plenitude existencial que tomou conta do ambiente e como os pacientes apoiavam uns aos outros. Quero dizer como eles se importavam" — disse Harry. "Estou ficando emocionado só de pensar nisso... O que me impressionou foi o quanto os pacientes pareciam humanos e acho que vulneráveis."

Enquanto Rosenhan teve a experiência de querer se expor como uma "pessoa sã" ("Eu sou o professor Rosenhan!"), Harry queria confessar por razões totalmente diferentes: "Eu me senti culpado por eles estarem fazendo um grande esforço para me ajudar com meus problemas, e gastando um tempo comigo que poderia ter sido gasto de outra maneira. Senti a culpa de estar no hospital quando não precisava. Eram pessoas boas... Queria confessar meus pecados."

Pouco menos de uma semana depois da internação, a ala organizou uma excursão de um dia fora do hospital para visitar a praia. O grupo embarcou em um ônibus e seguiu quarenta minutos pela costa. O ar marinho deve ter tido um cheiro mágico, carregado de possibilidades, quando desembarcaram e seguiram para a praia para aproveitar a tarde quente do início de dezembro. Será que as pessoas sussurravam: *Eles são do hospício?* Se o fizeram, Harry não percebeu. Ele estava muito feliz. Tomou sol e conversou. Era muito mais divertido do que avaliar artigos na pós-graduação. Tudo isso parecia tão distante agora. Uma paciente agarrou sua mão e sussurrou: *"Vamos ficar aqui. Não vamos voltar."*

"Eu me senti menos desindividualizado, mais real no hospital com esses pacientes do que como aluno de pós-graduação, sinceramente", disse ele.

Nas anotações de Rosenhan sobre a estadia de Harry, o professor rabiscou "ELE GOSTA DO HOSPITAL"[13] ao lado do artigo, como se não pudesse imaginar uma coisa dessas.

Na segunda semana, Harry se transformou de um solitário tímido em um líder da ala. Seus colegas pareciam respeitá-lo. Buscavam nele aprovação e conselhos. Ele assumiu essa nova posição de autoridade e até deu pequenas pistas de que sabia um pouco mais de psicologia do que admitira, oferecendo-se para administrar psicoterapia a seus colegas pacientes. Rosenhan interpretou isso como uma tentativa de se diferenciar do grupo. Harry concordou, mas considerou sua atitude um pouco mais ambiciosa. "É claro, eu me imaginei como McMurphy", disse ele, encarnando o herói de *Um Estranho no Ninho*. "Eu tinha a sensação de que os pacientes me admiravam, e isso significava muito... Achei que poderia ser uma influência positiva e oferecer apoio para outros pacientes."

Ele também flertava abertamente com a jovem enfermeira que o havia tirado de sua concha nos primeiros dias. "É difícil me concentrar na terapia quando você está usando uma saia assim", disse ele sobre a minissaia dela.

Ela riu, como se estivessem em um bar, não em um hospital psiquiátrico. Às vezes, ela o convidava para a estação de enfermagem para relaxar.

John, o militar veterano que tinha raiva dos manifestantes de guerra, não gostou do tratamento preferencial que Harry parecia receber e, em uma noite de folga fora do hospital, em que bebeu demais, também falou demais. Do alto de sua bebedeira, John partiu para cima de Harry agressivamente dentro da estação.

"Saia!", ordenou John.

"Eu não vou fazer isso", Harry respondeu surpreso com o poder de sua nova voz. John não o assustou. Ele estava triste, doente e com ciúmes. (Quando contou a história mais tarde, Rosenhan ficou horrorizado. "Seu pai nunca lhe ensinou a nunca enfrentar um bêbado?"[14] Mas Harry havia compreendido corretamente a situação. John estava irritado, mas não era agressivo.) Enquanto John se afastava, Harry apreciou sua nova confiança. Ele estava mudando — de uma maneira positiva.

Duas semanas mais tarde, Harry decidiu que precisava de um descanso. Embora tivesse se adaptado, sua energia física e mental havia se esgotado. Mesmo no meio da noite, ainda fingia ser um paciente adormecido, e isso mexeu com sua cabeça. Ele então decidiu pressionar por uma liberação antecipada. Como esperava, a maioria dos pacientes apoiou seu passe para uma noite fora. (Nessa enfermaria, os pacientes ajudavam a decidir quem deveria receber passes diurnos e noturnos, o que contribuía para o ambiente comunitário de apoio.) A única exceção? John, o veterano, que disse: "Ele tem mais problemas do que muitos de nós." As enfermeiras concordaram e, para horror de Harry, rejeitaram o pedido de passe.

"Não consegui convencê-los de que poderia lidar com a situação. E essa foi a experiência mais surreal. Aqui estou, dentro de uma instituição psiquiátrica e não consigo convencê-los de que é seguro me deixar sair."

Ele poderia ter saído da ala a qualquer momento e desaparecido para sempre — não estava trancado e usava um nome falso —, mas sentiu que precisava provar a essas pessoas que podia lidar com o mundo real. Ele pressionou por um passe diurno, mais fácil de obter, e não teve problemas em conseguir. Do lado de fora, ele não fez nada de especial, apenas visitou o campus de Stanford. Não lembrava se tinha encontrado Rosenhan; tudo o que conseguia se lembrar era da sensação de ser um alienígena em uma versão paralela de seu planeta natal. Tudo era familiar, ainda que ligeiramente distorcido.

Quando voltou para o hospital, a equipe achou que ele estava bem o suficiente para receber um passe noturno e, assim, ele aceitou, passando a noite em sua própria cama (os prazeres simples) ao lado de sua esposa. Mais uma vez, poderia ter saído para nunca mais voltar, mas sentiu que precisava ir até o fim. "Eu teria me sentido como se estivesse abandonando o lugar", disse ele.

Todos pareciam achar que Harry havia se adaptado bem às visitas externas. Ele estava agora se aproximando da duração média de internações no hospital — três semanas — e era hora de voltar à vida do lado de fora. Dessa vez, não foi Harry quem iniciou sua liberação; foram os funcionários que aprovaram sua saída dois dias após seu passe noturno. Na entrevista de alta, seu diagnóstico de esquizofrenia nunca foi discutido (até onde Harry lembrava); em vez disso, a equipe do hospital perguntou sobre suas condições de vida, seu retorno à escola ou ao trabalho e pediu que ele elaborasse uma lista de pessoas que poderiam ajudá-lo se surgisse uma emergência novamente. Ele assegurou-lhes que seu ambiente seria favorável. Nenhum medicamento foi discutido, embora tenham sugerido terapia complementar. O hospital parecia empenhado não apenas em dar alta a Harry, mas também em garantir que continuasse bem.

Harry ficou emotivo ao se despedir. "Eram pessoas vulneráveis que, em geral, eram seres humanos atenciosos que mostravam seus sentimentos muito mais do que eu estava acostumado academicamente. E isso me levou a uma proximidade que eu não sentia tanto do lado de fora, então acho que isso fazia parte, apenas a emoção. E, novamente, para alguém que era inseguro, incerto de pertencer a um lugar de elite como Stanford, estar nessa instituição psiquiátrica e notar o simples fato de manter o controle já era significativo. E isso foi muito importante para mim naquele momento da minha vida."

A última coisa que Harry escreveu em seu diário, de acordo com as anotações de Rosenhan, foi: "Vou sentir falta. Vou sentir falta."[15]

23

É TUDO COISA DA SUA CABEÇA

Harry e eu nos encontramos em uma cadeia de hotéis em Minneapolis, onde fui convidada a falar sobre encefalite autoimune a defensores da saúde mental. Pessoalmente, Harry é mais agitado do que denuncia sua voz cadenciada ao telefone. Ele move seu corpo enquanto fala e se remexe em seu assento, uma bola de energia apenas esperando a próxima maratona (ele é um corredor ávido) para extravasá-la.

Falamos sobre as consequências do estudo e sua relação instável com Rosenhan. A princípio, Rosenhan ficou entusiasmado com a internação de Harry — pelo menos foi o que Harry achou. "Ele me deu a impressão de que era algo que ele queria que eu estivesse fortemente envolvido, trabalhasse com ele, esse tipo de coisa." Mas, com o tempo, Rosenhan se afastou, ficando mais frio e desapegado. Eles pararam de discutir o estudo. Rosenhan se distanciou de seu papel como consultor da tese de Harry. E, depois, só restou o silêncio.

"Esperei. Esperei. Ele não estava por perto. Esperei e nada aconteceu", disse Harry.

Harry esqueceu o estudo para se concentrar em sua tese sobre cessação do tabagismo, escreveu sua dissertação, revisou e terminou em agosto de 1972. Durante todo o tempo Rosenhan manteve uma distância desconfortável. Quando "On Being Sane in Insane Places" foi publicado em 1973, Harry havia assumido o cargo de professor no estado de Iowa e não falava com Rosenhan há mais de um ano. Só soube que havia sido excluído do estudo quando leu o artigo na *Science*. "Eu senti como se tivessem me puxado o tapete", disse ele.

Então Harry decidiu escrever sua versão — levou um total de quatro horas, o rascunho foi escrito em uma crescente cólera. Nenhuma palavra foi editada. Em 1976, Harry revelou sua identidade como o nono pseudopaciente — a única pessoa envolvida no estudo além de Rosenhan a fazê-lo por escrito. Harry escreveu que não sofreu desindividualização e experimentou uma profunda conexão com a equipe. Suas instalações hospitalares, revelou, eram "excelentes",[1] com a proporção de quase 1:1 entre funcionários e pacientes criando uma "atmosfera benéfica" e um ambiente "atencioso e verdadeiro".

Embora Harry se sentisse vingado por ter ajudado a "esclarecer as coisas", seu artigo não teve o efeito que esperava, em parte porque o periódico em que foi publicado não era tão prestigiado quanto a *Science* e em parte porque, nos dois anos anteriores, o estudo de Rosenhan havia sido adotado de forma tão fervorosa que se tornara um evangelho. Rosenhan ignorou o artigo de Harry (não há registros de comentários dele sobre o artigo, mesmo em particular, e Harry disse que Rosenhan nunca entrou em contato para tratar desse assunto).

Entreguei a Harry as anotações que Rosenhan fizera de "Walter Abrams" e me preparei para sua resposta. Enquanto Harry lia em voz alta, suas sobrancelhas franziram: "Então... vamos ver... 'Ele foi internado e diagnosticado[2] com esquizofrenia paranoide.' Errado. Era esquizofrenia crônica e indiferenciada. 'Ele recebeu alta 26 dias depois.' Errado. Foram dezenove dias."

O homem gentil havia perdido a serenidade.

"Interessante", disse Harry, o dedo indicador no queixo enquanto lia. "Está bem. O que é fascinante para mim é que estas são algumas imprecisões factuais básicas que, quero dizer, não ajudam em nada. Não há razão para isso." Harry foi liberado *com* recomendação médica, não contra. Harry não saiu "em remissão". Harry não foi ignorado por "três dias" e sua ala não estava "lotada", como Rosenhan havia escrito. Mais uma vez,

É Tudo Coisa da Sua Cabeça   243

Rosenhan não estava apenas revisando, mas sim preenchendo lacunas com claras invenções.

Também mostrei a Harry algumas discrepâncias com os números. Nos arquivos, encontrei um rascunho de "On Being Sane in Insane Places"[3] enviado ao criador do experimento do marshmallow, Walter Mischel, para revisão. Nessa versão, Rosenhan incluiu nove pseudopacientes sem uma nota de rodapé, o que sugeria fortemente que havia escrito esse artigo antes de decidir remover os dados de Harry. Não apenas o teor e o tom do artigo não mudaram com Harry e sem ele, mas, o mais impressionante, os números também não. Isso significa que, quando Rosenhan tirou os dados de Harry de uma amostra de nove, *nenhum número foi afetado* — nem o tempo médio de permanência, nem o número de pílulas ministradas, nem o tempo que as enfermeiras passaram dentro e fora da "gaiola". Não sou especialista em matemática, mas sei que, se você remover um item de uma amostra relativamente pequena, de nove, os dados agregados *teriam* que mudar, pelo menos um pouco.* E os números que Rosenhan usou eram tão *específicos*: em seu artigo, ele escreveu que o contato diário médio com os psiquiatras variava de 3,9 a 25,1 minutos,[4] por exemplo. Isso aborreceu Harry — e a mim.

De maneira igualmente flagrante, encontrei notas descrevendo a internação de Harry repetidas quase literalmente no artigo publicado: "Outro pseudopaciente[5] tentou um romance com uma enfermeira… A mesma pessoa começou a fazer psicoterapia com outros pacientes — tudo isso como uma maneira de se tornar uma pessoa em um ambiente impessoal." Esses dois detalhes vieram das anotações de Rosenhan sobre "Walter Abrams", seu pseudônimo para Harry. Como ele pôde incluir isso e também afirmar que havia removido Harry como um pseudopaciente do estudo?

Se os editores da *Science* soubessem dessas transgressões, duvido que tivessem publicado o artigo de Rosenhan. Os dados, mesmo em um artigo jornalístico mais acessível, devem, no mínimo, ser sólidos. Não tenho mais dúvidas agora. Os de Rosenhan não eram.

---

* A menos que todos os números sejam iguais e, neste caso, sabemos que não eram.

Ainda assim, Harry acreditava que o estudo mudou sua vida para melhor. Ele pensou em fazer pós-graduação em trabalho clínico, mas finalmente decidiu que poderia salvar o mundo convencendo-o a parar de fumar. Ele até mudou de aparência.

"Deixei o bigode crescer", disse-me e, como era seu hábito, passou para outro tópico sem explicação.

"Qual é o significado do bigode?", perguntei, trazendo-o de volta ao assunto.

"Acho que talvez era de ser um pouco menos convencional, porque eu me considerava bastante convencional." Com um pouco de pelo facial, ele se transformou no líder rebelde que nunca achou que poderia ser.

"[O estudo] me afetou profundamente, sabe, toda a experiência me afetou profundamente", confessou. Ele me contou que o seu trabalho no comitê de planejamento da Conferência Mundial sobre Tabaco ou Saúde e seu sucesso em convencer o grupo a mudar suas conferências de lugares como Helsinque e Chicago para cidades em países em desenvolvimento, como Mumbai e Cidade do Cabo, onde as taxas de tabagismo estão aumentando, não diminuindo, veio de seu trabalho como pseudopaciente. "[Sou] quieto, introvertido", disse. Após sua internação, ele percebeu que: "Luto por algo quando realmente acredito."

Harry achava que o que havia acontecido era bastante óbvio (e eu concordo): os dados de Harry — a experiência geral positiva de sua internação — não combinavam com a tese de Rosenhan de que as instituições são lugares indiferentes, ineficazes e até prejudiciais, e por isso foram descartados.

"Rosenhan estava interessado em diagnóstico, e isso é bom, mas é preciso respeitar e aceitar os dados, mesmo que eles não corroborem suas preconcepções", disse Harry. "Tenho certeza que, e talvez não esteja sendo justo, se tivesse a experiência que os outros tiveram, tenho convicção de que teria sido incluído... Claramente, ele tinha uma ideia, sua hipótese, e pretendia confirmá-la."

Rosenhan incluiu uma frase no final do artigo que parecia sutilmente reconhecer a experiência de Harry: "Em um ambiente mais benéfico... seus comportamentos e julgamentos poderiam ter sido mais favoráveis e eficazes." Mas é uma frase que ninguém cita ou lembra. Em vez disso, Rosenhan fez o que muitos médicos fazem com seus pacientes diante da complexidade — descartou qualquer evidência que não apoiasse sua conclusão. E estamos todos em pior situação por causa disso.

O programa da NPR, *It's All in Your Mind* ["É Tudo Coisa da Sua Cabeça", em tradução livre], apresentou Rosenhan em seu segmento de abertura, que foi ao ar em 14 de dezembro de 1972, pouco antes da publicação de seu artigo. Após minhas conversas com Harry, sabendo quantos dados dissonantes Rosenhan havia encontrado, é irritante ouvir a confiança cega na voz de Rosenhan na fita.

A gravação de 45 anos[6] abre com um toque distante de sinos. Uma batida tribal se transforma em um rugido furioso. O som dos sinos ficam cada vez mais altos até a voz de um homem interromper: "Psicologia, explorando a psique humana. É tudo coisa da sua cabeça."

É uma imitação descarada da música tema de *Além da Imaginação*, o que imagino que seja apropriado, já que o programa de rádio que estou prestes a ouvir tem uma qualidade um tanto duvidosa. Ouvir a voz do homem cujo trabalho você passou anos de sua vida lutando para entender, mas que pouco ouvira falando — um homem que uma vez admirou, mas agora suspeita que possa ter se envolvido em sérios delitos —, me dá a sensação de estar trancada dentro de uma sala cheia de livros sem óculos de leitura.

Na entrevista de vinte minutos, Rosenhan guiou seu anfitrião por sua experiência como pseudopaciente, recontando sua internação e acrescentando alguns detalhes que eu sabia que eram exagerados, como quando ele sugeriu que sua estadia havia durado várias semanas em vez de nove dias. "Eles nos deram mais de 5 mil comprimidos", disse ele. (No estudo, afirmou que 2 mil comprimidos foram ministrados.)

Entrevistador: Você acha que os pacientes podem melhorar frequentando instituições nas condições que estão neste país hoje em dia?

Rosenhan: Não. Elas não eram, de forma alguma, instituições terapêuticas. Quando você trata pessoas como leprosos, quando não consegue criar conexão com elas, quando não pode se sentar e conversar com elas, quando seu banheiro, se me perdoa, é separado do delas, e seus refeitórios são separados dos delas, e seu espaço é separado do delas, não é possível imaginar que a meia hora que você passa com elas uma ou duas vezes por semana superará tudo isso e tornará a vida delas melhor. De um modo geral, acho que os hospitais psiquiátricos não são terapêuticos e eu gostaria de vê-los fechados.

Ao desconsiderar os dados de Harry, Rosenhan perdeu a oportunidade de criar algo tridimensional, algo um pouco mais confuso, mas mais honesto — em vez disso, ele ajudou a perpetuar uma meia-verdade perigosa que perdura até hoje. *Eu gostaria de vê-los fechados.* Se ele tivesse sido mais ponderado em seu tratamento em relação aos hospitais, se tivesse incluído os dados de Harry, haveria uma chance de um diálogo diferente, menos extremo em suas certezas, surgir de seu estudo, e talvez, apenas talvez, estaríamos em um lugar melhor hoje.

24

SISTEMA DE SAÚDE MENTAL SOMBRIO

Décadas após o estudo, Harry retornou a um hospital psiquiátrico — desta vez como pai, não como paciente. Sua filha Elizabeth tinha 16 anos quando foi internada pela primeira vez por depressão maior, anorexia e bulimia (que escondiam uma doença subjacente que levaria mais dez anos para ser diagnosticada — uma rara doença do tecido conjuntivo chamada síndrome de Ehlers-Danlos). Ela disse que durante a internação[1] se sentia mais prisioneira do que paciente, como se tivesse cometido uma ação criminosa ou moralmente errada. "Ainda sinto aquela sensação assustadora e velada de estar trancafiada", disse ela. Lá, ela foi mantida sob forte medicação e "fiquei tão entorpecida que não me importei mais". Ao contrário dos anos 1970, quando seu pai era paciente, não havia cantorias, votos na ala para concessão de passes de saída diurnos, nem momentos de conexão emocional significativos entre os pacientes. Era apenas tome seus remédios, assista à TV e fique quieto até que esteja "estável" o suficiente para sair. Harry não podia acreditar no que viu quando visitou a filha. Como era possível que sua experiência décadas antes tenha sido muito mais... sofisticada? Quando Elizabeth foi liberada de volta aos cuidados de seu médico, foi gradualmente reduzindo a medicação. Ainda não sabe ao certo o que aconteceu. Tudo o que sabia era que precisava de ajuda, mas não tinha certeza de que o hospital era o lugar certo para fornecê-la.

Enquanto isso, o U.S. Public Health Service Hospital, em que Harry ficou, seguiu os passos do Blackwell Island, de Nellie Bly — ele também foi abandonado por décadas até ser transformado recentemente em apartamentos de luxo. O Zuckerberg San Francisco General Hospital[2] (como foi renomeado desde então), aquele em que Harry deveria ter se internado, ainda trata pacientes psiquiátricos, mas lá você não verá pessoas sentadas em círculos cantando "Puff the Magic Dragon". Existem poucos leitos psiquiátricos para muitas pessoas. Apenas casos extremos — como uma mulher que arrancou um pedaço do próprio dedo[3] a dentadas porque as vozes mandaram — obtêm cuidados rápidos. "Esta é a parte triste desse trabalho.[4] Pessoas tão psicóticas que nem conseguem chegar ao hospital sem que tenham que fazer algo terrível consigo mesmas", disse a gerente de enfermagem Jean Horan ao *San Francisco Gate* em 2006. As condições ficaram tão terríveis que, em 2016, dezenas de enfermeiras, médicos e outros profissionais de saúde protestaram, dizendo que a unidade psiquiátrica estava em "estado de emergência".[5] O ex-psiquiatra de emergência da Bay Area, Dr. Paul Linde, descreveu a política de portas giratórias em 2018: "Você recebe comida, banho e medicamento, dorme, e já é hora de sair."[6]

Os pacientes são frequentemente levados de ambulância para as salas de emergência, onde são internados em hospitais gerais que não têm atendimento psiquiátrico. Os hospitais não podem, então, encaminhar seus pacientes para instalações, psiquiátricas porque, na maioria das vezes, não há leitos disponíveis. Isso cria um represamento no sistema que falha com todos, pois a movimentação é impedida em quase todas as direções, exceto para as ruas ou prisões, também conhecidas como "as camas que não recusam ninguém",[7] disse Mark Gale, presidente de justiça criminal da National Alliance on Mental Illness (NAMI). "Estas são as escolhas que estamos fazendo como sociedade,[8] porque nos recusamos a financiar a integridade de nosso sistema de saúde mental."

Os EUA têm uma carência de pelo menos 95 mil leitos.[9] Hoje é mais difícil conseguir uma vaga no Bellevue Hospital de Nova York[10] do que na Universidade Harvard, escreveu o defensor de saúde mental D. J. Jaffe em seu devastador livro de 2018, *Insane Consequences* [sem publicação no Brasil]. Sessenta e cinco por cento dos condados não urbanos dos Estados Unidos[11] não têm psiquiatras e quase metade também não tem psicólogos. Se a situação continuar como está, em 2025, podemos esperar uma escassez nacional de mais de 15 mil psiquiatras que são desesperadamente necessários,[12] pois os estudantes de medicina buscam especialidades mais bem-remuneradas e 60% dos atuais psiquiatras terão se aposentado.

* * *

É seguro dizer que Bill Underwood, Harry Lando, David Rosenhan e, presumivelmente, o restante dos pseudopacientes nunca seriam internados hoje. Se uma pessoa tiver acesso a um atendimento psiquiátrico decente — o que não é oferecido em diversas áreas do país —, enfrentaria os seguintes obstáculos (bem-vindos e necessários): "Um ou mais enfermeiros avaliariam os sinais vitais,[13] fariam um breve exame e coletariam um pouco do histórico do paciente. Pelo menos um médico de emergência repetiria o processo... Os médicos de emergência podem solicitar uma tomografia computadorizada da cabeça ou outro exame de imagem, dependendo do histórico do paciente... Um psiquiatra revisaria o prontuário e todos os registros eletrônicos disponíveis... Do início ao fim, essas avaliações podem levar horas", escreveu Nathaniel Morris, psiquiatra de Stanford, no *Washington Post*.

Uma realidade menos bem-vinda é a seguinte: a maioria dos estados exige, para uma pessoa ser internada, que ela represente uma ameaça ou esteja gravemente incapacitada e, segundo um psicólogo, precisaria estar "tão desorganizada que vagaria sem rumo pela rua, permaneceria simplesmente parada em frente à instituição ou talvez no meio de uma rua movimentada, sem noção de como conseguir comida ou abrigo para si mesma".[14]

Uma enfermeira psiquiátrica explicou o que é necessário para obter atendimento. Ironicamente, assim como aconteceu com Rosenhan e seus pseudopacientes, é necessário um pouco de encenação para ser admitido — mas seguindo um roteiro totalmente diferente. No departamento de emergência, "ao ser avaliado,[15] diga (independentemente da verdade): 'Tenho pensamentos suicidas, tenho um plano para me matar e não me sinto seguro fora daqui. Meu psiquiatra me pediu para vir procurar internação por segurança pessoal, por achar que sou um grave perigo para mim mesmo.' Essa declaração o fará ser encaminhado de volta ao [departamento de emergência] psiquiátrica. Uma vez lá, você será entrevistado pela enfermeira de triagem psiquiátrica. Repita a mesma afirmação". Só depois de passar por esses vários guardiões e chegar à ala psiquiátrica e conseguir um leito, o paciente pode começar a dizer às pessoas o que está realmente errado com ele.

De fato, o show de horrores que é nosso sistema de saúde mental hoje faz com que as críticas de Rosenhan pareçam obsoletas. "Isso mostra o quanto o estudo é estranho[16] — e como é equivocado de uma maneira até cômica... A psiquiatria [era vista] como o braço do Estado, quando na verdade [é] só mais uma vítima das relações de poder mais amplas", disse o psiquiatra e historiador Joel Braslow durante uma entrevista.

"Hoje, estamos do outro lado do espectro",[17] acrescentou o Dr. Thomas Insel, ex-diretor do NIMH. "Temos pessoas que realmente precisam de ajuda e não conseguem, porque não têm para onde ir."

Um estudo de 2015 publicado na *Psychiatric Services* imitou,[18] de forma não intencional, o estudo de Rosenhan quando uma equipe de pesquisadores se fingiu de paciente e telefonou para clínicas psiquiátricas em Chicago, Houston e Boston tentando conseguir uma consulta com um psiquiatra. Dos 360 psiquiatras contatados, os supostos pacientes conseguiram obter consultas com apenas 93 — ou 25% da amostra. (Isso não nos diz nada sobre o tempo de espera necessário para a consulta, nem sobre os cuidados que eles receberiam — ou não.)

O Dr. Torrey, fundador do Treatment Advocacy Center, com sede na Virgínia, dedicado a "eliminar barreiras ao tratamento oportuno e eficaz de doenças mentais graves", afirmou de forma bastante direta: "As pessoas com esquizofrenia nos Estados Unidos[19] eram mais bem cuidadas na década de 1970 do que são agora. E isso é de fato responsabilidade de todos os norte-americanos."

Quando as promessas de atendimento comunitário — defendidas pela primeira vez por J. F. K. — nunca se concretizaram, milhares de pessoas foram expulsas de hospitais (onde algumas passaram a maior parte de sua vida) e não tinham para onde ir. Quando Rosenhan conduziu seu estudo, 5% das pessoas em presídios[20] se enquadravam nos critérios para doenças mentais graves — agora esse número é de 20% ou até mais. Quase 40%

dos presidiários[21] foram, em algum momento, diagnosticados com um distúrbio de saúde mental e seus diagnósticos mais comuns (algumas pessoas têm mais de um distúrbio) são: transtorno depressivo maior (24%), distúrbio bipolar (18%), transtorno de estresse pós-traumático (13%) e esquizofrenia (9%). As mulheres, o segmento da população carcerária norte-americana que mais cresce,[22] têm maior probabilidade de relatar um histórico de problemas de saúde mental.

Esses números também afetam desproporcionalmente as pessoas não brancas, que "têm mais probabilidade de sofrer disparidades[23] no tratamento de saúde mental em geral, o que resulta em maior probabilidade de serem introduzidas no sistema de justiça criminal", disse a Dra. Tiffany Townsend, diretora sênior do Gabinete de Assuntos das Minorias Étnicas da Associação Americana de Psicologia.

No último levantamento, em 2014, havia quase dez vezes mais pessoas com doenças mentais graves[24] vivendo atrás das grades do que em hospitais psiquiátricos nos Estados Unidos. As maiores concentrações de doentes mentais graves[25] residem em prisões do condado de Los Angeles, na ilha de Rikers, em Nova York, e no condado de Cook, em Chicago — que, de muitas maneiras, na prática, são manicômios. Como alguém que sabe como é perder a cabeça, o único lugar pior do que uma prisão que posso imaginar é um caixão.

"Muitas das pessoas com doenças mentais graves[26] que hoje estão em nossas penitenciárias e casas de detenção poderiam ter sido facilmente internadas se houvesse vagas psiquiátricas disponíveis. Isso é especialmente verdade para aqueles que cometeram crimes menores", disse o psiquiatra da Universidade do Sul da Califórnia, Richard Lamb, que passou a maior parte de sua carreira de meio século estudando e escrevendo sobre essas questões.

Esse é o estado atual dos cuidados de saúde mental[27] nos Estados Unidos — o abalo secundário da desinstitucionalização, que alguns chamam de transinstitucionalização, o movimento de pessoas com doenças mentais dos hospitais psiquiátricos para penitenciárias ou casas de detenção, que outros

252 O Grande Impostor

chamam de criminalização das doenças mentais. Qualquer que seja o termo de preferência, os especialistas concordam que o resultado é uma farsa.

"Uma crise inimaginável[28] nos dias sombrios da lobotomia e da experimentação genética" (Ron Powers em *No One Cares About Crazy People* — "Ninguém Se Importa com os Loucos", em tradução livre); "um dos maiores desastres sociais de nossos tempos"[29] (Edward Shorter, *A History of Psychiatry*); "um constrangimento cruel,[30] uma reforma que deu terrivelmente errado" (*The New York Times*).

Embora alguns creditem o aumento da população de doentes mentais nas prisões ao fato de os EUA terem a maior taxa de encarceramento do mundo e a políticas como sentença mínima obrigatória e leis de três infrações, está claro que, seja qual for a causa, as consequências foram desastrosas. "Atrás das grades das penitenciárias e casas de detenção dos Estados Unidos[31] existe um sistema de saúde mental sombrio", escreveu Dominic Sisti, especialista em ética médica da Universidade da Pensilvânia. Pessoas com doenças mentais graves são menos propensas a pagar fiança e passam mais tempo na prisão. Na ilha de Rikers, que está em processo de desativação, a permanência média de um prisioneiro com doença mental foi de 215 dias[32] — cinco vezes a média dos demais. As prisões agora são depósitos de pessoas da mesma maneira que os asilos na época de Nellie Bly. A ACLU entrou com uma ação judicial[33] contra o Departamento de Serviços Humanos (DHS, na sigla em inglês) da Pensilvânia, em nome de centenas de pessoas que foram declaradas incapazes pelo sistema judicial. O problema era que, como não havia leitos disponíveis, elas foram mandadas para as prisões — em um caso no condado de Delaware, antigo reduto de Rosenhan, uma pessoa doente, considerada inimputável, definhou na prisão por 1.017 dias.[34] O principal autor do processo é "J. H.",[35] um morador de rua que passou 340 dias no Centro de Detenção da Filadélfia aguardando um leito ficar disponível no Norristown State Hospital por roubar três balas de hortelã.* Durante esse período, "J. H." ficou exposto a um risco

---

* Coincidentemente, David Rosenhan entrou disfarçado no Norristown State Hospital como pseudopaciente em 1973, depois que "On Being Sane in Insane Places" foi publicado.

elevado de se tornar vítima de agressão e violência sexual — tudo porque estava doente demais para ir a julgamento. Em março de 2019, a ACLU levou o DHS de volta à justiça depois que o órgão "falhou em produzir resultados constitucionalmente aceitáveis,[36] com alguns pacientes permanecendo presos por meses".

A despersonalização, algo sobre o qual Rosenhan escreveu extensivamente, é uma característica essencial da vida na prisão. Os presos recebem uniformes, são referidos por um número, não têm sequer as privacidades mais básicas e vivem sem muitos pertences pessoais. É um lugar onde a moeda mais valiosa é ser considerado poderoso e onde os doentes mentais são vistos como inerentemente "fracos". As prisões são locais com "ritos de humilhação" e "rituais de mortificação". Não são destinados a ser ambientes de cura; pelo contrário, são punitivos, de privação.

No Arizona, os homens, "frequentemente nus, vivem imundos.[37] O chão de suas celas está cheio de caixas de leite e recipientes de alimentos mofados. Seus banheiros entupidos transbordam de resíduos", escreveu Eric Balaban, advogado da ACLU que registrou sua visita à Unidade de Gerenciamento Especial da Casa de Detenção do Condado de Maricopa de Phoenix em 2018. Na Califórnia, em 2017, a "Paciente Detenta X"[38] da Instituição para Mulheres em Chino não recebeu medicação, apesar de ser identificada como "psicótica", e, depois de ser ignorada em sua cela gritando por horas, arrancou o próprio olho e o engoliu. Na Flórida, Darren Rainey[39] foi forçado pelos guardas da prisão a tomar um banho "especial". A temperatura do chuveiro foi elevada a mais de 70°C, o que arrancou sua pele "como em um tomate despelado" e o matou. No Mississippi, "o verdadeiro inferno do século XIX",[40] prisioneiros sem problemas mentais vendem ratos como animais de estimação para os prisioneiros com doenças mentais. No mesmo local, os relatórios afirmavam que um homem estava bem e saudável durante três dias depois de ter sofrido um infarto fulminante. E, nos subúrbios do Vale do Silício, um homem chamado Michael Tyree[41] gritou em vão "Socorro! Socorro! Por favor, pare", ao ser espancado até a morte por guardas da prisão enquanto esperava um leito em um programa de tratamento residencial.

Tudo isso me lembra de *Manicômios, Prisões e Conventos*, de Erving Goffman, um dos principais textos que serviram de inspiração para o estudo de Rosenhan. Goffman foi o sociólogo que se infiltrou no St. Elizabeths Hospital e argumentou que o que viu foi uma "instituição total", nada diferente de penitenciárias e casas de detenção. Ele citou exemplos: a falta de limites entre trabalho, lazer e sono; a distância entre funcionários e "detentos"; a perda do próprio nome e dos pertences. Você se lembra de Philippe Pinel, o homem responsável por introduzir o conceito de tratamento moral? Em 1817, seu mentorado Jean-Étienne-Dominique Esquirol descreveu as condições que os levaram a esse entendimento: "Eu os vi, nus cobertos de trapos, tendo apenas palha para protegê-los da umidade fria do chão onde se deitavam.[42] Eu os vi alimentados de forma rude, sem ar para respirar, água para saciar a sede, ansiando pelas necessidades básicas da vida. Eu os vi à mercê de verdadeiros carcereiros, vítimas de sua brutal supervisão. Eu os vi em masmorras estreitas, sujas e infestadas, sem ar ou luz, acorrentados em cavernas, onde alguém teria receio de trancar até animais selvagens."

Hoje, é pior ainda. Nós nem fingimos que os lugares em que colocamos pessoas doentes não são o inferno.

"É verdade que quase todos os *hospitais* fecharam",[43] escreveu Alisa Roth em seu livro *Insane* ["Insano", em tradução livre], de 2018. "Mas nada do que restou deles desapareceu, nem a crueldade, a sujeira, a comida ruim ou a brutalidade. O mais importante, nem desapareceu a grande população de pessoas com doenças mentais que são mantidas em grande parte longe das vistas, e seu tratamento inadequado, invisível para a maioria dos norte-americanos comuns. A única diferença real entre a época de Kesey e a nossa é que os maus-tratos de pessoas com doenças mentais agora acontecem em penitenciárias e casas de detenção."

E depois temos a terapia — ou a farsa da qual ela se disfarça em muitas prisões. O tratamento geralmente é raro e gira em torno da administração de medicamentos. E quando ocorre, em certas prisões em lugares como Arizona e Pensilvânia, a terapia envolve médicos ou assistentes sociais conversando com pacientes através de barras de metal de celas trancadas ou, em um caso chocante, apenas distribuindo livros para colorir, escreveu Roth.

"Os prisioneiros estão sob uma grande carga de estresse e sofrem uma dor tremenda,[44] e não são incentivados a pensar sobre isso. De fato, há um incentivo para não pensar ou falar sobre o assunto, porque ninguém está interessado", disse Craig Haney, psicólogo que estuda os efeitos do encarceramento, de quem você deve se lembrar como o estudante de pós-graduação que recusou o convite de David Rosenhan para se disfarçar como pseudopaciente quando estava em Stanford.

A cultura da desconfiança é uma via de mão dupla. Durante seu primeiro dia de treinamento em uma penitenciária estadual do Arizona, Angela Fischer, uma prestadora de serviços de saúde que mais tarde fez uma denúncia, ouviu esta piada contada por um funcionário do Departamento de Correções.

"Como você sabe quando um paciente está mentindo?",[45] perguntou o funcionário. Sem esperar por uma resposta, ele continuou: "Seus lábios estão se movendo."

Muitos guardas lidam com as ameaças (reais ou imaginárias) de doenças fictícias (ou fingimento) por parte de reclusos que querem fugir de uma situação ruim na população geral ou acham que conseguirão acomodações mais confortáveis. Embora haja casos assim, David Fathi, diretor do Projeto Prisional Nacional da ACLU, afirma que não é tão comum quanto é retratado. Com mais frequência, as pessoas são subdiagnosticadas e tratadas de forma inadequada: "Pessoas com histórico documentado de doenças mentais[46] desde os 9 anos de idade chegam à prisão e, de repente, não são mais doentes mentais, são apenas pessoas más."

Craig Haney concordou, acrescentando que não há incentivo real para mentir e enganar o sistema: "Qual é o ganho secundário?[47] Eles são retirados de uma cela miserável e colocados em outra que geralmente é mais miserável. Se forem transferidos para uma cela de vigilância de suicídio, então estarão em uma cela absolutamente vazia, sem pertence algum, às vezes com uma camisola antissuicídio e outras, privados de todas as roupas e totalmente nus." Isso me lembra da segunda parte do estudo de

Rosenhan, quando ele disse a um hospital que enviara pseudopacientes, mas nunca o fez. Os médicos estavam predispostos a ver pseudopacientes em toda parte; da mesma forma, os guardas da prisão hoje são treinados para ver dissimulados em todos os lugares.

Dr. Torrey, o psiquiatra que me alertou[48] que hoje é ainda pior do que durante a época de Rosenhan, propõe algumas soluções. O Treatment Advocacy Center, fundado por ele, defende a adição de mais leitos em todos os setores[49] — em hospitais estaduais e instituições judiciárias —, o que reduziria o tempo de espera e tiraria as pessoas das prisões para que tivessem o tratamento adequado mais rápido. O defensor e autor de saúde mental D. J. Jaffe, discípulo de Torrey, que se descreve como "aviso de gatilho humano"[50] e diretor-executivo da Mental Illness Policy Organization, apela à implementação de mais tribunais de saúde mental,[51] onde juízes possam encaminhar as pessoas com doenças mentais para acomodações e tratamentos adequados antes de serem engolidos pelo sistema prisional. Ele também apoia o uso de equipes de intervenção em crises[52] compostas de policiais, com a assistência de profissionais psiquiátricos, treinados para identificar e lidar com pessoas com doenças mentais graves. No lado mais controverso, Jaffe escreveu extensivamente sobre a necessidade de usar a força da lei para obrigar as pessoas a tomarem seus remédios[53] (algo chamado Tratamento Ambulatorial Assistido), apontando que muitas pessoas com doenças mentais graves não sabem que estão doentes (um sintoma chamado anosognosia), e de reformas na internação compulsória,[54] para que mais pessoas possam ser internadas contra a vontade antes que uma tragédia ocorra. Ele e Torrey argumentaram que, embora a grande maioria das pessoas com doenças mentais graves não seja mais violenta do que as pessoas sem doença mental, estudos demonstraram que um pequeno subconjunto de pessoas, que normalmente não são tratadas,[55] é mais violento. Para aqueles que dizem que essas políticas infringem as liberdades civis das pessoas, Jaffe respondeu: "Ser psicótico não é um exercício de livre-arbítrio. É uma incapacidade de exercê-lo."[56] (Concordo que eu não tinha livre-arbítrio quando estava psicoticamente doente, mas tenho que admitir que é difícil conciliar essa perspectiva com o resto de minha experiência e os erros de diagnóstico, principalmente quando penso em quantos psiquiatras podem não merecer o poder necessário para aplicar plenamente essas políticas.)

Algumas penitenciárias e casas de detenção abandonaram a realidade brutal e implementaram mudanças para refletir seus verdadeiros papéis como prestadores de serviços de saúde mental da sociedade. O xerife Tom Dart,[57] da prisão do condado de Cook, em Chicago, onde um terço dos 7.500 prisioneiros sofre de doenças mentais, tornou-se o pioneiro em fazer o melhor possível com uma situação insustentável. "Tudo bem, se vão nos transformar no maior prestador de serviços de saúde mental, seremos os melhores", declarou no programa *60 minutes,* em 2017. "Vamos tratá-los como pacientes enquanto estiverem aqui." O Condado de Cook oferece administração de medicamentos, terapia de grupo e consultas individuais com psiquiatras. Sessenta por cento da equipe possui treinamento avançado em saúde mental, e o diretor da prisão é psicólogo.

Mas precisamos de dinheiro para promover mudanças reais. Sem a alocação adequada de fundos, punimos as pessoas três vezes: pela falta de recursos para apoiá-las, prendendo-as quando exibem um comportamento problemático e, em seguida, deixando-as à própria sorte quando são reintroduzidas à comunidade. O sistema permanece quebrado, e as pessoas mais doentes continuam sendo ignoradas e abandonadas.

"Se eu lhe dissesse que era um caso de câncer ou doença cardíaca, você diria de jeito nenhum, não enviaremos pessoas que acabam de ser diagnosticadas com câncer pancreático para a cadeia porque não há lugar para colocá-las enquanto recebem tratamento",[58] disse o Dr. Thomas Insel, ex-chefe do NIMH. "Mas esta é exatamente a situação que estamos enfrentando."

25

O GOLPE FINAL

Recebi uma dica para ligar para o construtivista social[1] e professor de psicologia de Swarthmore, Kenneth Gergen, que teve um relacionamento próximo com Rosenhan durante seu tempo em Swarthmore. Compartilhei com ele o que sabia sobre o estudo, o envolvimento de Rosenhan e minha incapacidade de compreender tudo o que aconteceu.

Ele interrompeu minhas divagações.

"Em reuniões ou conversas [Rosenhan] era quase carismático.[2] Uma voz agradável e grave, com uma maneira muito gentil de se relacionar com as pessoas. Era bom em cultivar contatos. Conhecia pessoas que conheciam pessoas e sabia fazer uso dessa rede. Era um excelente professor. Estava sempre envolvido em um certo drama. Mas... várias pessoas do departamento, não eu porque de certa forma éramos amigos... diziam que ele era o 'rei da bravata'."

Então ele deu o golpe final: "Se você tem [apenas] um ou dois exemplos de fatos que realmente ocorreram conforme foram descritos no artigo, então vamos presumir que a maior parte do resto foi inventada."

Desliguei o telefone e fiquei quieta por um momento para absorver suas palavras. Poderia haver alguma verdade no comentário espontâneo de Kenneth Gergen? Exagerar as descobertas e alterar os dados para se encaixarem em suas conclusões já era bastante preocupante, mas inventar as pessoas do nada? Isso era inconcebível.

Ou não era?

As pessoas que entrevistei mencionaram uma jovem — com cabelos bonitos, faziam questão de acrescentar — que trabalhou como assistente de pesquisa de Rosenhan como estudante de graduação em Swarthmore e depois em Stanford. Se alguém tivesse as respostas, me disseram, seria essa aluna. Felizmente, Bill se lembrou de seu primeiro nome: Nancy. Com algumas suposições sobre o ano em que ela se formou, localizei uma página no Flickr de ex-alunos de Swarthmore e, entre os alegres membros de meia-idade, encontrei a foto de uma mulher deslumbrante, com longos cabelos grisalhos. Ela olhava diretamente para a câmera, sorrindo com os olhos, mas de lábios fechados, como se flertasse com a câmera, dizendo: *Você me pegou*. O nome dela estava listado na página: Nancy Horn.

Nos meses seguintes, conversei com Nancy Horn quatro vezes. Discutimos seu eclético trabalho como terapeuta,[3] que combina diferentes abordagens de tratamento. Falamos de seu filho, que convive com graves doenças mentais e passou algum tempo internado e sem teto. Ela me presenteou com histórias de seus anos de graduação em Swarthmore, onde se formou em psicologia, jogou vôlei e conheceu um professor "encantador, espirituoso e incrivelmente inteligente" chamado David Rosenhan. Ela o ajudou em sua pesquisa sobre altruísmo, recrutando crianças para levar ao trailer de testes, preparando o jogo de boliche para que cada criança vencesse ou perdesse. Assumiu vários papéis na vida de Rosenhan: administradora, professora (às vezes ela ajudava nas aulas), pesquisadora e amiga.

"Acho que ele sempre fazia as pessoas se sentirem especiais", disse Nancy.

Os dois perderam contato nos últimos anos de vida de Rosenhan. Ela soube de sua morte por uma nota no jornal ou em uma revista acadêmica — não conseguia se lembrar de qual. Mas nunca o esqueceu. "Sempre penso nele… acho que ele foi minha maior influência como modelo de um grande psicólogo, com certeza, realmente um grande psicólogo. E ele era fantástico, porque era culto, sábio, não era do tipo com foco limitado. Era aberto a ideias, inteligente e definitivamente se importava com as pessoas, e foi por isso que eu escolhi a psicologia."

Até chegarmos ao real motivo de minha ligação: os pseudopacientes.

O Golpe Final 261

Ela se recordava de ter trabalhado como pessoa de contato de dois estudantes de pós-graduação em Stanford — Bill Underwood e Harry Lando. Foi para ela que Harry ligou de um telefone público e para quem ele leu seu prontuário. Ela também disse que visitou os dois homens nos hospitais em que se internaram.

"Rosenhan a treinou para saber que sinais procurar? Ele lhe disse para ficar atenta a certos…"

"Não."

"Ele apenas confiou que você…" Ao fazer a pausa, pensei em mim como recém-formada. Nunca teria sido responsável o suficiente para monitorar a saúde mental de alguém. (Ainda não sou.) Mas Nancy, muito prudente apesar da pouca idade, criou um método para examiná-los em busca de sinais de angústia. Observava seus padrões de fala, perguntava o que eles estavam fazendo para passar o tempo, sobre a medicação e se certificava de que não estavam emocionalmente instáveis.

"Procurava cinquenta coisas ao mesmo tempo", disse ela. "Sabe como é, diante de uma situação insana, podemos perder a sanidade. Então eu tinha que garantir que ninguém enlouquecesse por estar naquela situação."

Apesar da maturidade de Nancy, Rosenhan deixou uma enorme responsabilidade nas mãos de uma assistente. Isso foi, na melhor das hipóteses, pouco profissional. Esquecendo por um momento as transgressões do artigo: mesmo que os dados do estudo fossem impecáveis, não há possibilidade de o Comitê de Revisão Institucional (IRB, na sigla em inglês), que supervisiona a pesquisa acadêmica para proteger "os direitos e o bem-estar de sujeitos de pesquisa humanos",[4] aprová-lo hoje. Ele representaria um perigo muito grande para os participantes, os pacientes do hospital e, até certo ponto, para a assistente de pesquisa.

Mas e os outros seis pseudopacientes — os Beasley, Martha Coates, Carl Wendt e os Martin?

Nada. Apesar da proximidade, Rosenhan mantinha em sigilo as identidades de todos os pseudopacientes do artigo, exceto dois, até de sua assistente de pesquisa. Revelei todas as informações que eu havia coletado das anotações e dos manuscritos de Rosenhan. Contei a ela sobre Sara Beasley, a nº 3, que quase tomou de fato a medicação para diminuir sua ansiedade, e Robert Martin, o nº 6, pediatra que desenvolveu paranoia sobre a comida.

"Ele achava que sua comida estava sendo envenenada? Isso não é bom."

"Não. E, se você ficasse sabendo disso, teria dito que precisavam tirá-lo de lá, certo?"

"Está brincando? Meu Deus, ele estaria fora em um piscar de olhos. Isso seria absurdo. Ah, eu teria ficado muito preocupada se soubesse disso" — disse ela.

Quando descrevi Laura Martin, a nº 5, a artista, ela perguntou: "Essa foi a do Chestnut Lodge?"

"Chestnut Lodge?" Ao ouvir de novo minha gravação, consigo perceber a mudança no meu tom de voz. Finalmente, uma pista sólida, um contrapeso à sugestão de Keneth Gergen de que eles podiam ser inventados. O Chestnut Lodge era um famoso hospital psiquiátrico particular,[5] localizado nos arredores de Washington, D.C., onde a elite "excêntrica" da capital podia vivenciar seus desvarios em grande estilo. Dois romances populares, *Nunca Lhe Prometi um Jardim de Rosas* — baseado na internação e tratamento da autora, Joanne Greenberg, pela famosa psicoterapeuta Frieda Fromm-Reichmann — e *Lilith* — a história de um relacionamento entre uma paciente e um atendente, escrita por um ex-funcionário —, têm como cenário esse hospital e foram grandes best-sellers transformados em filmes. O Chestnut Lodge, como eu viria a descobrir, foi um divisor de águas na batalha entre o cérebro e a mente — o lugar onde a psicanálise deu seu último suspiro.

O hospital foi fundado com a ideia de que um sanatório deveria ser um local seguro para uma pessoa rica viver com dignidade. O objetivo final não era realmente uma "cura" em si; em vez disso, os pacientes passavam anos (em alguns casos, a vida inteira) nos terrenos maravilhosamente bem cuidados, indo do tênis à arteterapia e, é claro, à terapia de conversação diária. O hospital não aplicava os tratamentos hediondos que se proliferavam por outras instituições veneráveis da psiquiatria — nada de lobotomias, terapias de coma insulínico ou eletrochoque — e desestimulava a prescrição de medicamentos. Até a chegada do Dr. Ray Osheroff, um nefrologista deprimido de 41 anos,[6] internado no Chestnut Lodge em 1979 e diagnosticado com "narcisismo enraizado em seu relacionamento com a mãe". O Lodge empregou "terapia de confronto" e "terapia de regressão" ao longo de quase um ano, o que só piorou sua condição, ele perdeu 20 quilos e passava quase o tempo todo, mais de dezoito horas por dia, andando de um lado para o outro. Os pais de Osheroff intervieram e o transferiram para um hospital psiquiátrico mais tradicional, onde ele foi diagnosticado com depressão, tratado com antidepressivos e liberado nove semanas depois. Osheroff processou o Chestnut Lodge por negligência (fizeram um acordo extrajudicial por uma soma de seis dígitos, segundo boatos) — um caso que tomou proporções que foram além de Osheroff, provando que "a psiquiatria era uma casa dividida",[7] disse a Dra. Sharon Packer em um obituário tardio de Osheroff, escrito em 2013. "As paredes sagradas da psicanálise estavam ruindo."

Conhecendo toda essa história, é difícil acreditar que tenha restado tão pouco do Chestnut Lodge. O apogeu do Lodge terminou sem alardes quando a grandiosa instituição pediu falência em 2001 e a propriedade foi vendida a empreendedores de condomínios de luxo. Então, em 13 de julho de 2009,[8] o latido de um "cachorro exasperado" alertou o bairro de que o edifício histórico havia pegado fogo. Tudo fora perdido. O Chestnut Lodge praticamente não deixou vestígios.

Mas alguns dos ex-funcionários do hospital mantêm viva a memória do hospital. Uma psicóloga, que também trabalha no NIMH, levou um álbum de fotos de seu tempo lá em nossa primeira entrevista. (Quantos ex-funcionários mantêm fotos de ex-empregos — especialmente quando são em hospitais psiquiátricos?)

"Esta é uma foto no verão.[9] Viu? Os jardins estão lindos" — disse ela, apontando para os castanheiros. Ela me mostrou a academia e a piscina, e recordou do dia em que um casal de noivos e seus padrinhos perambulavam entre as árvores em busca de um local para a foto perfeita, sem perceber que haviam adentrado na propriedade de um hospital psiquiátrico. A psicóloga ficara tão orgulhosa, mesmo expulsando-os do local, por saber que o cenário era tão bonito e pacífico para as pessoas de fora quanto para ela. "Por favor, seja gentil com o Chestnut Lodge", disse ela. "Eu realmente o amava."

Contei a ela sobre minha missão — sobre o experimento de Rosenhan, a minha busca pelos pseudopacientes, a possibilidade de um dos espiões ter se infiltrado no Lodge. Ela não ouvira falar de um estudo acontecendo no Chestnut Lodge, mas admitiu que foi muito antes de sua época. Felizmente para mim, quando o hospital estava sendo desocupado e desmantelado após a falência e antes do incêndio, ela conseguiu salvar um arquivo de metal que continha os registros dos pacientes do hospital — pequenas fichas com os nomes e informações de cada paciente que visitou o Lodge desde o início: tempo de permanência, diagnóstico, datas de admissão e liberação — arquivos que seriam jogados fora sem sua intervenção. Fiquei emocionada: isso seria mais do que suficiente para encontrar meu pseudopaciente. Ela concordou em verificar se alguém correspondia à descrição e ao tempo de permanência da artista, embora tenha recusado minha oferta de ajudá-la a procurar, mencionando as leis de privacidade dos pacientes.

Ela seguiu o seu caminho, e eu, o meu.

Se a história do Chestnut Lodge fosse confirmada, e eu conseguisse encontrar Laura Martin, a pseudopaciente nº 5, eu me sentiria um pouco melhor sobre todo o projeto. Havia esperança: Rosenhan havia visitado Washington, D.C., por seis dias em 1971 — exatamente no meio do estudo, e provavelmente no momento em que Laura Martin, a única pseudopaciente em um hospital particular, se infiltrara —, por isso era possível que ele tenha visitado Chestnut Lodge na ocasião.

Voltei ao manuscrito de Rosenhan para estudar as partes sobre Laura, a famosa artista abstrata que ficou internada por 52 dias e a única pessoa a receber o diagnóstico de depressão maníaca. Reli um capítulo do manuscrito que contava o momento em que Rosenhan foi chamado ao hospital de Laura para uma consulta sobre um "caso interessante" e descobriu que era sua própria pseudopaciente.

Rosenhan fez anotações detalhadas sobre a conferência de caso de sua pseudopaciente, citando o psiquiatra de Laura, que usou termos floreados para diagnosticá-la usando suas pinturas — "o ego é fraco", disse o médico ao examinar uma das seis obras que ela criou no hospital. Apesar do julgamento equivocado do médico, Laura aproveitou a oportunidade[10] para trabalhar suas inquietudes e, na descrição de Rosenhan desse processo, surge o esboço de uma mulher e uma artista. Ele descreveu as preocupações da paciente em relação ao marido pediatra, que ela temia acabar morrendo precocemente de tanto trabalhar (era Bob, que em sua temporada como pseudopaciente ficaria obcecado pela comida); suas preocupações com o mais novo de seus dois filhos, Jeffrey, que começara a experimentar maconha; e seus problemas em aprimorar e manter sua criatividade como pintora.

Perguntei a dezenas de pessoas que conheciam Rosenhan se ele teve alguma amiga artista famosa durante a vida, mas ninguém conseguiu me dar uma pista sólida. Fiz listas de artistas abstratas famosas daquela época e telefonei para historiadores de arte. Eles me indicaram vários nomes: Anne Truitt, Joan Mitchell, Mary Abbott, Helen Frankenthaler, todos não deram em nada. O National Museum of Women in the Arts, em Washington, D.C., me enviou uma lista de livros. Havia falsos positivos. A mãe de um dos alunos de Rosenhan em Swarthmore era uma escultora famosa. Sem sucesso. Enviei um e-mail para Judith W. Godwin, uma artista abstrata de Nova York, cujo trabalho está em exposição no Metropolitan Museum of Art. Ela respondeu ao meu e-mail de modo gentil, mas firme: "Eu não participei deste estudo. Boa sorte na sua pesquisa."[11]

E então uma vitória.

Grace Hartigan, que nasceu em Newark[12] em 1922 e morreu em 2008, iniciou sua carreira como desenhista em uma fábrica de aviões. Sem treinamento formal, ela começou a recriar obras dos Velhos Mestres. Nos anos 1960, ela incorporou imagens da cultura popular em seu trabalho intensamente colorido — uma versão inicial da arte pop. "Eu não escolhi a pintura", disse ela. "Ela me escolheu. Eu não tinha nenhum talento. Só tinha inspiração."

266   O GRANDE IMPOSTOR

Ela se casou quatro vezes. O nome do seu primeiro marido era Bob. Bingo! Único problema: ela se separou do primeiro marido em 1940. Não tão bingo assim. E então foi quando eu quis dar minha volta da vitória: seu quarto marido, Dr. Winston Price, colecionador de arte com quem se casou em 1960, era um famoso epidemiologista da Universidade Johns Hopkins, obcecado por encontrar a cura para o resfriado comum. Era capaz de quase tudo por sua pesquisa — chegou a se injetar com uma vacina experimental para encefalite viral, o que lhe causou uma meningite, iniciando um declínio em sua saúde que durou uma década até sua morte, em 1981.

Seriam esses dois os Martin? Winston Price arriscou a própria vida por seu trabalho, portanto, internar-se em um hospital psiquiátrico não seria exagero. Grace, que lutava com os próprios demônios, incluindo o alcoolismo, tinha um grande interesse no estudo da loucura e sua concomitância com a criatividade. Pareceu plausível para mim e para a biógrafa de Grace, Cathy Curtis, que acrescentou: Jeffrey, filho de Grace Hartigan (mesmo nome que o filho de Laura, de acordo com as anotações de Rosenhan), teve problemas ao longo da vida com abuso de drogas, assim como Laura se preocupava que seu filho Jeffrey fumasse maconha. Mas Cathy esmoreceu minha confiança. "Na tenra idade de 12 anos [Grace Hartigan] o enviou para morar com o pai na Califórnia. Ela realmente teve pouquíssimo contato com ele no resto de sua vida" — disse Cathy. "Ela dizia às pessoas que o odiava."

"Pelo lado positivo", acrescentou Cathy em um e-mail, "se eu tivesse que quantificar a probabilidade de ser Hartigan, eu diria 80%".

Oitenta por cento. Para mim era o suficiente. Sim, Grace teve apenas um filho, não dois, e provavelmente não se importava o suficiente com o menino para se preocupar, mas estas são coisas que poderiam ter sido exageradas ou uma falha na comunicação da parte dela ou de Rosenhan. Para aumentar as probabilidades, Cathy recomendou que eu contatasse o assistente de longa data de Grace, Rex Stevens, que trabalhou com ela por 25 anos.

"Não é a Grace",[13] foi o que me disse Rex Stevens. Ele afirmou com tanta autoridade que parecia um soco. Segundo ele, a cronologia estava errada. A descrição de sua pintura estava errada. O relacionamento com sua arte, com seu marido, com seu filho — tudo errado. Mas a parte mais desoladora de sua perspectiva? Ela teria contado a Rex.

"Eu sei tudo sobre ela", disse ele.

Desconsiderei esse telefonema como resultado do ressentimento. Tenho certeza de que também agiria com desdém se soubesse que alguém que conhecia há tanto tempo escondeu algo de tanta importância. Entrei em contato com um pesquisador dos arquivos de Grace na Universidade de Syracuse, que continha cerca de 7,5 metros lineares de correspondência, cadernos e diários da maior parte de sua carreira. Mas o pesquisador não conseguiu encontrar uma carta em que o remetente ou o destinatário fosse David Rosenhan. As probabilidades de que Grace Hartigan fosse minha Laura Martin despencavam vertiginosamente.

Os pseudopacientes nº 5 e 6 permaneciam uma incógnita.

Durante uma das visitas de pesquisa iniciais ao apartamento de Jack, quando me deparei com o esboço do livro não publicado de Rosenhan com notas manuscritas que acabaram me levando a Bill Underwood, duas outras pistas inexploradas também me intrigaram. As notas escritas com uma letra linda, mas quase indecifrável (que precisaram da ajuda de Florence e Jack para decifrá-las) diziam: "Carta de <u>Leibovitch</u>"; e acima: "Psicoterapia — usar a carta de Cincinnati".[14]

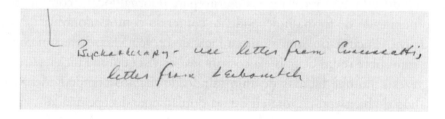

Figura 25.1: Anotação original.

Eu havia guardado essas informações no fundo de minha mente como possíveis pistas, mas não sabia como conectá-las até me deparar com uma série de cartas escritas por uma mulher[15] chamada Mary Peterson, dentro de um rascunho do sexto capítulo do livro inédito de Rosenhan. As cartas detalhavam a experiência de Mary Peterson no Jewish Memorial Hospital, em Cincinnati.

Cincinnati:

Uma carta de Mary Peterson para Rosenhan descrevia os doze dias que ela passou na ala psiquiátrica do Jewish Memorial. Mary narrou a história de sua estadia no hospital em um gravador e enviou as fitas para Rosenhan, que pediu à secretária que as transcrevesse. As transcrições, que foram apenas parcialmente concluídas, detalhavam um extenso elenco de personagens; dentre eles, muitos nomes correspondiam às descrições dos pacientes nas anotações de Rosenhan sobre Sara Beasley, a pseudopaciente nº 3. Mary e Sara também tinham descrições semelhantes de sua primeira noite ansiosa na enfermaria, quando Sara quase tomou deliberadamente seus comprimidos.

"Encontrei um deles!" Rabisquei nas margens das minhas anotações.

Rosenhan guardou o envelope de Mary, então eu tinha seu endereço, o que me ajudou a rastreá-la até Cleveland, Ohio — apenas para descobrir que ela havia falecido recentemente e que seu marido (chamado John, o mesmo nome do marido de Sara e pseudopaciente nº 2) morrera antes dela. Seus obituários deixavam bem claro: ela era uma mulher cheia de vigor. Li as colunas de culinária que ela havia escrito para o jornal local e comprei seu livro publicado de forma independente contendo contos adoráveis[16] sobre a vida em Cincinnati. Uma escritora local descreveu Mary Peterson como "um anjo sobre rodas",[17] pois ela costumava ser vista em sua bicicleta rosa. "Às vezes acho que há asas de anjo saindo de suas costas quando a vejo andando de bicicleta!" Agora eu estava duplamente decepcionada — não apenas nunca teria a chance de perguntar a ela sobre o estudo, como nunca conheceria essa mulher extraordinária.

Mas minha empolgação mascarou alguns problemas. Primeiro, Mary Peterson era jovem demais para se encaixar na descrição de Rosenhan de alguém com cabelos "grisalhos" e "aparência de avó"[18] em 1969. A profissão de Mary — professora de economia, em vez de psicóloga educacional — não se encaixava. A estadia de Mary Peterson no hospital foi mais longa que a de Sara Beasley, o que era outro problema. Seu marido, embora também se chamasse John, era arquiteto, não psiquiatra. Mas talvez Rosenhan tenha alterado os detalhes autobiográficos para preservar as identidades, como já o vimos fazer, em certa medida, tanto em seus próprios registros como nos de Bill (embora a idade, a profissão e a descrição física continuassem intactas). Por que mais essas cartas seriam arquivadas com rascunhos de seu manuscrito?

Havia um problema mais oculto: Mary Peterson conversara com Rosenhan sobre seu longo histórico de depressão e ansiedade. Ela confessou o mesmo em suas cartas, dizendo a Rosenhan que havia passado a última década usando tranquilizantes e que se consultava regularmente com um psiquiatra. Rosenhan teria enviado uma mulher com histórico de problemas de saúde mental como pseudopaciente?

Mas o fato mais difícil de assimilar na narrativa foi o momento da internação: se suas anotações estavam corretas, Mary foi internada no Jewish Memorial Hospital em 1972, na mesma época em que Rosenhan entregou seu primeiro rascunho de "On Being Sane in Insane Places" para a *Science*, o que impossibilitava que ela fosse Sara Beasley, a terceira pseudopaciente que ajudou a iniciar o estudo em 1969.

Entrei em contato com a irmã de Mary e com sua melhor amiga de infância.[19] Ambas não se lembravam de qualquer menção ao estudo. Nem tinham ouvido falar de David Rosenhan.

Por fim, compartilhei as cartas com Florence, a guardiã dos arquivos, para saber sua opinião. Em razão de seu olhar clínico, aperfeiçoado por muitos anos como psicóloga em uma unidade de terapia intensiva e trabalhando com "preocupados crônicos" em seu consultório particular, acreditei quando ela concluiu: "Não há como Mary ser uma pseudopaciente.[20] Ela era uma paciente de verdade."

270   O Grande Impostor

Por que, então, Rosenhan guardaria essas informações em meio às anotações sobre os pseudopacientes de seu manuscrito? Se a carta tivesse chegado somente depois da publicação do estudo, imaginei que "usar carta de Cincinnati" poderia significar que ele planejara complementar as discussões do livro com as experiências de Mary. Era uma possibilidade, pelo menos, embora ele ainda não tivesse usado outras internações além dos pseudopacientes nos rascunhos existentes do livro.

Além das cartas de Mary, Rosenhan mantinha, dentre suas anotações, dois diários: o primeiro, mais de cem páginas de um estudante de graduação de Swarthmore que, no verão de 1969, passara um mês no Massachusetts General Hospital observando a unidade psiquiátrica; e o segundo, diários inacabados de dois estudantes de graduação da Penn State, que, após a publicação do estudo de Rosenhan, se infiltraram em hospitais psiquiátricos na Pennsylvania. Por que Rosenhan guardou esses arquivos, mas não tinha nenhuma anotação de seus próprios pseudopacientes?

Mais perguntas — zero respostas.

Apesar de um vislumbre de esperança, os Beasley, os pseudopacientes n° 2 e n° 3, e Martha Coates, a n° 4, permaneciam não identificados.

Ingenuamente, achei que Carl, o psicólogo recém-formado que Rosenhan temia estar se tornando viciado na farsa de pseudopaciente, seria fácil de rastrear, graças aos relatórios feitos antes de mim. Várias pessoas sugeriram que Martin Seligman, considerado "o fundador da psicologia positiva",[21] que cunhou o termo *desamparo aprendido*, era um pseudopaciente. Sua biografia combinava[22] apenas com uma pessoa: Carl, meu n° 7. Quando o encontrei e depois o entrevistei, as notícias não eram boas — ele não era o pseudopaciente de Rosenhan, embora tenha se infiltrado no Norristown State Hospital[23] com Rosenhan por dois dias em 1973, *depois* da publicação de "On Being Sane in Insane Places", para ajudar Rosenhan a reunir mais detalhes para seu livro. Os registros médicos que localizei confirmaram isso.

Então, eu estava de volta à estaca zero. Se as anotações de Rosenhan fossem confiáveis, a idade de Carl o excluiu. Ele parecia ter entre 38 e 48 anos,[24] muito velho para um psicólogo iniciante que acabara de concluir seu doutorado clínico. Eu sabia que ele não estava em Stanford porque a universidade não oferecia um diploma avançado em psicologia clínica, o que significa que Carl provavelmente veio de outra instituição e, sejamos honestos, essa instituição poderia estar em qualquer lugar da Costa Leste ou Oeste (realmente, em qualquer lugar entre elas também). Embora agora eu considerasse Rosenhan, na melhor das hipóteses, um contador de histórias não confiável, ele era o único guia que eu tinha. Mas, depois de centenas de e-mails trocados com qualquer pessoa que já teve alguma ligação com Rosenhan, horas gastas ao telefone e dias examinando seus documentos e correspondências para encontrar pistas legítimas, eu estava perdendo a esperança. Ninguém se encaixava no perfil — até que uma pessoa finalmente se encaixou.

Eu me deparei várias vezes com o nome Perry London. *É uma pena que Perry não esteja aqui*, as pessoas sempre me diziam. *Ele saberia tudo.* Rosenhan e Perry trabalharam e se divertiam juntos, foram coautores de mais de uma dúzia de artigos, principalmente sobre hipnose, e escreveram dois livros de psicologia anormal juntos. Ambos tinham grandes presenças (embora Perry, ao contrário de Rosenhan, também fosse grande em estatura); ambos tinham uma risada alta e estrondosa, com personalidades tempestuosas. Se existisse alguém que saberia tudo sobre o estudo, seria Perry, mas ele havia morrido em 1992.[25] O passado estava totalmente morto e enterrado até que eu cheguei na vida dos London, reabrindo velhas feridas em um esforço para ressuscitar um homem que nunca conheci.

Sua filha, Miv, psicoterapeuta[26] em Vermont, respondeu ao meu e-mail e me pôs em contato com a mãe, Vivian London, ex-mulher de Perry. Fui devidamente averiguada antes que ela aceitasse falar comigo por Skype de sua casa em Israel. Ela me fez recordar de minha mãe, e não apenas porque ambas nasceram na área de Grand Concourse, no Bronx, mas também porque ambas têm expressões severas de quem não leva desaforo para casa. Ela compartilhou a história da origem da longa amizade de Perry e Rosenhan. Vivian os apresentou quando Rosenhan trabalhava como orientador psicológico no acampamento de verão de sua família.

"Todo mundo amava David",[27] disse ela. Ele era o tipo de orientador capaz de acalmar qualquer criança com saudades de casa, aninhava-se ao lado de uma criança particularmente chateada e a acalmava até que dormisse. Certo verão, quando Rosenhan não pôde comparecer no acampamento, ele enviou um amigo para substituí-lo como orientador psicológico. No ano seguinte, esse amigo não conseguiu ir e, por sua vez, enviou outro amigo em seu lugar, um jovem impetuoso chamado Perry London. Vivian e Perry deram início a um romance de verão que acabou em casamento, o que acabou levando Vivian a apresentar Rosenhan ao marido.

Quando mencionei "Carl Wendt", meu sétimo pseudopaciente, e a breve descrição que Rosenhan havia incluído em suas anotações, Vivian me interrompeu. "Ele era contador em Los Angeles?", perguntou ela.

"Pode ter sido."

"Essa descrição combina com um grande amigo de Perry de Los Angeles."

"Como era o nome dele?"

Ela hesitou. Eu pressionei. Ela resistiu. Nos cinco minutos seguintes, discutimos. *E se ele não quiser ser encontrado?*, perguntou ela. *Se ele manteve esse segredo por tantos anos, talvez não queira expô-lo.* Eu contra-argumentei, explicando que não havia nada para se envergonhar, e, se sua família quisesse que ele permanecesse anônimo, eu atenderia seus desejos. Até que ela cedeu.

"Maury Leibovitz", disse ela.

O nome parecia tão familiar. Vivian me contou um pouco mais sobre ele: Maury, como Carl, deixou para trás um lucrativo trabalho contábil no início da meia-idade para voltar a estudar e fazer doutorado em psicologia. Ele ingressou na USC, onde Perry London se tornou seu professor, mentor e amigo íntimo. Não era (nem um pouco!) inconcebível que Rosenhan tivesse procurado Perry para ajudá-lo a encontrar pseudopacientes ou que Rosenhan tenha conhecido alunos de Perry durante, digamos, uma festa de Shabat na sexta-feira à noite (havia muitas festas assim naquela época). Havia apenas um grau de separação entre Rosenhan e Maury. E ele se encaixava perfeitamente no perfil de Carl. Era até fanático por tênis, de acordo com Vivian, o que se encaixava com o comentário de Rosenhan em um rascunho de seu livro que o chamava de "atlético".

Quando desligamos o Skype, Vivian me enviou um e-mail complementar. Estava quase tão animada quanto eu. "Para mim ficou óbvio que Maury é a pessoa que você procura.[28] Nem sei como pude ter duvidado disso."

Servi uma xícara de café, abri meu arquivo, que estava cheio de fotocópias dos arquivos de Florence e retomei minha busca. Tinha certeza de já ter visto esse nome, Maury Leibovitz, em algum momento, mas não consegui situá-lo. Não demorei muito para encontrar uma referência. No mesmo esboço do livro, anotado a lápis — ao lado da nota sobre CINCINNATI que me levou (por engano) a Mary — Rosenhan escreveu a palavra: LEIBOVITCH.

Será que ele quis dizer Leibo*vitz*?

Fazia muito sentido. Os dois não apenas tinham um amigo em comum, mas Rosenhan, na verdade, escreveu uma carta de recomendação para Leibovitz[29] em novembro de 1970, o que significava que eles também tinham uma relação profissional. Isso não poderia ser uma coincidência, ou poderia?

Maurice ("Maury") Leibovitz não era exatamente difícil de encontrar. Uma pesquisa no Google me levou a um apaixonado obituário do *New York Times*,[30] publicado no mesmo ano da morte de Perry. Ele foi uma figura importante no cenário artístico de Nova York como vice-presidente do conselho e presidente da Knoedler Gallery (agora extinta após ações judiciais por fraude muito depois da morte de Leibovitz), uma galeria de arte icônica de Nova York. Os nova-iorquinos caminham regularmente ao lado da estátua de Gertrude Stein esculpida por Jo Davidson no Bryant Park, doação de Maury à cidade.

Com Maury Leibovitz, surgiu uma teoria sobre como uma pintora famosa — a pseudopaciente nº 5, "Laura Martin", do Chestnut Lodge — se envolveu no estudo. Maury Leibovitz era um homem profundamente arraigado no mundo da arte. Poderia facilmente ter sido a ponte entre Rosenhan e Laura.

274   O Grande Impostor

Leibovitz deixou três filhos, uma ex-esposa e uma namorada. Dos filhos, o Dr. Josh Leibovitz, especialista em dependência química de Portland, que herdara o interesse de seu pai pela mente, era o alvo mais fácil. Deixei uma mensagem em seu consultório e esperei.

No dia seguinte, um sotaque do sul da Califórnia me recebeu ao telefone.[31]

"Tenho motivos para acreditar que seu pai foi um dos pseudopacientes [de Rosenhan], um dos voluntários. Isso faz sentido para você?", perguntei ao Dr. Leibovitz.

"Sério?" — ele parecia surpreso.

"Sim." Eu podia sentir meu coração pulando na garganta. Segundos se passaram antes que ele falasse novamente.

"Não", respondeu com firmeza. "Não acredito que isso seja verdade."

Eu suspirei. Ao longo dos vinte minutos seguintes, tentei defender meu argumento, que o Dr. Leibovitz refutou: Maury seria velho demais para ser meu Carl (Maury tinha 52 anos, quando Rosenhan o descreveu como tendo entre 38 e 48 anos, dependendo do documento; no entanto, realmente, quanto poderíamos confiar nas descrições de Rosenhan a essa altura?). Ele também era famoso por sua claustrofobia e nunca se deixaria confinar em um hospital psiquiátrico. E, finalmente, a família estava fora do país, em Zurique, durante o período em que o estudo ocorreu.

"Desculpe desapontá-la", disse ele. "Mas não é meu pai."

Mas *era* ele. *Tinha que ser*. Insisti, fazendo uma pergunta delicada: seria possível que ele não conhecesse o pai tão bem quanto pensava?

"Olha, sinceramente, meu pai não era um homem de guardar segredos. Éramos extremamente próximos, então duvido que ele escondesse algo assim. Eu sabia todos os detalhes da vida dele", respondeu. "Meu pai provavelmente teria escrito um livro sobre isso. Não teria guardado segredo."

Mas por que, acrescentei, o nome Leibovitz, embora escrito incorretamente, estaria nas anotações de Rosenhan? Eu parecia um cão de caça atrás de um rastro, e nada que ele dissesse ou fizesse me faria desistir. Pedi a ele que falasse com a mãe — ela se lembraria da ausência do marido por pelo menos sessenta dias (este era outro problema com Carl: alguns dos documentos de Rosenhan diziam que ele passara 60 dias em 3 internações, enquanto outros mostravam 76 dias ao longo de 4 internações), então, na minha opinião, ela seria o voto decisivo. Ele prometeu me retornar com uma resposta, mas negou meu pedido de falar diretamente com ela, pedindo de modo persuasivo para que eu não desperdiçasse os momentos derradeiros de sua mãe idosa.

A essa altura, eu estava me apegando à esperança de que tudo ficaria bem, como um membro do culto do Dia do Juízo Final se apega à sua crença de que o fim está próximo, mesmo quando o sol nasce na manhã seguinte.

Na mesma semana, outro revés, desta vez na forma de uma mensagem de texto da psicóloga do Chestnut Lodge, que havia terminado de examinar os arquivos dos pacientes do hospital.

"Ninguém com o nome ou iniciais [de Laura Martin] fora admitido no final dos anos 1960 ou início dos anos 1970."[32] Pior ainda, nenhuma pessoa de 1968 a 1973 ficou no hospital por *apenas* 52 dias. A estadia média, mesmo nos anos 1980, era de quinze meses. "Não havia como essa paciente e seu trabalho artístico terem sido apresentados em uma conferência durante uma estadia de [52 dias]", escreveu ela. Para conseguir uma conferência de paciente, era preciso estar no Chestnut Lodge por *muito* mais tempo. Os médicos não sentiam que conheciam seus pacientes o suficiente para apresentar um estudo de caso completo em cinco semanas. Mas Nancy Horn lembrou que *alguém* tinha estado lá. Ela entendeu errado ou Rosenhan mentiu sobre isso também?

Enquanto me recuperava da notícia, recebi este e-mail do Dr. Leibovitz: "Conversei com minha mãe[33] e ela está realmente confiante de que meu pai nunca esteve envolvido em tal estudo. Ela tem 86 anos e é uma pessoa muito reservada. Não está interessada em discutir mais nada. Boa sorte com a pesquisa. Mantenha-me informado caso descubra quem era essa pessoa."

Por que cada uma de minhas pistas não chegou a lugar algum? Por que Rosenhan encobriu tanto os rastros até esses pseudopacientes? O que ele estava protegendo? Eu me senti traída por um homem que nunca conheci. Havia perdido meu tempo perseguindo fantasmas em um universo fictício?

Voltei à pasta de Laura Martin mais uma vez, agora com um olhar furioso e cético. Reexaminei a descrição de Rosenhan da conferência de pacientes em seu manuscrito, onde o psiquiatra de Laura usou suas pinturas para revelar os sintomas subjacentes de sua doença mental. Rosenhan citou-o diretamente: "A parte superior da pintura[34] é o desejo da paciente. Incapaz de lidar com a vida impulsiva que emerge, ela deseja suavidade. E talvez em seus melhores momentos ela possa capturar essa suavidade. Mas, em geral, é difícil. De um lado, ela não tem o controle do ego e, de outro, os impulsos são muito fortes. A suavidade que ela deseja, representando paz e controle absoluto sobre seus impulsos, simplesmente não pode ser alcançada. Na melhor das hipóteses, ela pode alcançar momentos de calma, pontuados alternadamente por depressão e perda de controle."

A psicobaboseira continuava. Seu médico passou a analisar outras quatro pinturas e chegou à sexta e última. "A metade inferior da pintura[35] [é] muito menos intensa… as cores aqui estão mais bem integradas… A vida impulsiva da Sra. Martin está mais bem integrada." Uma linha espessa que separava a parte superior e inferior tornou-se uma prova para o médico de que Laura havia melhorado sob seus cuidados atenciosos.

Sabendo agora até que ponto Rosenhan estava disposto a distorcer a verdade, o problema aqui parecia evidente. Essa cena era muito óbvia. Até a interpretação psicanalítica de suas pinturas parecia clichê, parecia uma representação caricata nas páginas da *New Yorker* de um psicanalista que fuma cachimbo. E então a improvável coincidência de o próprio Rosenhan ter sido consultado sobre o caso dela — ele não era psicólogo clínico e não trabalhava com pacientes desde que obteve seu doutorado, então por que alguém em Washington, D.C., o teria chamado para viajar até lá para *ver um de seus próprios pacientes*? Depois, houve a questão de como ele conseguiu pagar por essas internações. Conforme escreveu em suas notas particulares, ele próprio financiara as internações (para evitar fraudes de seguros e outras possíveis ilegalidades). Cinquenta e dois dias em um dos hospitais mais chiques do país custariam uma fortuna, mesmo naquela época. Onde ele conseguiu o dinheiro?

Kenneth Gergen poderia estar certo, afinal. Será que *nada* disso de fato aconteceu?

26

UMA EPIDEMIA

Agora, a pergunta era: Rosenhan havia inventado pseudopacientes para aumentar seu "n" — o número de sujeitos em seu conjunto de dados — para dar mais legitimidade a suas descobertas? Ter conseguido se safar por exagerar seus sintomas o encorajara a ir dez passos além e inventar pseudopacientes? Será que ele se viu com um contrato para um livro e, por desespero, decidiu preencher as páginas em branco? Essa trama elaborada já não parecia impossível: havia as cartas de Mary Peterson e os diários dos estudantes de graduação e o estranho fato de estarem em meio aos arquivos de Rosenhan; havia Chestnut Lodge e sua pseudopaciente, a "famosa artista" Laura Martin, cuja conferência de caso parecia um pouco *perfeita demais*; e havia Carl, que era muito parecido com um dos amigos de Rosenhan, mas que nunca participou do estudo.

Eu não queria acreditar que o homem que tanto admirava pudesse, na verdade, ser *isso* — o que quer que *isso* significasse. Meu objetivo não era mais apenas encontrar os pseudopacientes: agora, eu estava procurando provas de que eles não existiam. Então passei os meses seguintes de minha vida perseguindo fantasmas. Escrevi para a *Lancet Psychiatry* solicitando ajuda.[1] Fiz uma palestra na Associação Americana de Psiquiatria, pedindo que alguém que tivesse conhecido David Rosenhan me contatasse. Investigava qualquer rumor; passei um mês atrás de uma pista de que o St. Elizabeth's Hospital em Washington, D.C., era uma das instituições usadas por Rosenhan, apenas porque a página da Wikipédia sobre o estudo incluía uma imagem do hospital como ilustração. Até contratei um detetive particular, que não chegou mais longe do que eu. Entrei em contato com todos que, de alguma forma, tiveram qualquer contato com Rosenhan e fiquei chocada ao descobrir que, quanto mais me afastava de seu círculo mais íntimo, maior era o número de pessoas que se recusava a contar a história dele, incluindo uma ex-secretária que pode ter tido acesso a alguns dos seus trabalhos durante a escrita de "On Being Sane in Insane Places". Quando a contatei, tudo o que ela declarou foi: "Bem, ele costumava usar um pouco de 'pensamento criativo'."[2] Ela riu e então seu tom ficou sombrio: "Não tenho nada bom para dizer, então não direi nada."

Todos os caminhos viáveis levavam de volta a Bill e Harry. Alunos, colegas professores e amigos nada sabiam sobre o estudo ou me levaram de volta aos dois que eu já havia encontrado.

Pesquisei sobre a mentira e encontrei uma matéria chamativa no *Daily Mail* que alegava oferecer maneiras "cientificamente comprovadas" de identificar um mentiroso usando análise de texto que vasculhava a redação em busca de "mínimas autorreferências e frases complicadas"[3] e "explicações simples e linguagem negativa". Infelizmente, quando verifiquei a informação com um verdadeiro especialista, Jamie Pennebaker, psicólogo social da Universidade do Texas que estuda a mentira, ele disse que era impossível desmascarar um mentiroso apenas com um texto[4] e que qualquer pessoa que me dissesse o contrário provavelmente estaria mentindo.

Consultei Florence sobre todo o ceticismo que encontrei ao longo de minha investigação. Ela costumava chamar Rosenhan de "contador de histórias" e dizia que ele poderia ter sido mais feliz como romancista do que como pesquisador; mas será que seu lado fantasioso chegaria tão longe? A princípio, Florence duvidou que fosse possível. Mas, após uma reflexão mais aprofundada, ela me escreveu um e-mail:

"Continuo me perguntando se algumas dessas pessoas foram inventadas… certamente explicaria por que David nunca concluiu o livro."[5]

Era um bom argumento. Sua editora, Doubleday,[6] entrou com uma ação judicial contra Rosenhan na cidade de Nova York, em 1980, para reaver o primeiro adiantamento para *Locked Up* (a essa altura ele havia mudado o nome de *Odyssey into Lunacy*), que já estava sete anos atrasado e nunca seria entregue. Será que os comentários encorajadores do editor, nos

Uma Epidemia   279

quais ele também sugeriu acrescentar mais detalhes sobre os pseudopacientes citados "vagamente", assustaram Rosenhan? Para quase todo mundo com quem falei, o abandono do estudo que alavancou sua carreira foi a evidência mais preocupante e até a mais condenatória de que algo estava seriamente errado.

Após a publicação de "On Being Sane in Insane Places", Rosenhan voltou a pesquisar o altruísmo, publicando um artigo sobre os efeitos do sucesso e do fracasso na generosidade infantil.[7] Depois de 1973, ele pulou de tópico para tópico, desde humor, autossatisfação,[8] alegrias de ajudar,[9] caráter moral,[10] pseudoempiricismo[11] até o estudo dos pesadelos experimentados após um terremoto.[12] Sua pesquisa parecia um pouco sem foco. De fato, segundo me disse um colega, depois de todo o seu sucesso com seu famoso artigo e como professor em Stanford: "David se tornou um pouco menos envolvido academicamente... menos orientado para a pesquisa em geral."[13]

Seu trabalho mais bem-sucedido, após o estudo, foi um livro sobre psicologia anormal publicado com Martin Seligman que, até o momento, está em sua quarta edição e ainda é usado em salas de aula em todo os Estados Unidos. Ele pesquisou o comportamento de jurados, incluindo um artigo sobre como fazer anotações ajuda a memorizar os fatos,[14] e outro sobre não poder levar em consideração, para o julgamento, a capacidade (ou melhor, incapacidade)[15] dos jurados de ponderar os fatos que os juízes determinaram. Ele também uniu forças com Lee Ross e Florence Keller como consultores de júris — psicólogos que ajudam na preparação de julgamentos, por exemplo, na seleção de jurados e declarações finais e de abertura dos advogados —, o que os tornou adotantes iniciais do uso das ciências sociais para auxiliar a análise jurídica.

Sua pesquisa sobre "intensa religiosidade", que os amigos citam como seu trabalho preferido, embora nunca tenha sido publicada, descobriu que uma porcentagem chocante de estudantes de Stanford[16] não apenas acreditava em Deus (75%), mas também no criacionismo (59%), levando Rosenhan a concluir que, embora "durante a maior parte deste século a religiosidade tenha sido negativamente correlacionada à inteligência e à classe social, há evidências crescentes de que a direção dessa correlação inverteu-se bastante".

Tudo bem, mas, por mais interessante que pareça, soa realista para você que 59% do corpo discente de Stanford acreditasse no criacionismo nos anos 1990?

Talvez eu esteja sendo injusta — minhas antenas estão agora muito sensíveis ao menor sinal de fraude. O que quero dizer com tudo isso é que, depois que publicou seu trabalho clássico, o estudo que ajudaria a abolir os cuidados psiquiátricos como ele os conhecia, exceto por um breve estudo de acompanhamento, ele nunca mais publicou pesquisas sobre doenças mentais graves e internação psiquiátrica.

Seu duplo cargo de professor de direito e psicologia, que não só lhe propiciava um salário mais alto que o de seus colegas de psicologia e o benefício de ter dois escritórios separados, também lhe proporcionou uma capa de invisibilidade que alguns de seus alunos e colegas consideravam sombria. "Sempre que tentávamos encontrá-lo[17] no Departamento de Psicologia, ele estava no de Direito", disse um ex-aluno de pós-graduação. "Sempre que íamos até o escritório de Direito, ele havia retornado ao de Psicologia." Ele parecia estar em todo lugar e em lugar algum.

Eleanor Maccoby, uma das psicólogas mais respeitadas no campo da psicologia do desenvolvimento, que trabalhou com Rosenhan durante quarenta anos e chefiou o comitê que concedeu a Rosenhan a posse definitiva no cargo, não mediu palavras durante nossa entrevista em sua casa de repouso na véspera de seu centésimo aniversário. "Eu suspeitava dele",[18] disse ela. "Muitos de nós suspeitavam." Quando sua posse definitiva veio para apreciação, o departamento estava dividido, segundo ela. Sobre o estudo, ela declarou: "Algumas pessoas duvidavam. Era impossível saber o que ele realmente havia feito ou se havia feito alguma coisa." Embora eles finalmente tenham decidido lhe conceder a posse definitiva por causa de seus talentos como professor, essa dúvida o perseguiu ao longo de sua carreira profissional. "Sua reputação diminuiu gradualmente", disse ela.

O criador do experimento do marshmallow, Walter Mischel, que faleceu em 2018, me disse que não tinha muito contato com Rosenhan, apesar de ter revisado um rascunho inicial de seu estudo. Em uma correspondência particular, porém, ele foi mais sincero: "Eu nunca tive uma conexão de fato com Rosenhan,[19] eu o achava insuportável quando fui diretor do departamento e ele evitava o trabalho como se fosse a peste. Também não me interessei por sua pesquisa e fiz questão de ficar longe de ambos."

Entrei em contato com uma mulher que amou Rosenhan há anos e ela ainda se lembrava dele com carinho, embora esse amor não tenha acabado bem. Ela concordou em falar comigo com uma ressalva: nunca perguntar sobre o caso deles. Foi um acordo difícil de manter, especialmente quando ela tirou uma caixa de gravações das palestras de Rosenhan que guardava há décadas.

"Ele tinha o dom de fazer você se sentir a pessoa mais importante do mundo, pelo jeito que falava com você",[20] confessou ela. Ela havia trabalhado com muitos psicólogos e afirmou que todos compartilhavam uma característica comum. "Basta observar o foco de seus estudos para saber qual o problema deles. É por isso que eles estudam essa área em particular."

"Ah, isso é engraçado", eu disse. "Qual seria o problema de Rosenhan?"

"Bem, moralidade, altruísmo, ser uma pessoa decente, eu suponho", disse ela sorrindo, mas com uma expressão tensa. "Sabe, eu sempre dizia: 'Ele está polindo sua auréola novamente.' Ele tinha uma habilidade excepcional com todo o seu treinamento em personalidade e caráter e outras questões; tinha uma maneira sinistra de projetar a si mesmo. De ser visto exatamente do jeito que ele queria."

A assistente de pesquisa de Rosenhan, Nancy Horn, foi uma das pessoas que se recusou a acreditar que ele fosse capaz de tal desonestidade. Ela me respondeu com um retumbante "absolutamente impossível"[21] quando cogitei a possibilidade de ele ter inventado uma boa parte do artigo. Seu aluno de Swarthmore, Hank O'Karma, autor de um dos diários de graduação que Rosenhan mantinha em seus arquivos de pseudopacientes, também estava convencido de que ele não seria capaz. O filho de Rosenhan, Jack, a quem Florence e eu apresentamos a hipótese durante o almoço em uma lanchonete em Palo Alto, também a rejeitou e acrescentou: "Meu pai era um contador de histórias.[22] É verdade. Mas acho que ele nunca faria nada que prejudicasse essa pesquisa."

Quando apresentei os fatos a Bill, ele pareceu incerto. "Não sei não",[23] disse ele. "Parece improvável para mim. É difícil imaginar."

Harry discordou. "Nunca pensei nele como o rei da bravata[24] quando era estudante de graduação. Eu me senti negligenciado como aluno de pós-graduação, o que é diferente. Mas isso...", disse ele, referindo-se ao que Rosenhan escreveu sobre a experiência de Harry, "é pura ficção".

Todos os detalhes — a peruca, a mentira sobre suas datas de internação, o exagero em seus prontuários médicos, a manipulação de números, a rejeição das informações de Harry, o livro inacabado, o fato de ele nunca mais ter pesquisado sobre o assunto, tudo — se somam. Rosenhan não parece ser o homem que eu acreditava ser.

Não foi a primeira vez que um artigo publicado em um periódico tão respeitado quanto a *Science* foi seriamente questionado, e até mesmo exposto como fraude total. Um dos exemplos mais sórdidos é o do psicólogo social Diederik Stapel,[25] famoso por seu artigo publicado na revista sobre uma correlação[26] entre plataformas de trem mais sujas e ideias racistas em uma estação de Utrecht, na Holanda. A mídia enalteceu o artigo. Ele fez um artigo de acompanhamento alegando encontrar uma ligação entre comer carne e egoísmo. E então o chão se abriu sob seus pés. O *New York Times* o chamou de "talvez o maior vigarista da ciência acadêmica".[27] Durante anos, ele inventou dados em mais de cinquenta artigos. A história de Diederik Stapel, embora extrema, revelou não apenas que esse nível de fraude *podia* acontecer,[28] mas que o meio — em que os periódicos selecionam artigos que terão mais repercussão; em que há pressão para deixar de fora dados contraditórios (chamados "p-hacking"); no qual estudos negativos, sem sensacionalismo, passam despercebidos e não são publicados; em que o dinheiro e os meios de subsistência dependem da publicação (a questão "publicar ou perecer") — fornecia um ambiente propício para pessoas como Stapel, que queiram explorar o sistema.

No momento, o campo da psicologia — especialmente a psicologia social — está no meio de uma "crise de replicabilidade",[29] e alguns críticos voltaram sua atenção para alguns dos trabalhos mais citados no campo, sobre "poses de poder"[30] e "hipótese do feedback facial"[31] à "teoria do esgotamento do ego".[32] Bryan Nosek, da Universidade da Virgínia, iniciou o

"Projeto de Reprodutibilidade",[33] que repetiu cem experimentos psicológicos publicados e conseguiu reproduzir com sucesso os resultados de menos da metade deles.

O experimento do marshmallow de Walter Mischel (aquele em que a filha de Bill participou em Stanford), em que crianças em idade pré-escolar que foram capazes de se conter diante de uma guloseima mostraram maiores realizações mais tarde na vida, tem sido questionado desde então. Uma replicação do estudo, publicada[34] na *Psychological Science* em 2018, descobriu que a correlação entre a capacidade de retardar a gratificação na infância e a realização mais tarde na vida representava a "metade do tamanho" do efeito relatado no estudo original de Mischel. Além disso, uma vez controlados os aspectos da educação, vida familiar e capacidade cognitiva precoce, a correlação entre recusar um marshmallow e o comportamento mais tarde na vida caiu para um grande e redondo zero. No entanto, o teste do marshmallow e seus estudos de acompanhamento[35] (embora admitidamente não tenham sido criados com essa intenção) ajudaram a moldar as políticas educacionais das escolas públicas.

Stanley Milgram e seus testes de choque[36] — com a mesma máquina que Rosenhan usou durante alguns de seus primeiros estudos antes de chegar a Stanford — também foram contestados. A psicóloga e autora Gina Perry revelou, em seu livro *Behind the Shock Machine* [sem publicação no Brasil], que Milgram e seus colegas coagiram os participantes a aplicar os choques, o que mostra que as conclusões do estudo — de que todos somos suscetíveis a seguir cegamente a autoridade — podem não ser tão claras quanto a experiência alegara, embora tenha havido muitas réplicas de sua pesquisa (incluindo um artigo de 2017 na Polônia,[37] em que 72 dos 80 participantes se mostraram dispostos a aplicar choques em outros indivíduos inocentes no nível mais alto).

Entre os que sofreram o maior revés[38] está Philip Zimbardo, o arquiteto do famoso estudo da prisão, que ocorreu no porão de Stanford em 1971, enquanto Rosenhan trabalhava em "On Being Sane in Insane Places". Zimbardo e seus pesquisadores recrutaram estudantes por meio de um anúncio de jornal[39] e atribuíram a eles papéis de "presos" ou "guardas". Os guardas abusaram dos presos, que reagiram como prisioneiros reais.

284 O GRANDE IMPOSTOR

Um deles até gritou: "Estou queimando por dentro... Quero sair!... Não suporto mais uma noite! Não aguento mais!" Os resultados revelaram o sadismo arraigado dentro de todos nós, se tivermos o poder e a oportunidade. Zimbardo se tornou um especialista da noite para o dia, e seu trabalho chegou a ser fonte de consulta em uma audiência no congresso de 2004 sobre tortura de prisioneiros em Abu Ghraib. Quando Zimbardo viu pela primeira vez as fotografias dos abusados, declarou ao *New York Times*: "Fiquei chocado. Mas não surpreso...[40] O que mais me incomodou foi o fato de o Pentágono jogar toda a culpa em 'algumas maçãs podres'. Eu sabia, por causa de nosso experimento, que se colocarmos maçãs boas em uma situação ruim, obteremos maçãs ruins." Alguns argumentam que esse ponto de vista eximiu os agressores da responsabilidade. Se todos temos um monstro dentro de nós, esperando para emergir no contexto certo, então como podemos culpar ou punir as pessoas quando isso inevitavelmente acontece?

Dizem que o estudo, de certa forma, ajudou a desviar o foco *para bem longe* da reforma penitenciária, já que a prisão foi considerada, em parte graças a Zimbardo, como "não reformável".[41] Mas os críticos do estudo, que eram muitos, desferiram mais alguns golpes certeiros nos últimos anos. Um artigo do site *Medium,* de 2018, do jornalista Ben Blum causou estardalhaço na internet (em certos círculos). Blum havia rastreado um dos "presos" — aquele que gritou "Estou queimando por dentro" — e descobriu que sua dor era uma encenação. "Foi apenas um trabalho.[42] Se você ouvir a gravação, consegue perceber em minha voz: 'Meu trabalho é ótimo. Posso gritar, berrar e agir de forma histérica. Posso agir como um prisioneiro.' Eu estava fazendo o meu trabalho. Foi muito divertido." Blum descobriu ainda que Zimbardo havia treinado os guardas e até elogiou um dos mais agressivos. "Precisamos parar de enaltecer esse trabalho",[43] tuitou a psicóloga da personalidade Simine Vazire. "É anticientífico. Ele tem que ser retirado dos livros acadêmicos."

O psicólogo Peter Gray, que removera o estudo de Zimbardo de seu livro acadêmico *Psychology* [sem publicação no Brasil], em 1991, muito antes do artigo do *Medium*, me contou em uma entrevista que vê isso como um "exemplo excelente de um estudo que se encaixa em nossos vieses...[44]

Existe uma espécie de desejo de expor os problemas da sociedade, mas no processo faz com que se tomem atalhos ou até inventem dados". Ele afirma que isso está acontecendo com mais frequência agora, porque há um número maior de pós-doutorandos competindo por menos vagas e recursos. "Existe uma epidemia de fraude."

Essa epidemia não se limita à psicologia social; irradia-se por todas as disciplinas, desde os campos fortemente orientados a dados dos estudos de câncer e genética até a odontologia e estudos de primatas. Em 2016, a pesquisadora australiana Caroline Barwood e seu colega Bruce Murdoch[45] foram condenados por manipular dados em um estudo "inovador" sobre a Doença de Parkinson — e quase foram presos por isso. O pesquisador coreano de células-tronco Hwang Woo Suk[46] e o biólogo evolucionista Marc Hauser, de Harvard, são apenas mais dois acadêmicos célebres a enfrentar alegações de que falsificaram seu trabalho e cometeram fraude acadêmica. É claro que isso também acontece quando há um grande interesse comercial fora da academia. Temos o caso de Elizabeth Holmes[47] e sua empresa de exames de sangue, a Theranos, que levantou US$700 milhões antes que John Carreyrou, do *Wall Street Journal*, ajudasse a expor a empresa como uma "fraude gigantesca". Richard Horton, editor da *Lancet*, escreveu em um artigo de 2015: "Grande parte da literatura científica,[48] talvez metade, pode ser simplesmente falsa… A ciência deu uma guinada em direção às trevas." Um dos líderes do esforço para revelar fraudes acadêmicas[49] é John Ioannidis, de Stanford, autor de um artigo contundente em 2005 intitulado "Why Most Published Research Findings Are False" ["Por que as Descobertas da Maioria das Pesquisas Publicadas São Falsas", em tradução livre]. Ele descobriu que, dos milhares de artigos iniciais sobre genômica,[50] apenas uma pequena fração resistiu ao teste do tempo. Depois, ele acompanhou 49 estudos[51] citados pelo menos mil vezes e descobriu que sete haviam sido "categoricamente refutados"[52] por mais pesquisas.

Vejo fraude em todos os lugares agora. No outono de 2018, o professor da Universidade Cornell, Brian Wansink,[53] renunciou depois que treze de seus trabalhos — incluindo um que demonstrava como o tamanho do recipiente em que é servido o alimento afetava seu consumo — foram retratados e Cornell descobriu que ele cometeu "má conduta acadêmica em suas pesquisas[54] e bolsas de estudos, incluindo relatórios incorretos de dados de pesquisa". Na mesma época, 31 artigos publicados pelo Dr. Piero Anversa, ex-professor da Harvard Medical School e pesquisador de células-tronco cardíacas, foram apontados como incluindo "dados falsificados e/ou inventados"[55] e retratados. Se você quiser ver o flagelo que isso se tornou no campo em tempo real, confira um blog chamado *Retraction Watch*, que se esforça para publicar todas as retratações acadêmicas e mantém uma lista dos dez artigos mais citados que foram retratados.

E essa fraude, que ocorre todos os dias em nossos periódicos acadêmicos e jornais (ou, mais provavelmente, em nossas mídias sociais), gera uma reação anticientífica nascida da desconfiança. Vimos isso de maneira mais perigosa no recente surto de sarampo impulsionado pelo movimento antivacina (cujas teorias se baseiam no estudo fraudulento de Wakefield,[56] publicado na *Lancet*, uma das revistas mais antigas e respeitadas do mundo e posteriormente retratado). Quantas vezes, as pessoas se perguntam, aceitaremos que nos digam que isso ou aquilo foi "comprovado" em estudos — apenas para sermos avisados de que o oposto é verdadeiro no dia seguinte — antes de começarmos a duvidar de tudo isso?

Como vimos, essa dúvida é particularmente devastadora para a psiquiatria.

Ainda não sabemos exatamente quantos medicamentos psiquiátricos funcionam ou por que eles não funcionam para uma porcentagem significativa de pessoas. Todos os tratamentos atuais para doenças mentais são "paliativos, nenhum deles é proposto como cura".[57] Ainda não temos medidas preventivas claras e ainda não descobrimos como melhorar os resultados clínicos para todos ou mesmo como prolongar a expectativa de vida. Embora doenças mentais graves, como a esquizofrenia, tenham claramente componentes hereditários, a pesquisa genética produziu resultados interessantes, mas na grande maioria inconclusivos.

O público leigo hoje está plenamente ciente das profundas conexões entre as grandes empresas farmacêuticas e a psiquiatria, que foram consolidadas durante a criação do *DSM-III* e só se expandiram desde então. Não é de admirar que isso tenha gerado efeitos adversos em relação aos medicamentos, já que a publicidade direta ao consumidor prometia todos os tipos de avanços e curas. Mas os novos medicamentos — chamados de "atípicos" ou antipsicóticos de "segunda geração",[58] porque foram anunciados como tendo menos efeitos colaterais — não cumpriram muitas de suas promessas. Os medicamentos de segunda geração vêm com seus próprios problemas, incluindo ganho excessivo de peso e distúrbios metabólicos; e, em 2010, o *New York Times* relatou que eram "o maior e principal alvo"[59] da False Claims Act [lei que permite processar empresas e indivíduos que direta ou indiretamente fraudam o governo federal], resultando em bilhões de dólares gastos em acordos de processos de fraude. (A Johnson & Johnson,[60] por exemplo, concordou em pagar US$2,2 bilhões em 2013 por ocultar os diversos efeitos colaterais do medicamento Risperdal, que incluem derrame e diabetes.)

O autor e jornalista Robert Whitaker, que criou uma arena poderosa para desafiar a psiquiatria tradicional em seu blog, *Mad in America*, baseado em seu livro de 2001 com o mesmo nome, resume o escândalo: "Nos últimos 25 anos,[61] o *establishment* psiquiátrico nos contou uma história falsa. Ele nos disse que a esquizofrenia, a depressão e o transtorno bipolar são reconhecidos como doenças cerebrais... Afirmou que os medicamentos psiquiátricos corrigem desequilíbrios químicos no cérebro, apesar de décadas de pesquisa não terem conseguido demonstrar isso. Ele nos disse que o Prozac e os outros medicamentos de segunda geração eram muito melhores e mais seguros que os medicamentos de primeira geração, embora os estudos clínicos não mostrassem isso. Mais importante ainda, o *establishment* psiquiátrico não nos disse que os medicamentos pioram os resultados em longo prazo."

Diante da desconfiança desenfreada, algumas das "mentes mais brilhantes" se apegam ao seu arsenal de medicamentos com um nível delirante de certeza. Um psiquiatra conhecido (a quem permitirei permanecer anônimo, já que não atende pacientes hoje em dia — sim, ele é de alto nível; aparentemente, quanto mais bem-sucedido você é, menos horas passa com os pacientes) me ensinou como consertar o sistema quebrado: "Eles só precisam tomar seus remédios",[62] disse ele, bebendo seu vinho. "O que temos é tão eficaz quanto os medicamentos que a trataram." A arrogância cega desse comentário me fez rir alto. Embora alguns sejam mais defensores da medicação do que outros, os médicos mais sensatos reconhecem as limitações dos medicamentos psiquiátricos. A parte mais difícil de lidar com uma doença mental séria, de acordo com as pessoas que entrevistei e que convivem com uma delas, são os sintomas negativos mais sutis — as deficiências cognitivas, as partes da doença que tornam a vida mais difícil de lidar e que não são melhoradas pelos medicamentos disponíveis. Parece que "sua vida foi tirada de você.[63] Que todas as coisas que antes você apreciava se foram", disse um jovem de 20 anos recentemente diagnosticado com esquizofrenia.

Mas não estou aqui para levantar bandeiras contra os medicamentos. Há muitos lugares para saber mais sobre esse ponto de vista. Vejo que esses medicamentos ajudam muitas pessoas[64] a levar uma vida plena e significativa. Seria tolice descartar seu valor. Também não podemos negar que a situação é complicada. Se você e eu sabemos disso, então esse médico arrogante, um líder em seu campo, também sabe. No entanto, lá está ele, sentado, bebendo vinho e disseminando absurdos.

A reputação, a desconfiança, a falta de progresso: tudo isso contribuiu para uma escassez mundial de profissionais de saúde mental.[65] Alguns dizem que é a remuneração — por muitos anos os psiquiatras foram os terceiros médicos especialistas mais mal remunerados (embora isso, como veremos, esteja começando a mudar). A psiquiatria antes era vista como uma ciência médica humanística; em 2006, apenas 3% dos norte-americanos[66] receberam qualquer tipo de psicoterapia — desde terapia comportamental cognitiva "baseada em problemas" até tratamento psicodinâmico aberto. Freud está oficialmente "morto". Seu trabalho foi reavaliado como "sexista, fraudulento, não científico ou simplesmente errado... A psicanálise pertence às práticas descartadas, como a sangria por sanguessugas". Enquanto isso, a psiquiatria passou de uma ciência branda para uma ciência dura e, ao fazê-lo, tornou-se amplamente mecânica e banal.

Essas questões explicam parcialmente por que não recebi a reação presunçosa que eu esperava da comunidade de saúde mental quando comecei a compartilhar minha investigação fora do pequeno mundo ao redor de Rosenhan. Alguns expressaram choque, mas muitos alegaram não se surpreender. O psiquiatra Allen Frances ouviu o meu caso e depois me interrompeu: "Antes de falarmos disso,[67] será que você poderia investigar os irmãos Koch em seguida?" Mas depois fez uma pausa para absorver as notícias. Esse estudo foi fundamental para o trabalho de Robert Spitzer. Sem ele: "Spitzer nunca poderia ter feito o que fez com o *DSM-III*", declarou. Descobrir que pelo menos parte dele era inconsistente — se não pior — estava longe de ser justificável; era desalentador.

Uma amiga psiquiatra começou a criticar o estudo como "ridículo" e que o foco de Rosenhan na rotulagem era uma "mentira deslavada". Ela não admitiria qualquer hipótese de que os pontos mais importantes — ou seja, sobre como os pacientes são tratados *por causa* desses rótulos — tinham alguma validade. Em determinado ponto, ela estava com o rosto tão vermelho que eu prometi que não falaria mais do assunto.

Em uma conferência de pesquisa na Europa, onde fui convidada a falar sobre minha doença, concordei em encontrar um pequeno grupo de psicólogos e psiquiatras orientados para a pesquisa para jantar depois da minha palestra. Nós nos encontramos em um bar de hotel que parecia transportado diretamente do centro de Manhattan e nos juntamos a quatro pessoas em uma mesa, todas bebendo martinis. Pedi um Manhattan, ignorando uma voz interior que me avisava que não era uma boa ideia beber coquetéis de bourbon em um evento profissional com estranhos. Os psiquiatras brincaram dizendo que "obedeceriam ao fuso horário de Nova York" para que pudessem apenas festejar durante a conferência. Eles conversaram um pouco sobre a minha apresentação e fizeram algumas perguntas, mas ficou claro que estavam no modo de férias, então as perguntas se desviaram para outros assuntos.

Uma pessoa perguntou: "Como os esquizofrênicos se sentem em relação ao seu livro?"

Não sabia que havia uma maneira de as pessoas com esquizofrenia se sentirem sobre qualquer coisa, muito menos meu livro. Olhei para ele sem expressão, até que um dos psicólogos falou por mim. "Esquizofrênicos não leem." Ninguém reagiu. Foi uma piada ou era assim que um clínico realmente se sentia sobre seus pacientes?

Mais tarde, em um restaurante lotado, nossa mesa ficou cada vez mais turbulenta à medida que o consumo de álcool aumentava. Em algum momento, o assunto de Rosenhan surgiu e eu falei um pouco sobre minha pesquisa.

O psicólogo que fez o comentário sobre pessoas com esquizofrenia não lerem me interrompeu. "Eu não entendo por que você está se concentrando neste estudo", disse ele, com a voz grossa. "Não tenho ideia de por que se preocuparia com algo tão antipsiquiatria."

Quando contei a ele sobre minhas crescentes suspeitas sobre o estudo, ele ficou ainda mais agressivo.

"Algo assim é ruim para todos nós", disse ele, fazendo um movimento apontando para todos em torno da mesa, sua voz cada vez mais alta no restaurante agora quase vazio. A mesma pessoa que ficou feliz em desconsiderar o estudo como "antipsiquiatria" imediatamente se enfureceu contra a evidência de que não era honesto. Será que manter a integridade do estudo beneficiava a narrativa vendida para muitas pessoas dentro e fora do campo — de que estamos fazendo um progresso constante, que os velhos e maus tempos ficaram para trás?

"Você tem a oportunidade de fazer algo bom e, em vez disso, se concentra *nisso*", disse ele, agora batendo na mesa. "Goste ou não, você é um símbolo e deve fazer algo de bom com esse poder."

Talvez tenha sido o jet lag, a frustração latente de não chegar a lugar algum com os pseudopacientes, a crescente certeza de que o estudo foi inventado e os sentimentos de decepção que eu tinha em relação ao homem por trás dele ou a mistura de vinho tinto e Manhattans. Talvez tenha sido o fato de ele me chamar de símbolo (um símbolo de quê?). Qualquer que seja a causa, perdi o controle. Fui até o banheiro do restaurante, olhei nos meus próprios olhos turvos no espelho e murmurei: *Recomponha-se* — lembrando minha própria imagem no espelho, aquela que não prosperaria como eu. Eu me acalmei o suficiente para voltar para a mesa, meus olhos vermelhos e meu rímel borrado, onde não pude evitar reagir. "Não estou tentando atacar a psiquiatria. Dê-me uma história positiva para escrever e escreverei", falei, de pé na cabeceira da mesa e falando alto demais.

Ele olhou para mim, resignou-se, largou o vinho e disse: "Dê-me dez anos."

Nós não temos dez anos.

27

LUAS DE JÚPITER

Zombados pela morte,[1] abatidos pelo desconhecido, censurados pela ambiguidade, nós, médicos, desafiamos as trevas, brandindo qualquer verdade que tivermos à nossa disposição. Humores, meridianos, alquimia ou biologia molecular, nossas próprias crenças científicas não são tão importantes quanto o breve e por fim traiçoeiro conforto que temporariamente oferecem.

— *Rita Charon e Peter Wyer,*
"The Art of Medicine", Lancet

Não sei o que aconteceu com a jovem — minha imagem espelhada — que foi diagnosticada com esquizofrenia durante anos antes de finalmente obter o diagnóstico adequado. Depois que ela saiu do hospital psiquiátrico, os médicos a perderam de vista e ela se tornou apenas mais uma paciente com um prognóstico ruim; antes, um caso interessante, agora, mais um nome nos arquivos. Será que ela superou as baixas expectativas de seus médicos e surpreendeu a todos com uma recuperação milagrosa, assim como eu? Ou ela é simplesmente mais uma vítima do momento inoportuno para a psiquiatria?

Para todo milagre como eu, há cem como a minha imagem no espelho; mil apodrecendo em prisões ou abandonado nas ruas pelo pecado de ser doente mental; 1 milhão informado de que é tudo coisa da sua cabeça. Como se nosso cérebro não estivesse dentro dessas cabeças, como se isso justificasse a dispensa de cuidado, e não mais investigações. Como se houvesse outra resposta além da humildade diante do enigma devastador que é o cérebro.

"Acho que devemos ser honestos[2] — reconhecer o quanto nosso entendimento é limitado", disse-me Belinda Lennox, psiquiatra de Oxford. "Essa é a única maneira de fazermos melhor."

Ser honesto sobre nossas limitações, como sugere a Dra. Lennox, envolve analisar friamente nossa história e as "verdades" que aceitamos sem contestar. Se as soluções parecem boas demais para ser verdade, categóricas e concretas demais, é porque geralmente o são. Quando as nuances se perdem, a medicina sofre.

É aí que entram David Rosenhan e seu artigo. Seu estudo, embora apenas uma pequena parte do problema, alimentou nossos piores instintos: para a psiquiatria, gerou vergonha, o que forçou o campo em conflito a reafirmar certeza onde não havia nenhuma, direcionando erroneamente anos de pesquisa, tratamento e cuidados. Para o resto de nós, ele forneceu uma narrativa que parecia boa, mas teve efeitos terríveis no dia a dia das pessoas que vivem com doenças mentais graves.

Rosenhan não criou esses resultados, mas seu estudo os possibilitou. E agora já passou da hora da psiquiatria reavaliar os termos que empregamos, as novas tecnologias no horizonte, a maneira como tratamos os mais doentes.

A comunidade psiquiátrica e a sociedade em geral estão finalmente começando a repensar nossa terminologia, que impulsiona as políticas sociais e de saúde. Alguns, como o defensor de saúde mental D. J. Jaffe, argumentam que a rede de doenças mentais é ampla demais e que devemos nos concentrar nos 4% da população mais gravemente enferma, dedicando a maior parte de nossos recursos ao tratamento, em vez de alocá-los ao "preocupado crônico", a quem os psicanalistas atendiam na era de Rosenhan.

Do outro lado, o psiquiatra holandês Jim van Os,[3] que escreveu "The Slow Death of the Concept of Schizophrenia and the Painful Birth of the Psychosis Spectrum" [A Lenta Morte do Conceito de Esquizofrenia e o Doloroso Nascimento do Espectro da Psicose, em tradução livre], em 2017, acredita que devemos considerar a doença mental em um *continuum*. O extenso manual, que é o *DSM,* deve ser condensado em "não mais do que dez diagnósticos",[4] disse-me o Dr. van Os, em termos abrangentes, como *síndrome psicótica* e *síndrome de ansiedade,* com gradientes de sintomas, segundo defende. O Dr. van Os acredita que essa é a abordagem honesta: ela reconhece que *"na verdade não sabemos".*

A comunidade de pesquisa se deparou com encruzilhadas semelhantes.[5] "A esquizofrenia está desaparecendo?",[6] pergunta um artigo acadêmico; outro coloca a questão: "O rótulo esquizofrenia deve ser abandonado?"[7]

Já existem implicações no mundo real para essas perguntas. Durante seu mandato como diretor[8] do NIMH — o segundo mais longo da história do instituto —, o Dr. Thomas Insel implementou um novo sistema chamado *Research Domain Criteria,* que se esquiva dos critérios do *DSM.* O *RDoC,* como é conhecido, divide rótulos desajeitados, como esquizofrenia, em suas partes componentes: psicose, delírios, comprometimento da memória e assim por diante, tornando o conceito amplo de esquizofrenia cientificamente sem sentido em um ambiente de pesquisa. (Desde então, Insel deixou o NIMH para as searas mais promissoras do Vale do Silício, e seu *RDoC* não foi universalmente aceito — metade dos estudos financiados pelo NIMH[9] ainda são baseados nos diagnósticos do *DSM.* A esta altura, ao que parece, o *DSM* está muito arraigado no campo para ser totalmente substituído.)

Agora, em vez de encararmos algo como a esquizofrenia como uma entidade monolítica — quase ampla demais para ser estudada —, as pessoas querem abordar o distúrbio da mesma maneira que o câncer, reconhecendo as características únicas de cada caso. A grande variedade do que chamamos de esquizofrenia pode alarmar qualquer pessoa que não conheça pessoalmente alguém com esquizofrenia. Alguns exibem psicose robusta com delírios e paranoia; outros ouvem vozes; outros têm maiores prejuízos cognitivos e são mais isolados socialmente; outros são professores universitários; alguns abandonam a higiene; outros se tornam hiper-religiosos; outros perdem grande parte de suas memórias; alguns navegam pelo mundo aparentemente sem sintomas; e outros não falam e apenas se sentam em um estupor catatônico. Alguns respondem a drogas e vivem uma vida plena e significativa; alguns — de 10% a 30%[10] — se recuperam; outros nunca o fazem. Mas não ouvimos falar da variedade. Em vez disso, temos pessoas como o psiquiatra de Londres me perguntando como os esquizofrênicos se sentem em relação ao meu livro. Em vez disso, vemos os casos mais extremos, aqueles que acabam nas ruas com formas crônicas de psicose não tratadas. E, como diz a narrativa: uma vez estigmatizado, você está perdido.

A doutrina hoje amplamente aceita é que os termos gerais que usamos, como esquizofrenia, têm muitas causas e que deveríamos preferir usar "as esquizofrenias" ou "transtornos do espectro psicótico", que indicam o escasso consenso sobre a etiologia. Essa perspectiva se deve em parte aos estudos genéticos sobre doenças mentais graves, que até agora permaneceram inconclusivos. A genética é uma área tão desafiadora porque não há um gene associado a cada distúrbio (como é o caso da fibrose cística, que envolve a mutação de um gene específico), mas centenas.[11] No entanto, vários estudos já revelaram uma "sobreposição genética" em distúrbios psiquiátricos,[12] especialmente entre transtorno bipolar, esquizofrenia, transtorno depressivo maior e distúrbios de déficit de atenção/hiperatividade. "A tradição de traçar limites nítidos[13] quando os pacientes são diagnosticados provavelmente não condiz com a realidade, na qual mecanismos no cérebro podem causar sintomas sobrepostos", disse Ben Neale, professor-associado da Analytic and Translational Unit do Massachusetts General Hospital. Isso pode oferecer justamente as provas científicas para o que muitos, dentro e fora do campo, vêm dizendo há tanto tempo: as diferenças entre os termos que usamos não têm validade científica.

É revelador que, quanto mais abrimos os olhos para o que não sabemos, maior a empolgação na comunidade de pesquisa. Novos estudos que exploram o vínculo entre o sistema imunológico e o cérebro — como é o caso da encefalite autoimune — estimularam a busca para entender o quão profundamente o próprio corpo influencia e altera o comportamento, estimulando estudos sobre imunossupressores[14] em pessoas com doenças mentais graves. Os pesquisadores estimaram que até um terço das pessoas com esquizofrenia[15] apresenta alguma disfunção imunológica, embora permaneça incerto o que isso significa sobre a causa subjacente da doença.

O interesse na conexão entre o intestino e o cérebro levou a algumas pesquisas fascinantes sobre probióticos, que demonstraram reduzir a mania[16] e alguns dos sintomas mais robustos da esquizofrenia.[17] Os epidemiologistas psiquiátricos também estão descobrindo que as pessoas nascidas nos meses de inverno[18] — durante períodos de gripe e infecções virais aumentadas — podem ter maior probabilidade de desenvolver doenças mentais graves (embora as pessoas com formas mais *graves* das doenças tenham maior probabilidade de nascer nos meses de verão,[19] então vai saber). Existem exemplos de psicose provocada pela intolerância ao glúten ou curada por um transplante de medula óssea e de pessoas diagnosticadas erroneamente com doenças mentais graves que na verdade tinham doença de Lyme ou lúpus. Quanto mais aprendemos sobre o corpo e sua interação com o cérebro, mais nos é desvendado.

Enquanto isso, as novas tecnologias também estão fornecendo acesso mais profundo ao cérebro do que nunca. "O que ensino aos meus alunos é:[20] 'Como Galileu conseguiu demonstrar a veracidade da visão copernicana do Universo [centrada no Sol]?' Bem, os principais avanços foram incisivos em sua capacidade de aprimorar o vidro em lentes. Não foi muito glamouroso, exceto pelo fato de lhe permitir usá-las para fazer seu próprio telescópio e ver as luas de Júpiter", disse-me o Dr. Steven Hyman, do Broad Institute. Hyman admitiu que ficou "eufórico" depois que seu instituto publicou um artigo altamente elogiado na *Nature*,[21] em 2016, que vinculou a esquizofrenia a uma proteína chamada componente 4 do complemento (C4), que desempenha um papel na "poda" do cérebro no início da fase adulta, marcando sinapses desnecessárias que devem ser removidas à medida que o cérebro em maturação se aperfeiçoa. Embora ainda esteja em seus estágios iniciais, essa linha de pesquisa fornece um modelo de esquizofrenia que pode envolver uma "poda excessiva".

Ferramentas mais poderosas estão no horizonte (ou já existem) para nos permitir examinar as artimanhas ainda misteriosas do cérebro, incluindo a Drop-Seq,[22] que um dia pode fornecer um censo célula a célula do cérebro; a optogenética, que manipula circuitos cerebrais[23] em animais vivos usando luz; a CLARITY,[24] que "faz desaparecer" a superestrutura do cérebro, tornando o tecido transparente de forma a permitir observar a estrutura fina das células tridimensionalmente; e uma nova técnica[25] (descrita na edição de janeiro de 2019 da *Science*) que usa tecnologia 3D e alta resolução para identificar neurônios individuais em tempo recorde. Laboratórios em todo o país também estão produzindo células-tronco de células da pele de pessoas diagnosticadas com doenças mentais e manipulando-as para entender como o cérebro funciona ou falha. Eles estão, basicamente, criando "minicérebros"[26] (neste exato momento!), o que lhes permitirá estudar em tempo real como os medicamentos afetam cada cérebro individualmente.

A equipe do IBM Watson me contou[27] sobre os planos para criar "Freud em uma caixa". A esperança deles é treinar Watson como psiquiatra. Mas, segundo explicaram, o supercomputador não substituiria os psiquiatras; pelo contrário, o algoritmo do computador daria aos psiquiatras mais tempo para realmente conversar com o paciente e interagir de humano para humano. Alguns psiquiatras me dizem que estão entusiasmados com a tecnologia vestível, que lhes daria acesso a montanhas de dados que anteriormente precisavam vir de autorrelatos. A "fenotipagem digital"[28] pode mapear tudo, desde o nível de atividade de uma pessoa até a frequência com que ela abre a geladeira e quantas vezes por dia faz login em suas contas de mídia social. Os dispositivos de escuta passiva podem monitorar o conteúdo e o tom da fala. Existem sensores de pele "galvânicos" vestíveis que podem criar biofeedback sobre os níveis de ansiedade. Existem até sensores que podem ser engolidos e são capazes de informar ao seu médico se você está tomando seus remédios, além de estudos em andamento usando programas de realidade virtual no tratamento de fobias. Por mais emocionante (e, sim, assustadoramente Big Brother) que isso pareça, não nos aproxima de corrigir os problemas de validade no cerne do diagnóstico. Os dados por si só não nos darão a resposta para a pergunta: *se a sanidade e a insanidade existem, como as reconheceremos?* Mas podem ajudar.

Esse novo entusiasmo está começando a criar uma nova fé. Ou, pelo menos, é o que parece (aprendi a desconfiar de supostas soluções fáceis). A velha guarda me diz que eles começaram a perceber algo que há muito estava ausente: otimismo. Mais estudantes de medicina[29] estão buscando carreiras no campo e, talvez não por coincidência, depois de anos de ganhos modestos, o salário médio do psiquiatra[30] aumentou mais que o de qualquer outra especialidade em 2018 — mais do que o salário de imunologistas e neurologistas. "Nunca vimos uma demanda por psiquiatras[31] tão alta em nossos 30 anos de história", disse uma empresa de recrutamento de médicos em 2018. "A demanda por serviços de saúde mental explodiu."

Também promissores são os indicadores de que a desconfiança e as críticas criadas por anos de proximidade entre a psiquiatria com as grandes farmacêuticas começou a se autocorrigir. Embora a psiquiatria tenha se tornado mais transparente em relação às suas conexões, as empresas farmacêuticas começaram a dedicar menos recursos à pesquisa psiquiátrica — diminuindo seu fluxo para essas áreas[32] em 70% na última década, depois que tantos medicamentos não conseguiram superar os placebos ou após a expiração de patentes lucrativas (Zyprexa, Cymbalta, Prozac, para citar alguns). Embora a diminuição de recursos para pesquisas nunca pareça algo bom (e a perda de investimentos para encontrar novos avanços certamente não é), algumas empresas menores e de nicho estão entrando no jogo e se concentrando na pesquisa psiquiátrica — procurando investigar novas vias metabólicas de medicamentos e incorporando a genética no tratamento (um campo chamado farmacogenética). "Espera-se que uma geração mais jovem de pesquisadores rompa os limites da teorização tradicional que iniciou um processo, mas o abandonou à própria conclusão obscura",[33] escreveram os psiquiatras pesquisadores veteranos Dra. Eve Johnstone e Dr. David Cunningham Owens em *Brain and Neuroscience Advances* [sem publicação no Brasil], em 2018. Em outras palavras, novos olhares podem simplesmente abrir um novo caminho.

E, como se vê, os avanços na farmacologia nem precisam ser novos. Outro caminho empolgante foi pavimentado há muito tempo. Depois de anos frustrados pela guerra às drogas, que quase impossibilitou a pesquisa de drogas da categoria Schedule 1 [substâncias submetidas a severas restrições de pesquisa, fornecimento e acesso nos EUA], estamos agora em meio a um reavivamento psicodélico.[34] Os médicos agora usam LSD e psilocibina como tratamento para tudo, desde a depressão ao TEPT. Até a estimulação cerebral,[35] originada na década de 1950 como uma forma de "tratar" a homossexualidade e a esquizofrenia, está de certa forma retornando. Algumas técnicas envolvem implantar eletrodos[36] que enviam

298   O Grande Impostor

pulsos elétricos diretamente para tecidos cerebrais específicos, enquanto outros conectam os eletrodos de forma não invasiva no couro cabeludo. Esses procedimentos agora estão ganhando espaço nos principais hospitais para o tratamento de uma série de problemas, desde o TOC até a depressão e o Parkinson. Enquanto isso, uma variação do anestésico cetamina[37] (desenvolvido em 1962 e apelidada de "special K" por jovens nas danceterias nos anos 1980 e 1990) foi recentemente aprovada pelo FDA para uso em depressão resistente ao tratamento, que afeta 20% ou mais pessoas com o distúrbio. É impressionante ver uma droga que existe desde a época de Rosenhan sendo retratada em todos os programas matinais de televisão[38] como uma das maiores descobertas na medicina psiquiátrica nos últimos cinquenta anos.

E então, depois de anos sendo menosprezada como ciência branda, a terapia de conversa também foi objeto de reconsideração, pois estudos demonstram que, para algumas pessoas, a terapia cria mudanças profundas no cérebro[39] — tão expressivas, em alguns casos, quanto medicamentos psiquiátricos. "A psicoterapia é um tratamento biológico,[40] uma terapia cerebral", declarou, em 2013, Eric Kandel, psiquiatra e neurocientista vencedor do Prêmio Nobel. "Produz mudanças físicas duradouras e detectáveis em nosso cérebro."

"Conseguimos ver somente até onde as limitações[41] tecnológicas da época nos permitem", declarou Niall Boyce, editor da Lancet Psychiatry. "Se fôssemos fazer uma analogia, eu diria que estamos no ponto da pesquisa das doenças infecciosas [em que] o microscópio acaba de ser inventado, e a história está de fato acelerando." O psiquiatra infantil e geneticista Matthew State, da Universidade da Califórnia em São Francisco, usa uma analogia semelhante, acrescentando: "É verdade, é como ter um microscópio pela primeira vez.[42] E não é um único microscópio; temos três microscópios diferentes que nunca tivemos antes."

Para alguns, há muitos motivos para entusiasmo.

Até o Dr. Torrey, o mesmo homem que me disse que o campo não avançou verdadeiramente desde 1973, está otimista. "Você verá a coisa toda mudar",[43] disse ele.

"Você acha?", perguntei.

"Ah, vai. Guarde suas anotações. Daqui a trinta ou quarenta anos, você escreverá algo totalmente diferente."

* * *

Mas não podemos nos sentar, cruzar os braços e esperar que o futuro resolva todos os nossos problemas, porque, mesmo se obtivermos todas as respostas que procuramos, ainda há a questão não resolvida de cuidados e tratamentos básicos na prática. Assim, enquanto esta ou aquela tecnologia de imagem cerebral percorre as torres de marfim da academia, as pessoas ainda estão definhando nas ruas, escondidas em meio à população em geral ou atrás das grades, negligenciadas por todos nós.

Em resposta a essa situação trágica, pessoas como Joel Braslow da UCLA, um psiquiatra na ativa e historiador, chegaram à seguinte conclusão: "Apesar do fato de os hospitais estaduais[44] estarem incrivelmente lotados e com frequência sejam vistos como um estabelecimento de custódia... pelo menos estávamos cuidando das pessoas na época. Agora não estamos."

O falecido neurologista Oliver Sacks concorda,[45] escrevendo em seu ensaio "The Lost Virtues of the Asylum" [As Virtudes Perdidas do Manicômio, em tradução livre] que "esquecemos os aspectos benignos dos manicômios ou talvez achamos que não podíamos mais nos dar ao luxo de pagar por eles: a amplitude e a sensação de comunidade, o local para trabalhar, se divertir e para o aprendizado gradual de habilidades sociais e vocacionais — um porto seguro que os hospitais estaduais estavam bem equipados para oferecer".

Quando ouvi essa reanálise pela primeira vez, pensei em Nellie Bly. *Nós já tentamos isso, e viu como funcionou bem?* As covas das serpentes do passado foram um capítulo grotesco na história da medicina e a última coisa que queremos fazer é retornar a elas. No entanto, não podemos chamar o que está acontecendo agora de progresso.

Três especialistas em ética da Universidade da Pensilvânia,[46] Dominic Sisti, Andrea Segal e Ezekiel Emanuel, escreveram um artigo injustamente ridicularizado intitulado "Bring Back the Asylum" [Tragam os Manicômios de Volta, em tradução livre] em 2015. Os autores argumentam de maneira persuasiva em favor de um novo modelo de atendimento que aproveita o melhor do passado e o adapta a um ambiente médico moderno. Ninguém pode melhorar sem o mínimo necessário — abrigo, roupas e comida —, mas também precisa de cuidados: intervenção médica inteligente, contato pessoal, comunidade e significado. Em um mundo perfeito (onde o dinheiro fluiria livremente para os cuidados médicos), os autores vislumbram uma abordagem abrangente que pudesse fornecer tudo o que foi mencionado anteriormente — desde o atendimento hospitalar em tempo integral para os casos agudos e leitos de longo prazo para os mais crônicos, até terapia ambulatorial baseada na comunidade e com apoio da família para aqueles em recuperação: um sistema hierárquico (com UTIs, unidades semi-intensivas e centros de reabilitação) como aqueles que tratam pessoas com doenças não psiquiátricas.

Ainda assim, os autores enfrentaram severas críticas quando o artigo foi publicado — e Dominic Sisti chegou a perder um contrato com o Departamento de Saúde Comportamental Comunitária da cidade da Filadélfia. Uma das pessoas que decidiu retirar seu financiamento chamou seu trabalho de "uma desgraça".[47]

"O debate se resume a uma pergunta:[48] o que pode ser considerado transtorno mental?", declarou Dominic. "Nas discussões sobre o tratamento involuntário e os cuidados de longo prazo, se nos aprofundarmos o suficiente, veremos que tudo se resume à discordância sobre o conceito fundamental de 'transtorno mental'. É isso que está em jogo."

Essas perguntas sem respostas nos atormentam desde sempre — o físico versus o mental, o cérebro versus a mente — e têm profundas consequências de vida ou morte. À medida que o tempo passa, as regras do jogo e as definições podem mudar, mas a história se repete — consideramos que algumas doenças são mais dignas de nossa compaixão do que outras. Esta é uma situação que precisa mudar.

A mudança não requer apenas adicionar camas em algum lugar e deixar as pessoas definharem: significa um olhar mais amplo sobre a infraestrutura da vida de cada pessoa — passado e presente — e as inúmeras maneiras por meio das quais o ambiente molda as doenças e a saúde.

"O cérebro é extremamente plástico",[49] disse-me a Dra. Maree Webster, diretora do Laboratório de Pesquisa Cerebral do Instituto de Pesquisa Médica Stanley. "Toda a experiência que vivenciamos muda nosso cérebro de uma determinada maneira. Assim, todos esses aspectos — muito fora de moda graças à psicanálise — [experiências da infância], cuidados dos pais, abuso infantil, tudo isso aumenta o risco de se desenvolver um transtorno mental." Fatores ambientais[50] — complicações obstétricas, morar em uma área urbana, sofrer um trauma quando criança, migrar para um novo país, usar maconha e até mesmo ter um gato[*] — podem aumentar o risco de desenvolver uma doença mental grave. No Reino Unido, por exemplo, a maior incidência de esquizofrenia encontrada na população do Caribe[52] tem sido associada a fatores sociais como migração, isolamento social e discriminação.

Viver nas cidades está associado[53] a taxas mais altas de esquizofrenia. Por quê? Não está claro, mas muitos afirmaram que o ambiente urbano carece de um elemento encontrado em áreas menores e mais unidas: apoio e comunidade, uma parte essencial do elemento de cura encontrado na Ala 11 e na internação de Harry Lando.

Outras pesquisas reforçam essa conclusão. Um estudo de dois anos, financiado pelo governo,[54] publicado no *American Journal of Psychiatry* demonstrou que a intervenção precoce após os "primeiros surtos" — ou na primeira vez que se experimentam os sintomas profundos de uma doença mental grave — envolvendo o gerenciamento de medicamentos antipsicóticos combinada com uma "abordagem abrangente e com vários elemen-

---

[*] Alguns estudos sugerem que as pessoas com esquizofrenia têm maior probabilidade de ter anticorpos direcionados contra um parasita felino[51] comum (*Toxoplasmosis gondii*), que também pode infectar seres humanos. Os estudos dizem que a esquizofrenia é mais comum em países onde as pessoas têm gatos.

tos",[55] que inclui apoio familiar e psicoterapia, gerou os melhores resultados.

Novos modelos de pesquisa e tratamento surgiram para treinar pessoas atormentadas por ouvir vozes[56] a gerenciar melhor suas vidas em meio às alucinações auditivas — não bloqueando completamente as vozes, mas interagindo diretamente com elas. Os pesquisadores de Yale descobriram que a principal diferença entre as experiências alucinatórias dos médiuns[57] e as das pessoas com esquizofrenia era que os médiuns colocavam as vozes no contexto de uma experiência espiritual ou religiosa e se perturbavam menos com elas. Essas novas abordagens para o tratamento de quem ouve vozes são apoiadas por pesquisadores de Stanford, que compararam a experiência de alucinações auditivas[58] em pessoas diagnosticadas com esquizofrenia nos Estados Unidos e em países em desenvolvimento. Nos EUA, onde os pacientes tendem a validar o modelo biológico de doença mental, elas relataram relações antagônicas com suas alucinações; até as vozes em si eram mais propensas a incluir conteúdo violento, agressivo e negativo. Pessoas em Chennai, Índia, e Accra, Gana, por outro lado, descreveram comunhões mais positivas com suas vozes e relataram melhores resultados em longo prazo. "Seriam esses julgamentos culturais a causa da doença?",[59] perguntou a antropóloga de Stanford, Tanya Marie Luhrmann. "De jeito nenhum. Esses julgamentos culturais pioram a doença? Provavelmente."

Uma terapia popular que leva em consideração esses julgamentos culturais[60] é a terapia de diálogo aberto, que visa criar um sistema imersivo de apoio comunitário que, segundo os médicos, com o tempo permite a redução de antipsicóticos enquanto explora o conteúdo da experiência psicótica da pessoa (o que parece coexistir muito bem com a terapia na Soteria House ou no Kingsley Hall de R. D. Laing). O diálogo aberto emigrou de seu local de nascimento na Finlândia para o McLean Hospital em Massachusetts, um hospital psiquiátrico particular considerado o melhor dos EUA. Vi pessoalmente a versão de McLean[61] da terapia de diálogo aberto e fiquei impressionada com sua simplicidade: eles tratavam o paciente como gente.

Os melhores da área são especialistas em fazer exatamente isso — conectar-se com as pessoas e identificar sintomas que podem ser sutis demais para serem compreendidos por outras avaliações médicas mais objetivas. Isso requer longas reuniões com pacientes, em que são colhidas histórias mais profundas, e um senso de confiança se desenvolve. No melhor dos casos, a psiquiatria é o que toda medicina mais precisa — humanidade, arte, escuta e empatia —, mas, na pior das hipóteses, é impulsionada por medo, julgamento e arrogância. No final, o argumento repetido várias vezes em minhas entrevistas é: a medicina em geral, e a psiquiatria em particular, é tão misteriosa e emocional quanto científica.

Você certamente já ouviu falar do efeito placebo[62] — cuja reputação é quase tão ruim quanto a da psiquiatria. O termo se originou em um contexto religioso com o salmo Placebo Domine,[63] "agradarei ao Senhor", mas no século XIV havia assumido uma associação mais negativa dentro da igreja para descrever os falsos enlutados pagos para assistir aos funerais e "cantar placebos"[64] sobre o morto. A palavra se incorporou na medicina[65] cinco séculos depois, quando, em 1772, o médico e químico escocês William Cullen ministrou a seus pacientes tratamentos com mostarda em pó para todos os tipos de doenças, mesmo sabendo que era uma farsa: "É o que eu chamo de placebo." Após a Segunda Guerra Mundial, os pesquisadores começaram a usar pílulas de açúcar como controle para avaliar os efeitos dos medicamentos "reais". Na década de 1960, o FDA estabelecera[66] estudos duplo-cegos controlados por placebo como o padrão-ouro. E, com o tempo, descobriu-se que essas pílulas de açúcar aparentemente inertes tinham efeitos *físicos mensuráveis* no corpo — embora esses efeitos fossem vistos como ilegítimos, mero ruído que muitas vezes atrapalhava a aprovação de medicamentos. Agora sabemos que os placebos desencadeiam uma série complexa de neurotransmissores — endorfinas, dopamina, endocanabinoides e outros. Se você receber uma solução salina que acredita ser morfina,[67] seu corpo reage como se você tivesse recebido de seis a oito miligramas da droga — o equivalente a uma dose para alívio da dor. Os pacientes com Parkinson liberam dopamina,[68] às vezes em quantidade suficiente para controlar seus movimentos involuntários, quando acreditam que estão recebendo tratamentos com drogas L-Dopa reais.

É possível até aumentar os efeitos de um placebo com um ambiente de cuidado e apoio, onde o paciente não apenas acredita na medicação, mas também confia no médico. O Dr. Ted Kaptchuk, que lidera o Programa de Estudos de Placebo e Encontro Terapêutico em Harvard, incentiva os médicos a aproveitar o poder do placebo de maneira mais direta. "Em última análise, trata-se de estar imerso em um mundo[69] onde sabemos que somos atendidos por terapeutas, e esse é o ponto principal", disse-me o Dr. Kaptchuk. "Toda palavra conta, todo olhar conta, todo toque conta. Os cinco miligramas de um bom remédio são muito importantes, mas são mais eficazes se o considerarmos em um contexto em que se está ciente de que o terapeuta, o médico, a enfermeira e o fisioterapeuta também afetam o paciente."

Só passar mais tempo com o paciente pode melhorar os resultados. Em um estudo de pacientes com refluxo ácido,[70] um grupo que teve uma consulta de 42 minutos com um médico teve um resultado duas vezes melhor do que o grupo que passou apenas 18 minutos com o médico. Para refletir seu papel bastante *real* na cura, alguns médicos estão pressionando para renomear o efeito placebo como "cura contextual",[71] "efeitos de expectativa" ou mesmo "respostas de empatia".

Isso me faz pensar no meu médico Souhel Najjar, que teve acesso aos testes mais extravagantes e avançados, mas cujo grande avanço nos meus cuidados ocorreu quando ele se sentou à beira da minha cama, olhou em meus olhos e disse:[72] "Vou fazer tudo o que puder por você." Minha família e eu acreditamos nele, e eu sei dentro de mim que seu afeto e otimismo ajudaram em minha cura.

Essa fé na medicina, em nossos terapeutas, nossos diagnósticos e nossas instituições, é o que Rosenhan ajudou a arruinar, o que Spitzer ajudou a corrigir, e o que as controvérsias sobre o *DSM-5* e as histórias de horror de nossos sistemas penitenciários abalaram ainda mais. A crença na psiquiatria foi perdida — e é ela que precisa sobreviver.

Essa crença em um método melhor é o que impeliu o pai no início desta história a escrever para mim sobre seu filho com esquizofrenia. "Cada vez que me dizem que a esquizofrenia é uma condição vitalícia, pergunto a eles: 'O que permitiu que Susannah Cahalan escapasse desse mesmo diagnóstico?'", disse ele em outro e-mail. Mesmo com a condição do filho piorando, ele se agarrou à convicção de que haverá mudanças. Eu admiro muito isso.

Essa esperança é indispensável. Uma mãe me contou sobre sua experiência percorrendo cada setor de saúde mental com seu filho, que foi diagnosticado com esquizofrenia. Depois de começar a ouvir vozes na adolescência, ele recebeu apenas uma longa lista de medicamentos que pareciam prejudicar mais do que ajudá-lo, porque a medicina convencional insistia que *não havia cura para a esquizofrenia*. "Se eu aceitasse o pensamento convencional[73] e me conformasse que meu filho nunca melhoraria, teria abandonado toda a esperança", explicou ela. Em vez disso, a mãe tentou todo o resto: tratamento ortomolecular, que envolvia dar ao filho altos níveis de vitamina B, e medicina energética, ímãs e "pedras curativas" que pulsavam energia para o corpo do filho. Ela se encontrou com xamãs e psiquiatras holísticos; invocou ancestrais mortos, administrou essências vegetais, tentou remover o cobre do corpo dele e comprou um dispositivo que o protegeria da "e-smog", ou radiação eletromagnética. Algumas pessoas que leem essa lista podem pensar que a pobre mãe perdera a noção da realidade. Mas eu não penso assim. Acho que ela está procurando opções além de simplesmente sobreviver, procurando respostas que possam tornar seu filho mais feliz e saudável. Ela continua a fazê-lo hoje. Algum de nós pode culpá-la?

Recuso-me a tapar os ouvidos e continuo a acreditar que todos vivemos em um mundo onde todos encontram o seu Dr. Najjar. Conheci muitas pessoas como ela em minha jornada, que convivem com doenças mentais, e conversei com um número suficiente de famílias defendendo os direitos de seus entes queridos doentes para ignorar a desconexão entre os sonhos do futuro e a realidade do presente.

Sei muito bem que sou uma das pessoas que tiveram sorte. Minha história é um exemplo claro do que pode acontecer quando a neurociência de ponta encontra médicos atenciosos nas condições mais apropriadas. Mais do que pilhas de dados ou anos de pesquisa cuidadosa, histórias nos fazem acreditar. E a crença é um pedestal sobre o qual se apoia uma medicina admirável.

Mesmo sabendo que esse é um luxo que muitos de nós não podem se permitir, ainda escolho acreditar. Embora eu esteja dolorosamente ciente das terríveis direções que seguimos e das falsas promessas do passado estimuladas pela má ciência e pela arrogância cega, ainda estou otimista.

Sim, sou cética quando ouço falar de um novo tratamento ou estudo que "prova" essa ou aquela descoberta, mas me agarro com firmeza à crença de que o que aconteceu comigo — encontrar uma cura para o que parecia estar "na minha mente" — pode acontecer com qualquer um. Já vi isso acontecer ao longo dos anos, enquanto viajava pelo país falando sobre esse assunto, ao mesmo tempo em que ouvia as muitas maneiras lastimáveis em que a medicina falhou para outros.

Acredito em toda a empolgação que surge da neurociência. E acredito que desvendaremos os mistérios da mente. Acredito que vamos resolver o que parece insolúvel. Também acredito que o quebra-cabeça é muito complexo para a mente humana compreender.

Estou ciente de toda a arrogância, incompetência e fracasso, mas ainda acredito que a psiquiatria — e toda a medicina — um dia será merecedora da minha fé.

Eu acredito. Eu acredito. Eu acredito.

Epílogo

Segundo Rosenhan, "sempre que a proporção entre o que é conhecido e o que precisa ser conhecido se aproxima de zero, tendemos a inventar 'conhecimento' e assumimos que entendemos mais do que de fato compreendemos. Parecemos incapazes de reconhecer que simplesmente não sabemos".[1]

Ao contrário de Rosenhan, não quero "inventar conhecimento" onde não há. A verdade é que eu simplesmente não sei o bastante. Sei que David Rosenhan exagerou e inventou partes de sua própria história, cujos resultados foram mostrados em um dos pedestais mais exaltados da academia. Sei que o trabalho falho dele teve um efeito sobre Robert Spitzer e a criação do *DSM*. Sei que o estudo teve uma grande influência, contribuindo para o fechamento de hospitais psiquiátricos. Sei que pelo menos uma experiência de pseudopaciente confirmou a tese de Rosenhan — e também sei que uma não a corroborou. Não sei por que ele nunca concluiu seu livro, por que nunca mais publicou sobre o assunto ou como ele se sentiria em relação a este livro. Posso supor, mas não posso saber.

Não sei o que aconteceu com os outros seis pseudopacientes. Será que existiram? Admito que continuo imaginando todas as diferentes maneiras pelas quais um pseudopaciente poderia se revelar (talvez um dia caminhando pela rua eu sinta um leve toque em meu ombro, me vire e lá estará ele). Porque, no final, acredito que ele *expôs algo real*. O artigo de Rosenhan, tão exagerado e até desonesto, chegou perto da verdade e ao

308   EPÍLOGO

mesmo tempo se esquivou dela — o papel do contexto na medicina; a rejeição das condições psiquiátricas como menos legítimas que as físicas; a despersonalização sentida pelo "outro" doente mental; as limitações da nossa linguagem de diagnóstico. As mensagens eram honradas; infelizmente, o mensageiro, não.

Quando descobri tudo o que pude, me encontrei com Lee Ross, o psicólogo de Stanford que me apresentou a Rosenhan, e com Florence, a voz de Rosenhan — as duas pessoas vivas intelectualmente mais próximas a ele e as maiores responsáveis por minha obsessão — para compartilhar minhas descobertas. Lee lutava com suas reações à notícia de que Rosenhan pode ter inventado seu trabalho. Sentamos em sua sala e destrinchamos os argumentos. Florence compartilhou sua perspectiva: "Inicialmente fiquei surpresa[2] quando Susannah sugeriu isso, mas não acho repreensível", disse ela. "Sei que eu deveria, é ciência, mas conhecendo David, devo reconhecer que a travessura era uma de suas marcas."

Florence teve acesso a tantos documentos de Rosenhan quanto eu e não tem dúvida de que ele inventou boa parte do artigo, mas é mais tolerante com as liberdades que ele tomou. Ela o comparou a um romancista criando uma cena. Não o via como um vilão — ela o adorava —, mas mais como um garoto traquina que pregou uma peça no mundo; ou, como ela disse, como um Till Eulenspiegel moderno, um personagem travesso evocado em muitos contos de fadas alemães, que "prega peças em seus contemporâneos,[3] expondo a cada momento seus vícios, ganância e loucura, hipocrisia e tolice".

"O que concluí em relação a David e essa coisa toda é que essa era sua magia", disse Florence. "Dá para imaginá-lo dizendo: *Bem, se eu* tivesse *concluído esse estudo, teria sido exatamente como eu o descrevi.*"

A aceitação de Florence da possibilidade de o trabalho de Rosenhan não ter sido completamente legítimo libertou algo dentro de Lee. "Existe uma aura sombria quando analisamos o trabalho e a vida de David",[4] revelou Lee Ross. "Fica uma sensação de que não é possível compreender os detalhes. Às vezes, as coisas não se encaixam. E eu acho que ele... não quero que isso adquira mais conotações do que de fato tem. De certa maneira ele parece ter levado várias vidas. E com isso quero dizer que acho que ele era uma pessoa um pouco diferente em contextos um pouco diferentes." Não pude evitar um sorriso tímido — afinal, esta foi uma das conclusões do artigo de Rosenhan: que nunca somos totalmente de um jeito, que pessoas insanas nem sempre serão loucas, nem pessoas sãs serão sempre racionais. Lee continuou: "Eu ficaria surpreso, não incrédulo, mas muito surpreso e muito triste ao saber [que ele mentiu]. Isso me faria concluir ainda mais que David lutava para conquistar um lugar ao sol."

Não pude evitar ponderar: estaria ele lutando *com* e não por seu lugar ao sol?

Rosenhan, com sua luz e suas trevas, conseguiu expor verdades — mesmo que essas verdades contivessem ficções problemáticas — e criou algo que ainda debatemos, criticamos, celebramos e investigamos quase meio século depois. O estudo pode ter "provado" algo que as pessoas *acreditavam* ser verdade e, para o bem ou para o mal, foi o suficiente para mudar tudo. Talvez seja como o chefe indígena Bromden diz em *Um Estranho no Ninho*: "É verdade, mesmo que não tenha acontecido."

Não havia filas circulando o quarteirão para assistir ao funeral de Rosenhan. Nenhum jornal de âmbito nacional cobriu sua morte. A participação escassa se deveu em parte ao quanto a comunidade de Rosenhan estava amortecida por seu constante sofrimento. Uma série de tragédias atingiu o professor idoso com tamanha brutalidade que as pessoas não puderam evitar compará-lo com Jó. Tudo começou com a morte de sua filha Nina, em 1996, em um acidente de carro, seguido pelo diagnóstico de câncer de pulmão fatal de Mollie, seguido pelo primeiro derrame de Rosenhan — um pequeno acidente isquêmico transitório que provavelmente passaria despercebido se Rosenhan não insistisse que fosse examinado. Florence notou uma ligeira diferença em seu amigo depois daquele primeiro susto. Com uma mente tão ágil, ele era bom em disfarçá-la, mas havia uma nova hesitação, alguns segundos de atraso que nunca existiram antes. Mollie morreu em sua cama em casa em 2000, na época em que Rosenhan sofreu um derrame grave do qual nunca se recuperaria. O derrame e as outras doenças que o atingiram danificaram suas cordas vocais,

310   EPÍLOGO

de modo que a voz familiar de barítono desapareceu no silêncio. O homem que fazia caminhadas diárias por vários quilômetros em torno do telescópio de Stanford, o professor que fazia você se sentir verdadeiramente *visto*, o contador de histórias afetuoso e acessível, se transformou em uma concha de si mesmo. Ele perdeu a capacidade de andar e se mudou para uma casa de repouso. Os fiéis escudeiros — entre eles sua amiga e cuidadora Linda Kurtz; seu filho, Jack; e Florence — o visitavam com frequência. Fora isso, as pessoas o esqueceram. Quando entrei em contato com seus ex-amigos e colegas, muitos dos quais haviam participado de festas em sua casa durante anos, eles me perguntaram como ele estava, porque não sabiam de sua morte.

Em seu funeral, o amigo íntimo de Rosenhan, Lee Shulman, que passou muitas horas estudando o Talmude com ele em um grupo de estudo, fez um discurso que captou perfeitamente sua essência:

> A fama de David foi baseada em muitas realizações, mas uma se destaca como um farol poderoso. Seu artigo na *Science*, "On Being Sane in Insane Places", começa com uma frase de abertura que precisa ser perpetuada na imagem do estudante de yeshivá que ele nunca deixou de ser: "Se... sanidade e insanidade existem... como as reconheceremos?" [...][5]
>
> Se você nunca leu esse artigo, ou leu já faz muito tempo, pode ter se esquecido de seu poder retórico... É uma proclamação, um protesto moral, um grito de dor e um clamor para que o mundo seja testemunha.

David Rosenhan não é uma figura mais clara para mim agora, mesmo depois dos meus anos de incansável busca em seu passado pessoal e profissional, do que era no dia em que ouvi pela primeira vez a Dra. Deborah Levy falar sobre seu estudo. Ele era, como disse Lee Ross, "uma pessoa um pouco diferente em contextos um pouco diferentes"; dependendo do tipo de luz que lançamos sobre ele, podemos vê-lo como um herói ou um vilão, um canalha ou um patife, um charlatão ou uma Cassandra, um líder altruísta ou um egoísta oportunista.

Mas há uma história que o resume para mim, como pensador, como pai e como ser humano.

Jack tinha 13 anos[6] quando seu pai o convidou para uma viagem à cidade de Nova York para se encontrar com um editor e discutir o livro de pseudopacientes que ele nunca publicaria. Os dois estavam andando pelas ruas movimentadas do centro de Manhattan quando notaram um bueiro aberto na calçada. Através do buraco, dava para ter um vislumbre de um mundo subterrâneo escondido. Ficaram atônitos quando um enorme caminhão basculante passou por debaixo de seus pés.

"Não diga uma palavra, apenas me siga", disse Rosenhan, levando seu filho a um dos operários que manobrava um elevador que levava para o subterrâneo.

Ele se apresentou como David Rosenhan, professor de engenharia na Universidade Stanford. Em um piscar de olhos, Rosenhan e Jack estavam paramentados com capacetes e botas. Zum! Lá estavam eles em um elevador indo para o subsolo para ver em primeira mão a construção da infraestrutura do sistema de metrô da cidade de Nova York. O guia deles pareceu impressionado com Rosenhan e suas credenciais e lhes ofereceu um tour completo. Jack ficou preocupado que fossem presos. *Basta uma pergunta complicada de engenharia e estamos perdidos*, pensou. Mas Rosenhan parecia calmo e confiante como sempre, portando-se como se pertencesse ao lugar, como se fosse o rei do submundo, um mundo invisível para as pessoas que andavam de carro acima deles. Esse simples fato surpreendeu a mente jovem de Jack: seu pai poderia facilmente *se tornar outra pessoa*.

Ele era o grande impostor.

NOTAS

Contei com um tesouro inexplorado de materiais para escrever este livro — especialmente do arquivo de Florence Keller relacionado ao estudo "On Being Sane in Insane Places". A Stanford Special Collections também forneceu oito caixas de documentos das três décadas da carreira de David Rosenhan. Contei com as anotações em seu diário, seu manuscrito, gravações de áudio e vídeo de suas entrevistas e palestras, entrevistas em jornais e aparições em programas de rádio e televisão, e entrevistei centenas de pessoas que o conheceram. A pesquisa sobre a história da psiquiatria veio de uma ampla variedade de fontes, muitas listadas aqui, incluindo entrevistas com especialistas do campo, visitas a hospitais psiquiátricos e pesquisa em aquivos. Ainda assim, apenas arranhei a superfície da história dos cuidados da doença mental. Veja as notas abaixo para referências de fontes mais ricas. E, se sentir inspiração, leia-as [conteúdo em inglês].

PREFÁCIO

1 Detalhes como esse no prefácio vieram de prontuários médicos que encontrei nos arquivos particulares de David Rosenhan.

2 Citações diretas do manuscrito de Rosenhan, *Odyssey into Lunacy*, Capítulos 3, 5–6.

3 Edward Shorter, *A History of Psychiatry: From the era of the asylum to the age of prozac* (Hoboken, NJ: Wiley, 1996), ix.

PARTE UM

1 Emily Dickinson, *The Poems of Emily Dickinson* (Boston: Roberts Brothers, 1890), 24.

CAPÍTULO 1: IMAGEM ESPELHADA

1 American Psychiatric Association, "What Is Psychiatry?", https://www.psychiatry.org/patients-families/what-is-psychiatry.

2 Dr. Michael Meade, e-mail para Susannah Cahalan, 17 de março de 2019.

3 Para uma discussão sobre esses transtornos, veja Barbara Schildkrout, *Masquerading Symptoms: Uncovering physical illnesses that present as psychological problems* (Hoboken, NJ: Wiley, 2014); e James Morrison, *When Psychological Problems Mask Medical Disorders: A guide for psychotherapists* (Nova York: Guilford Press, 2015).

4 Dr. Anthony David, entrevista por telefone, 28 de janeiro de 2016.

5 "Mental Illness", National Institute of Mental Health, https:// www.nimh.nih.gov/health/statistics/mental-illness.shtml.

6 "Serious Mental Illness", National Institute of Mental Health, https://www.nimh.nih.gov/health/statistics/prevalence/serious-mental-illness-smi-among-us-adults.shtml/index.shtml.

7 "Serious Mental Illness", National Institute of Mental Health.

8 Organização Mundial da Saúde, "Premature Death Among People with Severe Mental Disorders", https://www.who.int/mental_health/management/info_sheet.pdf.

9 Andrew Scull, *Madness in Civilization* (Princeton: Princeton University Press, 2015), 10.

10 Para saber mais sobre a variabilidade da percepção de cor, veja Natalie Wolchover, "Your Color Red Really Could Be My Blue", *Live Science*, 29 de junho de 2014, https://www.livescience.com/21275-color-red-blue-scientists.html.

11 Para saber mais sobre as doenças chamadas de medicamente inexplicáveis, veja Suzanne O'Sullivan, *Is It All in Your Head?: True stories of imaginary illness* (Londres: Vintage, 2015).

12 Carolyn Y. Johnson, "One Big Myth About Medicine: We Know How Drugs Work", *Washington Post*, 23 de julho de 2015, https://www.washingtonpost.com/news/wonk/wp/2015/07/23/one-big-myth-about-medicine-we-know-how-drugs-work/?utm_term=.1537393b19b4.

13 Susan Scutti, "History of Medicine: The unknown netherworld of anesthesia", *Medical Daily*, 5 de março de 2015, https://www.medicaldaily.com/history-medicine-unknown-netherworld-anesthesia-324652.

14 "What Is Anosognosia?" WebMD, https://www.webmd.com/schizophrenia/what-is-anosognosia#1.

NOTAS 315

15 O pai que escreveu esse e-mail prefere se manter anônimo. E-mail para Susannah Cahalan, 7 de março de 2018.

CAPÍTULO 2: NELLIE BLY

1 Para recriar a preparação e internação de Nellie, contei com seus próprios escritos: *Ten Days in a Mad-House* (Nova York: Ian L. Munro, 1887), https://digital.library.upenn. edu/women/bly/madhouse/madhouse.html. Outras fontes incluem Stacy Horn, *Damnation Island: Poor, sick, mad & criminal in 19th-century New York* (Chapel Hill, NC: Algonquin Books, 2018); e Matthew Goodman, *Eighty Days: Nellie Bly and Elizabeth Bisland's history-making race around the world* (Nova York: Ballantine, 2013).

2 Bly, *Ten Days in a Mad-House*, Capítulo 2.

3 Bly, *Ten Days in a Mad-House*, Capítulo 1.

4 Para um resumo conciso dos registros do governo sobre doenças mentais nos EUA, veja Herb Kutchins e Stuart A. Kirk, *Making Us Crazy* (Nova York: Free Press, 1997).

5 Allan V. Horwitz e Gerald N. Grob, "The Checkered History of American Psychiatric Epidemiology", *Milbank Quarterly* 89, nº 4 (2011): 628–57.

6 Para saber mais sobre psicose unitária e a história do diagnóstico, veja Per Bergsholm, "Is Schizophrenia Disappearing? The Rise and Fall of the Diagnosis of Functional Psychoses", *BMC Psychiatry* 16 (2016): 387, https://www.ncbi.nlm.nih.gov/pmc/articles/ PMC5103459.

7 Patton State Hospital Museum, Patton, Califórnia, 29 de outubro de 2016. Agradeço ao curador Anthony Ortega pelo tour esclarecedor.

8 O "outro hospital" é o Agnews State Hospital. A referência ao "consumo habitual de bala de hortelã-pimenta" e "excessivo consumo de tabaco" veio de Michael Svanevik e Shirley Burgett, "Matters Historical: Santa Clara's Hospital of Horror, Agnews", *Mercury News*, 5 de outubro de 2016, https://www.mercury news.com/2016/10/05/spdn0916matters.

9 Transmissão do Telégrafo Transatlântico Sem Fio de Marconi para o *New York Times*, "Militant Women Break Higher Law", *The New York Times*, 31 de março de 1912, https://timesmachine.nytimes.com/timesmachine/1912/03/31/100358259.pdf.

10 Dr. Cartwright, "Diseases and Peculiarities of the Negro Race", *Africans in America*, PBS. org, https://www.pbs.org/wgbh/aia/part4/4h3106t.html. Agradeço a Dominic Sisti e a Gary Greenberg por chamarem minha atenção a esses transtornos.

11 Para um excelente resumo da literatura surgindo na Inglaterra concentrada nos medos da institucionalização, veja Sarah Wise, *Inconvenient People: Lunacy, liberty and the mad-Doctors in England* (Berkeley: Counterpoint Press, 2012).

12 Para saber mais sobre Lady Rosina, veja Scull, *Madness in Civilization*, 240–41.

13 Rosina Bulwer Lytton, *A Blighted Life* (Londres: Thoemmes Press, 1994).

316   Notas

14 Para saber mais sobre Elizabeth Packard, veja Linda V. Carlisle, *Elizabeth Packard: A noble fight* (Champaign: University of Illinois Press, 2010); e "The Case of Mrs. Packard and Legal Commitment", NIH: US National Library of Medicine, 2 de outubro de 2014, https://www.nlm.nih.gov/hmd/diseases/debates.html. Para mais contexto, veja Scull, *Madness in Civilization*, 240.

15 Bly, *Ten Days in a Mad-House*, Capítulo 4.

16 Andrew Scull, *Madhouse: A tragic tale of megalomania and modern medicine* (New Haven: Yale University Press, 2007), 14.

17 Scull, *Madness in Civilization*, 12.

18 Agradeço ao professor de estudos clássicos da Arizona State, Matt Simonton, por me explicar as origens grega e romana da palavra *asilo*.

19 Andrew Scull, "The Asylum, the Hospital, and the Clinic", *Psychiatry and Its Discontents* (Berkeley: University of California Press, 2019).

20 Greg Eghigan, ed., *The Routledge History of Madness and Mental Health* (Nova York: Routledge, 2017), 246.

21 A ascensão dos asilos (e sua relação com as prisões) é tratada com maestria por David J. Rothman em *The Discovery of the Asylum: Social order and disorder in the new republic* (Nova York: Little, Brown, 1971).

22 Shorter, *A History of Psychiatry*, 1–2.

23 Agradeço ao Bethlem Museum of the Mind por fornecer uma história pessoal do hospital e dos cuidados de saúde mental em geral. https://museumofthemind.org.uk.

24 Roy Porter, *Madness: A brief history* (Oxford: Oxford University Press, 2002), 107.

25 Para saber mais sobre Dix, veja Margaret Muckenhoupt, *Dorothea Dix: Advocate for mental health care* (Oxford: Oxford University Press, 2004). Para uma adorável descrição de seu trabalho e legado, veja Ron Powers, *No One Cares About Crazy People* (Nova York: Hachette, 2017), 102–3.

26 "Dorothea Dix Begins Her Crusade", Mass Moments, https://www.massmoments.org/moment-details/dorothea-dix-begins-her-crusade.html.

27 Thomas J. Brown, *Dorothea Dix: New England reformer* (Boston: Harvard University Press, 1998), 88.

28 Brown, *Dorothea Dix*, 89.

29 Dorothea Dix, "Memorial to the Massachusetts Legislature, 1843."

30 "Dorothea Dix Begins Her Crusade", Mass Moments.

31 Horn, *Damnation Island*, 7.

32 Horn, *Damnation Island*, xxii.

33 John M. Reisman, *A History of Clinical Psychology*, 2ª ed. (Milton Park, Reino Unido: Taylor & Francis, 1991), 12.

NOTAS 317

34 A descrição de sua filosofia veio de Stephen Purdy, "The View from Hartford: The history of insanity, shameful to treatable", *The New York Times*, 20 de setembro de 1998, https://www.nytimes.com/1998/09/20/nyregion/the-view-from-hartford-the-history-of -insanity-shameful-to-treatable.html.

35 Charles Dickens, *American Notes for General Circulation* (Project Gutenberg eBook), 18 de julho de 1998, https://www.gutenberg.org/files/675/675-h/675-h.htm. Agradeço a Stacy Horn, *Damnation Island*, por me apresentar essa citação.

36 Horn, *Damnation Island*, 45.

37 Horn, *Damnation Island*, 52.

38 Horn, *Damnation Island*, 52.

39 Horn, *Damnation Island*, 53.

40 Bly, *Ten Days in a Mad-House*, Capítulo 1.

41 Bly, *Ten Days in a Mad-House*, Capítulo 8.

42 Horn, *Damnation Island*, 24.

43 Bly, *Ten Days in a Mad-House*, Capítulo 16.

44 Horn, *Damnation Island*, 16.

45 Bly, *Ten Days in a Mad-House*, Capítulo 16.

46 Bly, *Ten Days in a Mad-House*, Capítulo 16.

47 Goodman, *Eighty Days*, 34.

48 "Nellie Brown's Story", *New York World*, 10 de outubro de 1887: 1, http://sites.dlib.nyu. edu/undercover/sites/dlib.nyu.edu.undercover/files/documents/uploads/editors/Nellie -Browns-Story.pdf.

CAPÍTULO 3: A SEDE DA LOUCURA

1 Para excelentes resumos dos primeiros tratamentos da loucura, veja Scull, *Madness in Civilization*; Porter, *Madness: A brief history*; Richard Noll, *American Madness: The rise and fall of dementia praecox* (Cambridge, MA: Harvard University Press, 2011); Jeffrey A. Lieberman, *Shrinks: The untold story of psychiatry* (Nova York: Little, Brown, 2015); e, é claro, Shorter, *A History of Psychiatry*.

2 Porter, *Madness: A brief history*, 10.

3 Melanie Thernstrom, *The Pain Chronicles: Cures, myths, mysteries, prayers, diaries, brain scans, healing, and the science of suffering* (Nova York: FSG, 2010), 33.

4 Thernstrom, *The Pain Chronicles,* 33.

5 Deuteronômio 28:28, a Bíblia Sagrada, Versão King James (American Bible Society, 1999).

6 A primeira vez que vi a história de Nabucodonosor foi em Joel Gold e Ian Gold, *Suspicious Minds: How culture shapes madness* (Nova York: Free Press, 2014).

318   NOTAS

7 Daniel 4:37, a Bíblia Sagrada, Versão King James (American Bible Society, 1999).

8 Allen Frances, *Saving Normal* (Nova York: William Morrow, 2013), 47.

9 Porter, *Madness: A brief history*, 58.

10 Para saber mais sobre Johann Christian Reil e o início da *psiquiatria*, veja Maximilian Schochow e Florian Steger, "Johann Christian Reil (1759–1813): Pioneer of Psychiatry, City Physician, and Advocate of Public Medical Care", *American Journal of Psychiatry* 171, nº 4 (abril de 2014), https://ajp.psychiatry online.org/doi/pdfplus/10.1176/appi.ajp.2013.13081151; e Andreas Marneros, "Psychiatry's 200th Birthday", *British Journal of Psychiatry* 193, nº 1 (julho de 2008): 1–3, https://www.cambridge.org/core/journals/the-british-journal-of-psychiatry/article/psychiatrys-200th-birthday/6455A01CEF979FEFAB23B8467B95A823/core-reader#top.

11 Citação de Marneros, "Psychiatry's 200th Birthday".

12 Esther Inglis-Arkell, "The Crazy Psychiatric Treatment Developed by Charles Darwin's Grandfather", io9.gizmodo.com, 15 de julho de 2013, https://io9.gizmodo.com/the-crazy-psychiatric-treatment-developed-by-charles-da-714873905.

13 Andrew Scull, *Madness: A very short introduction* (Oxford: Oxford University Press, 2011), 35.

14 Se estiver interessado em ler um retrato bem mais lisonjeiro e detalhado de Benjamin Rush, veja Stephen Fried, *Rush: Revolution, madness, and the visionary doctor who became a founding father* (Nova York: Crown, 2018).

15 A descrição de afasia de Wernicke veio de "Wernicke's (Receptive) Aphasia", National Aphasia Association, https://www.aphasia.org/aphasia-resources/wernickes-aphasia.

16 Para saber mais sobre Alois Alzheimer e seu trabalho, veja Joseph Jebelli, *In Pursuit of Memory: The fight against Alzheimer's* (Nova York: Little, Brown, 2017).

17 "Syphilis", Sexually Transmitted Disease Surveillance 2017, CDC.gov, 24 de julho de 2018, https://www.cdc.gov/std/stats17/syphilis.htm.

18 John Frith, "Syphilis — Its Early History and Treatment Until Penicillin, and the Debate on Its Origins", *Journal of Military and Veterans' Health* 20, nº 4 (novembro de 2012), https://jmvh.org/wp-content/uploads/2013/03/Frith.pdf.

19 Joseph R. Berger e John E. Greenlee, "Neurosyphilis", *Neurology Medlink* (23 de fevereiro de 1994), http://www.medlink.com/article/neurosyphilis.

20 A descrição da sífilis e sua ocasional cura veio de uma variedade de fontes, a principal entre elas de Elliot Valenstein, *Great and Desperate Cures: The rise and decline of psychosurgery and other radical treatments for mental illness* (Nova York: Basic Books, 1986); e Jennifer Wallis, "Looking Back: This fascinating and fatal disease", *The Psychologist* 25, nº 10 (outubro de 2012), https://thepsychologist.bps.org.uk/volume-25/edition-10/looking-back-fascinating-and-fatal-disease.

21 Gary Greenberg, *Manufacturing Depression: The secret history of a modern disease* (Nova York: Simon & Schuster, 2010), 55.

22 "Shakespeare: The Bard at the Bedside" (editorial), *Lancet* 387 (23 de abril de 2016), https://www.thelancet.com/action/showPdf?pii= S0140-6736% 2816%2930301-4.

23 Wallis, "Looking Back".

24 Valenstein, *Great and Desperate Cures*, 32.

25 Agradeço à Dra. Heather Croy por me dar a dica dessa descrição da sífilis.

26 Chris Frith, entrevista por telefone, 22 de agosto de 2016.

27 Noll, *American Madness*, 17.

28 Mary G. Baker, "The Wall Between Neurology and Psychiatry", *British Medical Journal* 324, nº 7352 (2002): 1468–69, https://www.ncbi.nlm.nih.gov/pmc/articles/PMC1123428/.

29 Noll, *American Madness*, 17.

30 Baker, "The Wall Between Neurology and Psychiatry", 1469.

31 Além das muitas pessoas com quem falei sobre Emil Kraepelin, incluindo Andrew Scull, E. Fuller Torrey, William Carpenter, Gary Greenberg e Ken Kendler, credito as seguintes fontes pela perspectiva histórica dele: Noll, *American Madness*; e Hannah Decker, *The Making of the DSM-III: A diagnostic manual's conquest of american psychiatry* (Oxford: Oxford University Press, 2013).

32 Kraepelin não apresentou o conceito de *dementia praecox* (essa honra pertence ao psiquiatra francês Bénédict Augustin Morel), mas seu trabalho esclareceu o termo e o tornou aceito no campo.

33 Noll, *American Madness*, 66.

34 Para um breve resumo da contribuição de Bleuler para a psiquiatria, veja Paolo Fusar--Poli e Pierluigi Politi, "Paul Eugen Bleuler and the Birth of Schizophrenia (1908)", *American Journal of Psychiatry*, publicado online em 1º de novembro de 2008, https://ajp.psychiatryonline.org/doi/10.1176/appi.ajp.2008.08050714.

35 Para saber mais sobre a primeira classificação de sintomas de Schneider, veja J. Cutting, "First Rank Symptoms of Schizophrenia: Their nature and origin", *History of Psychiatry* 26, nº 2 (2015): 131–46, https://doi.org/10.1177/0957154X14554369.

36 Para saber mais sobre Henry Cotton, veja Scull, *Madhouse*.

37 Para saber mais sobre o movimento eugenista, doença mental e esterilização, veja Adam Cohen, *Imbeciles: The supreme court, american eugenics, and the sterilization of Carrie Buck* (Nova York: Penguin, 2017).

38 Lisa Ko, "Unwanted Sterilization and the Eugenics Movement in the United States", *Independent Lens*, 26 de janeiro de 2016, http://www.pbs.org/independentlens/blog/unwanted-sterilization-and-eugenics-programs-in-the-united-states/.

39 E. Fuller Torrey e Robert H. Yolken, "Psychiatric Genocide: Nazi attempts to eradicate schizophrenia", *Schizophrenia Bulletin* 36, nº 1 (janeiro de 2010): 26–32, https://www.ncbi.nlm.nih.gov/pmc/articles/PMC2800142.

320 Notas

40 "Forced Sterilization", *United States Holocaust Memorial Museum*, https://www. ushmm.org/learn/students/learning-materials-and-resources/mentally-and-physically-handicapped-victims-of-the-nazi-era/forced-sterilization.

41 Andrew Scull, *Decarceration: Community treatment and the deviant — A radical view* (Englewood Cliffs, NJ: Prentice Hall, 1977), 80.

42 Para saber mais sobre psicanálise nos EUA, veja Janet Malcolm, *Psychoanalysis: The impossible profession* (Nova York: Vintage Books, 1980); Jonathan Engel, *American Therapy: The rise of psychotherapy in the United States* (Nova York: Gotham Books, 2008); e T. M. Luhrmann, *Of Two Minds: An anthropologist looks at american psychiatry* (Nova York: Vintage, 2001).

43 Malcolm, *Psychoanalysis*, 19.

44 Informações sobre Schreber foram reunidas a partir da obra de Thomas Dalzell, *Freud's Schreber: Between psychiatry and psychoanalysis* (Londres: Karnac Books, 2011).

45 Allen Frances, entrevista por telefone, 4 de janeiro de 2016.

46 Bonnie Evans e Edgar Jones, "Organ Extracts and the Development of Psychiatry: ormonal treatments at the Maudsley Hospital, 1923–1938", *Journal of Behavioral Science* 48, nº 3 (2012): 251–76.

47 Freud, deve-se ressaltar, não acreditava que a psicanálise funcionasse em pessoas com esquizofrenia. "Freud acreditava que, pela natureza da retração libidinosa na esquizofrenia e na paranoia, o paciente não conseguia formar uma transferência e, assim, não podia ser tratado." William N. Goldstein, "Toward an Integrated Theory of Schizophrenia", *Schizophrenia Bulletin* 4, nº 3 (janeiro de 1978): 426–35, https://academic.oup.com/schizophreniabulletin/article-abstract/4/3/426/1874808.

48 Para saber mais sobre o sobrinho de Freud, Edward Bernays e o uso das teorias de Freud pelas empresas e governo, veja Adam Curtis, *The Century of the Self* (documentário), British Broadcasting Corporation, 2006.

49 Sigmund Freud, "First Lecture: Introduction", em *A General Guide to Psychoanalysis* (Nova York: Boni and Liveright, 1920), https://www.bartleby.com/283/.

50 Bruno Bettelheim, *The Empty Fortress: Infantile autism and the birth of the self* (Nova York: Free Press, 1972).

51 Daniel Goleman, "Bruno Bettelheim Dies at 86; Psychoanalyst of Vast Impact", *The New York Times*, 14 de março de 1990, https://www.nytimes.com/1990/03/14/obituaries/bruno-bettelheim-dies-at-86-psychoanalyst-of-vast-impact.html.

52 Joan Beck, "Setting the Record Straight About a 'Fallen Guru'", *Chicago Tribune*, 3 de abril de 1997, https://www.chicagotribune.com/news/ct-xpm-1997-04-03-9704030057-story.html.

53 "Psychoanalysis and Psychotherapy", British Psychoanalytic Council, https://www.bpc.org.uk/psychoanalysis-and-psychotherapy.

NOTAS   321

54 David Healy, *The Antidepressant Era* (Cambridge, MA: Harvard University Press, 2014), 41.

55 Luhrmann, *Of Two Minds*, 218.

56 Leo Srole, Thomas S. Langner, Stanley T. Michael, et al., *Mental Health in the Metropolis: The midtown Manhattan study* (Nova York: McGraw-Hill), 1962.

CAPÍTULO 4: SER SÃO EM LUGARES INSANOS

1 Nellie Bly, "Among the Mad", *Godey's Lady's Book*, janeiro de 1889, https://www.accessible-archives.com/2014/05/nellie-bly-among-the-mad.

2 O encontro com a Dra. Deborah Levy e o Dr. Joseph Coyle aconteceu em 20 de março de 2013. Agradeço a Brookline Booksmith por me convidar a Boston e possibilitar esse encontro.

3 David Rosenhan, "On Being Sane in Insane Places", *Science* 179, n° 4070 (19 de janeiro de 1973): 257.

4 Robert Spitzer, "Rosenhan Revisited: The scientific credibility of Lauren Slater's pseudopatient diagnosis study", *Journal of Nervous and Mental Disease* 193, n° 11 (novembro de 2005).

5 Rosenhan, "On Being Sane in Insane Places", 250.

6 Jeffrey Lieberman, entrevista por telefone, 25 de fevereiro de 2016.

7 Frances, *Saving Normal*, 62.

8 Jared M. Bartels e Daniel Peters, "Coverage of Rosenhan's 'On Being Sane in Insane Places' in Abnormal Psychology Textbooks", *Society for the Teaching of Psychology* 44, n° 2 (2017): 169–73.

9 Tom Burns, *Psychiatry: A very short introduction* (Oxford: Oxford University Press, 2006), 114.

10 Ed Minter, "Still Inexact Science", *Albuquerque Journal*, 29 de janeiro de 1973.

11 Todos os detalhes sobre o estudo aqui são de Rosenhan, "On Being Sane in Insane Places."

12 Rosenhan, "On Being Sane in Insane Places", 252.

13 Mais especificamente, 35 do total de 118 pacientes ouviram desconfiança por parte de outros. Rosenhan, "On Being Sane in Insane Places".

14 Rosenhan, "On Being Sane in Insane Places", 252.

15 Rosenhan, "On Being Sane in Insane Places", 253.

16 Rosenhan, "On Being Sane in Insane Places", 253.

17 Rosenhan, "On Being Sane in Insane Places", 257.

18 Para uma breve história sobre a *Science*, veja "About Science & AAAS", https://www.sciencemag.org/about/about-science-aaas?r3f_986=https:// www.google.com.

322 Notas

19 Robert E. Kendell, John E. Cooper, Barry J. Copeland, et al., "Diagnostic Criteria of American and British Psychiatrists", *Archives of General Psychiatry* 25, nº 2 (agosto de 1971): 123–30.

20 Aaron T. Beck, "Reliability of Psychiatric Diagnoses: A critique of systematic studies", *American Journal of Psychiatry* 119 (1962): 210–16.

21 E. Fuller Torrey, "Ronald Reagan's Shameful Legacy: Violence, the homeless, mental illness", *Salon*, 29 de setembro de 2013, https://www.salon.com/2013/09/29/ronald_reagans_shameful_legacy_violence_the_homeless_mental_illness/.

22 Um exemplo tem 4.300 comentários desde 1º de abril de 2019: https://www.reddit.com/r/todayilearned/comments/6qzaz1/til_about_the_rosenhan_experiment_in_which_a.

23 John Power, "Find Pseudo-Patient at State Hospital", *Jacksonville Daily Journal*, 9 de maio de 1973.

24 Srs. Vernon Long, John Wherry e Walter Champion, Navy Board of Investigation, Cong. 1–50 (1973) (testemunho do Dr. David Rosenhan). Artigos de David L. Rosenhan (SC1116), Department of Special Collections and University Archives, Bibliotecas da Universidade Stanford, Stanford, Califórnia.

25 Bruce J. Ennis e Thomas R. Litwack, "Psychiatry and the Presumption of Expertise: Flipping coins in the courtroom", *California Law Review* 62, nº 693 (1973).

26 Rosenhan, "On Being Sane in Insane Places", 254.

27 Rosenhan, "On Being Sane in Insane Places", 256.

28 Rosenhan, "On Being Sane in Insane Places", 257.

CAPÍTULO 5: UMA INCÓGNITA ENVOLTA EM MISTÉRIO DENTRO DE UM ENIGMA

1 Grande parte desse capítulo veio de minha visita ao professor Lee Ross em seu escritório em Stanford em 3 de novembro de 2015, quando ele atendeu ao meu pedido de entrevista pessoal.

2 David Rosenhan, carta para o Dr. Kurt Anstreicher, 15 de março de 1973.

3 Paul R. Fleischman, carta ao editor, *Science*, 27 de abril de 1973: 356, http://science.sciencemag.org/content/180/4084/356.

4 Otto F. Thaler, carta ao editor, *Science*, 27 de abril de 1973: 358.

5 Lauren Slater, "On Being Sane in Insane Places", em *Opening Skinner's Box: Great psychological experiments of the twentieth century* (Nova York: W. W. Norton, 2004).

6 Claudia Hammond, "The Pseudo-Patient Study", *Mind Changers*, BBC Radio, 4 de julho de 2009, https://www.bbc.co.uk/programmes/b00lny48.

Notas   323

7 Para saber mais sobre a contribuição de Lee Ross para a psicologia, veja seu trabalho seminal (recentemente relançado com um prefácio de Malcolm Gladwell): Lee Ross e Richard Nisbett, *The Person and the Situation: Perspectives of social psychology* (Nova York: McGraw-Hill, 1991).

8 Cerca de 12% da população é canhota, e os estudos demonstram que é a prevalência média das alucinações auditivas no público em geral é de 13,2%. Louis C. Johns, Kristiina Kompus, Melissa Connell, et al., "Auditory Verbal Hallucinations in Persons Without a Need for Care", *Schizophrenia Bulletin* 40, nº 4 (2014): 255–64, https://academic.oup.com/schizophreniabulletin/article/40/Suppl_4/S255/1873600.

9 Joe Pierre, "Is It Normal to 'Hear Voices'?", *Psychology Today*, 31 de agosto de 2015, https://www.psychologytoday.com/us/blog/psych-unseen/201508/is-it-normal-hear-voices.

10 Craig Haney, Curtis Banks e Philip Zimbardo, "Interpersonal Dynamics in a Simulated Prison", *International Journal of Criminology and Penology* 1 (1973): 69–97, http://pdf.prisonexp.org/ijcp1973.pdf.

11 Robert Spitzer, "On Pseudoscience in Science, Logic in Remission, and Psychiatric Diagnosis: A critique of Rosenhan's 'On Being Sane in Insane Places'", *Journal of Abnormal Psychology* 84, nº 5 (1975): 442–52.

12 Bernard Weiner, "'On Being Sane in Insane Places': A Process (Attributional) Analysis and Critique", *Journal of Abnormal Psychology* 84, nº 5 (1975): 433–41.

13 George Weideman, "Psychiatric Disease: Fiction or Reality?", *Bulletin of the Menninger Clinic* 37, nº 5 (1973): 519–22.

14 O trecho do Capítulo 1 veio do manuscrito de Rosenhan, *Odyssey into Lunacy*, de seus arquivos pessoais.

15 A lista de pseudopacientes foi compilada a partir das anotações dos pseudopacientes e do manuscrito nos arquivos pessoais de David Rosenhan.

PARTE DOIS

1 *Um Estranho Casal*, dirigido por Gene Sacks, Paramount Pictures, 1968.

CAPÍTULO 6: A ESSÊNCIA DE DAVID

1 Descobri sobre a história de David Rosenhan e Florence Keller ao longo de várias entrevistas adoráveis, mas esse encontro aconteceu na semana de 14 de junho de 2014.

2 David Gunter, "Study of Mental Institutions Began as a Dare", *Philadelphia Daily News*, 19 de janeiro de 1973.

324 Notas

3 Detalhes sobre Swarthmore no final da década de 1960 foram compilados de diversas fontes — a mais notável sendo o manuscrito de David, *Odyssey into Lunacy*. Também visitei Swarthmore College e acessei seus arquivos, que tinham alguns documentos relacionados à contratação e posterior mudança de David para Stanford. Ademais, os anuários de 1969 e 1970 de Halcyon e o jornal estudantil *Phoenix* forneceram um exuberante contexto. Eu também recorri a fontes secundárias para reunir um quadro mais amplo desse momento da história dos EUA: Clara Bingham, *Witness to the Revolution: Radicals, resisters, vets, hippies, and the Yyar America lost its mind and found its soul* (Nova York: Random House, 2017); *The Sixties* (minissérie), produzida por Tom Hanks e Playtone, CNN, 2014; Rob Kirkpatrick, *1969: The year everything changed* (Nova York: Skyhorse Publishing, 2011); Andreas Hillen, *1973 Nervous Breakdown: Watergate, warhol, and the birth of post-sixties America* (Nova York: Bloomsbury, 2006); Brendan Koerner, *The Skies Belong to Us: Love and terror in the golden age of hijacking* (Nova York: Crown, 2013); Todd Gitlin, *The Sixties: Years of hope, days of rage* (Nova York: Bantam, 1988); e Jules Witcover, *The Year the Dream Died: Revisiting 1968 in America* (Nova York: Grand Central, 1997).

4 Kirkpatrick, *1969*, 14.

5 Para ver mais sobre a posse de Nixon, veja "1968", *The Sixties*, CNN.

6 Houve cerca de 16.889 mortes em 1968. "Vietnam War U.S. Military Fatal Casualty Statistics: Electronic Records Report", National Archives, https://www.archives.gov/research/military/vietnam-war/casualty-statistics# date.

7 Mark Vonnegut, *The Eden Express: A memoir of insanity* (Nova York: Seven Stories Press, 2002), 15.

8 De acordo com diversos livros sobre a terapia Gestalt, "Lose your mind and come to your senses" (ou variações dessa frase) era uma das frases favoritas de Fritz Perls.

9 Bingham, *Witness to the Revolution*, xxviii.

10 Joan Didion, *The White Album* (Nova York: Farrar Straus and Giroux, edição de 2009), 121.

11 Bingham, *Witness to the Revolution*, 432.

12 As seguintes fontes foram úteis para reunir um breve esboço de Ken Kesey e *Um Estranho no Ninho*: Robert Faggen, *Introduction to "One Flew Over the Cuckoo's Nest"*, 4ª ed. (Nova York: Penguin Books, 2002), ix–xxv; James Wolcott, "Still *Cuckoo* After All These Years", *Vanity Fair*, 18 de novembro de 2011, http://www.vanityfair.com/news/2011/12/wolcott-201112; Nathaniel Rich, "Ken Kesey's Wars: 'One Flew Over the Cuckoo's Nest' at 50", *Daily Beast*, 26 de julho de 2012, https://www.thedailybeast.com/ken-keseys-wars-one-flew-over-the-cuckoos-nest-at-50.

13 Jon Swaine, "How 'One Flew Over the Cuckoo's Nest' Changed Psychiatry", *The Telegraph*, 1º de fevereiro de 2011, https://www.telegraph.co.uk/news/worldnews/northamerica/usa/8296954/How-One-Flew-Over-the-Cuckoos-Nest-changed-psychiatry.html.

Notas   325

14 Kesey, *One Flew Over the Cuckoo's Nest*, 13. Publicado no Brasil com o título *Um Estranho no Ninho*.

15 Kesey, *One Flew Over the Cuckoo's Nest*, 58.

16 Kesey, *One Flew Over the Cuckoo's Nest*, 265.

17 Para saber mais sobre os abusos da psiquiatria na União Soviética, veja Richard Bentall, *Madness Explained: Psychosis and human nature* (Nova York: Penguin Books, 2004); e Robert van Voren, "Political Abuse of Psychiatry— An Historical Overview", *Schizophrenia Bulletin* 36, nº 1 (janeiro de 2010): 33–35, https://doi.org/10.1093/schbul/sbp119.

18 A primeira vez que vi a história de Pyotr Grigorenko foi nos próprios escritos de David Rosenhan: David Rosenhan, "Psychology, Abnormality and Law", Aula Magna em Psicologia e Direito, apresentada no Congresso da American Psychological Association, Washington, D.C., agosto de 1982 (encontrado nos arquivos pessoais de David Rosenhan). Para saber mais sobre Grigorenko, veja W. Reich, "The Case of General Grigorenko: A psychiatric reexamination of a soviet dissident", *Psychiatry* 43, nº 4 (1980): 303–23; e James Barron, "Petro Grigorenko Dies in Exile in US", *The New York Times*, 23 de fevereiro de 1987, https://www.nytimes.com/1987/02/23/obituaries/petro-grigorenko-dies-in-exile-in-us.html.

19 "Pyotr G. Grigorenko, Exiled Soviet General, Dies in N.Y.", *Los Angeles Times*, 25 de fevereiro de 1987, https://www.latimes.com/archives/la-xpm-1987-02-25-mn-5733-story.html.

20 "1,189 Psychiatrists Say Goldwater Is Psychologically Unfit to Be President!", publicado na revista *Fact* em 1964.

21 American Psychiatric Association, "APA Calls for End to 'Armchair' Psychiatry'", Psychiatry.org, 9 de janeiro de 2018, https://www.psychiatry.org/newsroom/news-releases/apa-calls-for-end-to-armchair-psychiatry.

22 Para entender totalmente R. D. Laing, é preciso ler seu trabalho, mas recomendo também a leitura de sua biografia escrita por seu filho: Adrian Laing, *R. D. Laing: A Life* (Nova York: Pantheon Books, 1997).

23 R. D. Laing, *The Politics of Experience* (Nova York: Random House, 1967), 107.

24 Laing, *The Politics of Experience*, 133.

25 Erica Jong, *Fear of Flying* (Nova York: Penguin Books, 1973), 82.

26 Thomas Szasz, prefácio de *The Myth of Mental Illness* (1961; 2ª reimpressão, Harper Perennial, 2003).

27 Thomas Szasz, *The Second Sin* (Garden City, NY: Anchor Press, 1973), 101.

28 Thomas Szasz, *Cruel Compassion: Psychiatric control of society's unwanted* (Nova York: Wiley, 1994), 142.

29 O material foi reunido a partir de artigos publicados no jornal estudantil *Phoenix*, especificamente Russ Benghiat, Doug Blair e Bob Goodman, "Crisis of '69: Semester

326 NOTAS

of Misunderstanding and Frustration", *Swarthmore College Phoenix*, 29 de janeiro de 1969: 4–6. Uma análise mais recente pode ser encontrada no artigo de Elizabeth Weber, "The Crisis of 1969", *Swarthmore College Phoenix*, 7 de março de 1996, http://www.sccs.swarthmore.edu/users/98/elizw/Swat.history/69.crisis.html; e Kirkpatrick, *1969*, 10–11.

30 Isso veio de minha entrevista com o professor de psicologia de Swarthmore, Barry Schwartz, e foi repetido em vários artigos. Um recente artigo no jornal estudantil de Swarthmore, porém, lança dúvidas de que Spiro Agnew cunharam a frase. Miles Skorpen, "Where Does the 'Kremlin on the Crum' Come From?", *The Phoenix*, 6 de março de 2007, https://swarthmorephoenix.com/2007/03/06/ask-the-gazette-where-does-the-kremlin-on-the-crum-come-from/.

CAPÍTULO 7: "VÁ COM CUIDADO, OU MELHOR, NÃO VÁ"

Este capítulo foi escrito com a ajuda do manuscrito de Rosenhan e das entrevistas com Jack Rosenhan, Florence Keller e ex-alunos.

1 Jack Rosenhan, entrevista pessoal, 21 de outubro de 2015.

2 Edith Sheppard e David Rosenhan, "Thematic Analysis of Dreams", *Perceptual and Motor Skills* 21 (1965): 375–84.

3 David Rosenhan, "On the Social Psychology of Hypnosis Research", em Jesse E. Gordon, ed., *Handbook of Clinical and Experimental Hypnosis* (Nova York: Macmillan, 1967), 481–510.

4 David Rosenhan, "Determinants of Altruism: Observations for a theory of altruistic development", artigo apresentado no congresso anual da American Psychological Association, setembro de 1969, https://files.eric.ed.gov/fulltext/ED035035.pdf.

5 David Rosenhan, "Obedience and Rebellion: Observations on the milgram three party paradigm", rascunho, 27 de novembro de 1968. Documentos de David L. Rosenhan.

6 Para saber mais sobre Milgram (e questões subsequentes sobre seu estudo), veja Gina Perry, *Behind the Shock Machine: The untold story of the notorious Milgram psychology experiments* (Nova York: New Press, 2013).

7 David Rosenhan, carta a Stanley Milgram, 9 de julho de 1963, Milgram Papers, Series III, Box 55, Folder 12.

8 Rosenhan escreveu muitos artigos sobre altruísmo e crianças, entre eles: David Rosenhan e Glenn M. White, "Observation and Rehearsal as Determinants of Prosocial Behavior", *Journal of Personality and Social Psychology* 5, nº 4 (1967): 424–31; David Rosenhan, "The Kindnesses of Children", *Young Children* 25, nº 1 (outubro de 1969): 30–44; e David Rosenhan, "Double Alternation in Children's Binary Choice", *Psychonomic Science* 4 (1966): 431–32.

NOTAS 327

9 As descrições do laboratório de Rosenhan vieram de seu manuscrito; um registro de todos os equipamentos comprados para seu laboratório; descrições de entrevistas com dois de seus assistentes, Bea Patterson e Nancy Horn; e seus artigos acadêmicos.

10 Rosenhan e White, "Observation and Rehearsal as Determinants of Prosocial Behavior".

11 Alice M. Isen, Nancy Horn e David L. Rosenhan, "Effects of Success and Failure on Childhood Generosity", *Journal of Personality and Social Psychology* 27, nº 2 (1973): 239–47.

12 David Rosenhan, 12 de setembro de 1972. Documentos de David L. Rosenhan.

13 Pauline Lord, carta a David Rosenhan. 5 de abril de 1973. Documentos de David L. Rosenhan.

14 David Rosenhan, aulas de psicologia anormal (cassetes), Universidade Stanford, sem data.

15 David Rosenhan, *Odyssey into Lunacy*, Capítulos 1, 2.

16 Descrições da Yeshiva University e das aulas de estudos sobre grupos minoritários vieram do manuscrito de Rosenhan.

17 Este e outros detalhes sobre Kremens foram descobertos em entrevista pessoal com seu filho e a Sra. Kremens em 12 de abril de 2017.

18 Susan Q. Stranahan, "Ex-Haverford Nurse Sues to Regain Job", *Philadelphia Inquirer*, 30 de dezembro de 1972.

19 *Commonwealth of Pennsylvania ex rel. Linda Rafferty et al. v. Philadelphia Psychiatric Center et al.*, 356 F. Supp. 500, United States District Court, 27 de março de 1973.

20 Shorter, *A History of Psychiatry*, 246.

21 David Healy, *Pharmageddon* (Berkeley: University of California Press, 2012), 88.

22 Susan Sheehan, *Is There No Place on Earth for Me?* (Nova York: Houghton Mifflin Harcourt, 1982), 10.

23 Scull, *Decarceration*, 80.

24 Michael Alan Taylor, *Hippocrates Cried: The decline of american psychiatry* (Oxford: Oxford University Press, 2013), 19.

25 Healy, *The Antidepressant Era*, 162.

26 Kesey, *One Flew Over the Cuckoo's Nest*, 262.

27 Harvey Shipley Miller, entrevista por telefone, 26 de janeiro de 2016.

28 Rosenhan, *Odyssey into Lunacy*, notas escritas à mão, arquivos pessoais.

29 William Caudill, Frederick C. Redlich, Helen R. Gilmore e Eugene B. Brody, "Social Structure and Interaction Processes on a Psychiatric Ward", *American Journal of Orthopsychiatry* 22, nº 2 (1952): 314–34, https://onlinelibrary.wiley.com/doi/pdf/10.1111/j.1939-0025.1952.tb01959.x.

30 Martin Bulmer, "Are Pseudo-Patient Studies Justified?" *Journal of Medical Ethics* 8 (1982): 68.

328   NOTAS

31 Rosenhan, *Odyssey into Lunacy*, Capítulo 2, 16.

32 Joseph Shapiro, "WWII Pacifists Exposed Mental Ward Horrors", *NPR*, 30 de dezembro de 2009, https://www.npr.org/templates/story/story.php?storyId=122017757.

33 Albert Maisel, "Bedlam 1946", *Life*, 6 de maio de 1946, 102–18.

34 Harold Orlansky, "An American Death Camp", *Politics* (1948): 162–68, http://www.unz.com/print/Politics-1948q2-00162.

35 *Titicut Follies*, dirigido por Frederick Wiseman, American Direct Cinema, 1967.

36 Erving Goffman, *Asylums* (Nova York: Doubleday, 1961).

37 Russell Barton, *Institutional Neurosis* (Ann Arbor: University of Michigan Press, 1959).

38 Essas três descrições vieram de notas fornecidas pelo estudante Hank O'Karma de Swarthmore, que frequentou diferentes seminários sobre psicologia anormal no semestre anterior. A fonte original é o artigo de J. D. Holzberg, "The Practice and Problems of Clinical Psychology in a State Psychiatric Hospital", *Journal of Consulting Psychology* 16, nº 2 (1952).

39 T. R. Sarbin, "On the Futility of the Proposition that Some People Be Labeled 'Mentally Ill'", *Journal of Consulting Psychology* 31, nº 5 (1967): 447–53.

40 Alfred H. Stanton e Morris S. Schwartz, *The Mental Hospital: A study of institutional participation in psychiatric illness and treatment* (Nova York: Basic Books, 1954). Um aparte engraçado: Morris Schwartz é mais conhecido como o sujeito da obra de Mitch Albom, *Tuesdays with Morrie: An old man, a young man, and life's greatest lesson* (Nova York: Doubleday, 1997).

41 David Rosenhan, *Odyssey into Lunacy*, Capítulo 1, 5.

42 David Rosenhan, "Brief Description", arquivos pessoais.

43 Rosenhan, *Odyssey into Lunacy*, anotações à mão, arquivos pessoais.

44 Alessandra Stanley, "Poet Told All; Therapist Provides the Record", *The New York Times*, 15 de julho de 1991, https://www.nytimes.com/1991/07/15/books/poet-told-all-therapist-provides-the-record.html.

CAPÍTULO 8: "POSSO NÃO SER DESMASCARADO"

Este capítulo foi compilado com a ajuda do manuscrito de David, suas anotações em diários e cartas e correspondências trocadas na época.

1 Jack Rosenhan, entrevista pessoal, 21 de outubro de 2015.

2 Rosenhan, *Odyssey into Lunacy*, Capítulo 3, 1.

3 Descobri sobre o namoro de Rosenhans graças a diversas entrevistas com Jack Rosenhan e com a amiga mais antiga de Mollie, Abbie Kurinsky (14 de janeiro de 2014).

4 David Rosenhan, carta a Mollie, sem data.

Notas   329

5 Prontuários médicos do Haverford State Hospital, 5 de fevereiro de 1969. Documentos pessoais de David Rosenhan.

6 Rosenhan, *Odyssey into Lunacy*, Capítulo 3, 5a.

7 Wallace Turner, "Sanity Inquiry Slated in Setback for Defense at Trial for Mutiny", *The New York Times*, 6 de fevereiro de 1969, https://times machine.nytimes.com/times machine/1969/02/06/88983251.html?pageNumber=16.

8 Jack Rosenhan, entrevista pessoal, 21 de outubro de 2015.

9 Jack Rosenhan, entrevista pessoal, 21 de outubro de 2015.

10 Jack Rosenhan, entrevista pessoal, 21 de outubro de 2015.

11 Jack Rosenhan, entrevista pessoal, 21 de outubro de 2015.

12 Jack Rosenhan, entrevista pessoal, 20 de fevereiro de 2017.

13 Rosenhan, *Odyssey into Lunacy*, Capítulo 3, 2.

14 Rosenhan, *Odyssey into Lunacy*, Capítulo 3, 2.

15 Minha descrição do Haverford State foi compilada com a ajuda de H. Michael Zal, *Dancing with Medusa: A life in psychiatry: A memoir* (Bloomington, IN: Author House, 2010); e "Governor Hails New Hospital", *Delaware County Daily Times*, 13 de setembro de 1962: 1.

16 Zal, *Dancing with Medusa*, 12.

17 Mack Reed, "'Queen Ship' of Hospitals Foundering", *Philadelphia Inquirer*, 1º de outubro de 1987, http://articles.philly.com/1987-10-01/news/26217259.

18 Reed, "'Queen Ship' of Hospitals Foundering".

19 Agradeço às seguintes fontes pela informação e perspectivas em relação a Humphry Osmond (que é muito mais fascinante do que tinha espaço para descrever): R. Sommer, "In Memoriam: Humphry Osmond", *Journal of Environmental Psychology* 24 (2004): 257–58; Erika Dyck, *Psychedelic Psychiatry* (Baltimore: Johns Hopkins University Press, 2008); Tom Shroder, *Acid Test* (Nova York: Blue Rider, 2014); Jay Stevens, *Storming Heaven: LSD and the american dream* (Nova York: Atlantic Monthly Press, 1987); Janice Hopkins Tanne, "Humphry Osmond", *British Medical Journal* 328, nº 7441 (março de 2004): 713; e Michael Pollan, *How to Change Your Mind: What the new science of psychedelics teaches us about consciousness, dying, addiction, depression, and transcendence* (Nova York: Penguin Press, 2018).

20 Sommer, "In Memoriam", 257.

21 Sidney Katz, "Osmond's New Deal for the Insane", *Maclean's*, 31 de agosto de 1957, http://archive.macleans.ca/article/1957/8/31/dr-osmonds-new-deal-for-the-insane.

22 Humphry Osmond, "Function as the Basis of Psychiatric Ward Design", *Mental Hospitals*, abril de 1957, https://ps.psychiatryonline.org/doi/10.1176/ps.8.4.23.

23 Humphry Osmond, "On Being Mad", *Saskatchewan Psychiatric Services Journal* 1, nº 1 (1952), http://www.psychedelic-library.org/ON%20 BEING%20MAD.pdf.

330 NOTAS

24 Osmond, "Function as the Basis of Psychiatric Ward Design".

25 P. G. Stafford e B. H. Golightly, *LSD: The problem-solving psychedelic* (Nova York: Award Books, 1967), https://www.scribd.com/doc/12692270/LSD-The-Problem-Solving -Psychedelic.

26 Stafford e Golightly, *LSD*, 208.

27 Zal, *Dancing with Medusa*, 29.

28 Rosenhan, *Odyssey into Lunacy*, Capítulo 3, 3.

29 Rosenhan, *Odyssey into Lunacy*, Capítulo 3, 3.

30 Prontuários médicos do Haverford State Hospital.

31 Rosenhan, *Odyssey into Lunacy*, Capítulo 3, 3.

CAPÍTULO 9: INTERNADO

Este capítulo foi compilado com a ajuda dos prontuários médicos de David Rosenhan no Haverford State Hospital, seu manuscrito e suas entrevistas com a filha do Dr. Bartlett, Mary (30 de janeiro de 2017) e sua ex-assistente Carole Adrienne Murphy (13 de março de 2017).

1 Mary Bartlett, entrevista por telefone, 30 de janeiro de 2017.

2 David Rosenhan, *Odyssey into Lunacy*, Capítulo 3, 4–11.

3 F. Lewis Bartlett, prontuários médicos do Haverford State Hospital.

4 F. Lewis Bartlett, prontuários médicos do Haverford State Hospital.

5 Extraído dos prontuários médicos do Haverford State Hospital.

6 Adaptado do manuscrito de Rosenhan, *Odyssey into Lunacy*, Capítulo 3.

7 David Rosenhan, "Odyssey into Lunacy —notes on nether people", anotação à mão e sem data, arquivos pessoais.

8 Rosenhan, *Odyssey into Lunacy*, Capítulo 3, 13.

9 Rosenhan, *Odyssey into Lunacy*, Capítulo 3, 13.

10 Rosenhan, *Odyssey into Lunacy*, Capítulo 3, 13.

CAPÍTULO 10: NOVE DIAS DENTRO DE UM HOSPÍCIO

Recriei os nove dias de internação de David a partir do manuscrito de seu livro *Odyssey into Lunacy*, entradas de diário escritas na época da internação, prontuários médicos e diversas notas e registros feitos na época. Para contexto e descrição, também acrescentei detalhes de *Dancing with Medusa* de H. Michael Zal. Todas as citações diretas foram extraídas do que David escreveu.

Todas as anotações das enfermeiras são dos prontuários médicos do Haverford State Hospital.

1 Rosenhan, *Odyssey into Lunacy*, Capítulo 3, 14.

2 Zal, *Dancing with Medusa*, 44.

3 Anotação à mão no diário, página sem data, arquivos pessoais de Rosenhan.

4 Zal, *Dancing with Medusa*, 45.

5 Rosenhan, *Odyssey into Lunacy*, Capítulo 7, 3.

6 Rosenhan, *Odyssey into Lunacy*, Capítulo 7, 6.

7 Rosenhan, anotação no diário, 8 de fevereiro de 1969, arquivos pessoais.

8 Rosenhan, anotação no diário, 7 de fevereiro de 1969.

9 Rosenhan, *Odyssey into Lunacy*, Capítulo 7, 7.

10 Rosenhan, *Odyssey into Lunacy*, Capítulo 7, 9.

11 Rosenhan, *Odyssey into Lunacy*, Capítulo 9, 10.

12 Rosenhan, anotações no diário, fevereiro de 1969.

13 Rosenhan, anotação no diário, 9 de fevereiro de 1969.

14 Rosenhan, anotação no diário, "Keeping their distance", sem data.

15 Rosenhan, anotação no diário, "Keeping their distance", sem data.

16 Robert Browning, prontuários médicos do Haverford State Hospital.

17 Solomon Asch, "Forming Impressions of Personality", *Journal of Abnormal and Social Psychology* 41, nº 3 (1946): 258–90.

18 E. J. Langer e R. P. Abelson, "A Patient by Another Name: Clinical group difference in labeling bias", *Journal of Consulting and Clinical Psychology* 42 (1974): 4–9.

19 Michel Foucault, *The Birth of the Clinic: An archaeology of medical perception* (Nova York: Pantheon, 1973).

20 American Psychiatric Association, "Glossary of Terms", em *Diagnostic and Statistical Manual of Mental Disorders*, 2ª ed. (Washington, D.C.: American Psychiatric Association, 1968), 34–35.

21 Rosenhan, anotações no diário, "4pm", 7 de fevereiro de 1969.

22 Rosenhan, anotações no diário, sem data.

23 Rosenhan, "On Being Sane in Insane Places", 254.

24 Rosenhan, *Odyssey into Lunacy*, Capítulo 7, 3.

25 *The New York Times*, 31 de janeiro de 1969, https://timesmachine.nytimes.com/times machine/1969/01/31/issue.html.

26 Rosenhan, anotações no diário, 7 de fevereiro de 1969.

27 A interação com Bob Harris veio do manuscrito de Rosenhan, *Odyssey into Lunacy*, Capítulo 7, 12–16.

28 Rosenhan, anotação no diário, 8 de fevereiro de 1969.

332 NOTAS

29 Clima descoberto graças a https://www.wunderground.com/history/weekly/KPHL/date/
1969-2-9?req_city=&req_state=&req_statename=&reqdb.zip=&reqdb.magic=&reqdb.
wmo=.

30 Rosenhan, anotação no diário, 9 de fevereiro de 1969.

31 Rosenhan, *Odyssey into Lunacy*, Capítulo 7, 27.

32 Rosenhan, anotação no diário, sem data.

33 Rosenhan, anotação no diário, sem data.

34 Rosenhan, anotação no diário, sem data.

35 Rosenhan, anotação no diário, sem data.

36 Rosenhan, anotação no diário, sem data.

37 Rosenhan, anotação no diário, 9 de fevereiro de 1969.

38 Rosenhan, anotação no diário, 9 de fevereiro de 1969.

39 Rosenhan, *Odyssey into Lunacy*, Capítulo 7, 17.

40 Rosenhan, *Odyssey into Lunacy*, Capítulo 7, 18.

41 Rosenhan, anotação no diário, 9 de fevereiro de 1969.

42 Rosenhan, anotação no diário, 10 de fevereiro de 1969.

43 Rosenhan, anotação no diário, 10 de fevereiro de 1969.

44 Rosenhan, anotação no diário, 10 de fevereiro de 1969.

45 Rosenhan, anotação no diário, sem data.

46 Rosenhan, *Odyssey into Lunacy*, Capítulo 7, 3–4.

47 Zal, *Dancing with Medusa*, 50.

48 Rosenhan, anotação no diário, 12 de fevereiro de 1969.

49 Rosenhan, anotação no diário, 12 de fevereiro de 1969.

50 Rosenhan, anotação no diário, sem data.

51 Rosenhan, anotação no diário, 11 de fevereiro de 1969.

52 Rosenhan anotação no diário, 14 de fevereiro de 1969.

53 A anotação de Myron Kaplan veio dos prontuários médicos de David Lurie do Haverford
State Hospital.

54 Wulf Rossler, "The Stigma of Mental Disorders", *EMBO Reports* 17, nº 9 (2016), https://
www.ncbi.nlm.nih.gov/pmc/articles/PMC5007563.

55 "Rosenhan, "On Being Sane in Insane Places", 253.

56 Ken Rudin, "The Eagleton Fiasco of 1972", NPR, 7 de março de 2007, https://www.npr.
org/templates/story/story.php?storyId=7755888.

57 Bea Patterson, entrevista por telefone, 3 de fevereiro de 2016.

NOTAS 333

PARTE TRÊS

1 Susanna Kaysen, *Girl, Interrupted* (Nova York: Vintage Books, 1993), 5. Publicado no Brasil como o título *Garota, Interrompida*.

CAPÍTULO 11: ENTRANDO

Eu reuni as histórias dos pseudopacientes com a ajuda do manuscrito de David, *Odyssey into Lunacy*, anotações em seus arquivos pessoais e uma planilha intitulada "pseudopacients", também em seus arquivos pessoais.

1 Rosenhan, *Odyssey into Lunacy*, Capítulo 3, 15.

2 A data e o tema dessa palestra na Society for Research in Child Development (SRCD) não foram explicitamente mencionados no manuscrito de David. Consegui encontrá-los graças à ajuda de Anne Purdue, diretora de operações na SRCD, que descobriu uma cópia do programa do evento de 1969.

3 Rosenhan, *Odyssey into Lunacy*, Capítulo 3, 15.

4 Rosenhan, *Odyssey into Lunacy*, Capítulo 3, 16.

5 Rosenhan, *Odyssey into Lunacy*, Capítulo 3, 16.

6 Rosenhan, *Odyssey into Lunacy*, Capítulo 3, 17.

7 As internações do casal Beasley e de Martha Coates são discutidas em várias versões dos Capítulos 3, 5 e 7 de *Odyssey into Lunacy*. Detalhes sobre a duração da internação e a descrição do hospital também são mencionados na lista de pseudopacientes não identificados de David Rosenhan e em um documento intitulado "Hospital Descriptions", encontrado em seus arquivos pessoais.

8 Rosenhan, *Odyssey into Lunacy*, Capítulo 7, 31.

9 Rosenhan, *Odyssey into Lunacy*, Capítulo 7, 41.

10 Rosenhan, *Odyssey into Lunacy*, Capítulo 7, 43.

11 Rosenhan, *Odyssey into Lunacy*, Capítulo 3, 22.

12 Rosenhan, *Odyssey into Lunacy*, Capítulo 3, 20.

13 As internações dos Martin são discutidas em várias versões dos Capítulos 3, 5, 6 e 7 de *Odyssey into Lunacy*. Detalhes sobre a duração da internação e a descrição do hospital também são mencionados na lista de pseudopacientes não identificados de David Rosenhan e em um documento intitulado "Hospital Descriptions", encontrado em seus arquivos pessoais.

14 Rosenhan, "Hospital Descriptions", arquivos pessoais.

15 Rosenhan, *Odyssey into Lunacy*, Capítulo 7, 37.

334   NOTAS

16 Laeticia Eid, Katrina Heim, Sarah Doucette, Shannon McCloskey, Anne Duffy e Paul Grof, "Bipolar Disorder and Socioeconomic Status: What is the nature of this relationship?", *International Journal of Bipolar Disorder* 1, nº 9 (2013): 9, https://www.ncbi.nlm.nih.gov/pmc/articles/PMC4230315/.

17 Rosenhan, *Odyssey into Lunacy*, Capítulo 7, 39.

18 David Rosenhan, carta a Lorne M. Kendell, 5 de novembro de 1970, Correspondências anteriores a 1974, Caixa 2, Documentos de David L. Rosenhan.

19 George W. Goethals, carta a David Rosenhan, 2 de junho de 1971, Correspondências anteriores a 1974, Caixa 2, Documentos de David L. Rosenhan.

20 David Rosenhan, carta a Shel Feldman, 28 de julho de 1970, Correspondências anteriores a 1974, Caixa 2, Documentos de David L. Rosenhan.

21 David Rosenhan, carta a Susan SantaMaria, 30 de julho de 1970, Correspondências anteriores a 1974, Caixa 2, Documentos de David L. Rosenhan.

22 David Mikkelson, "Mark Twain on Coldest Winter", Snopes.com, https://www.snopes.com/fact-check/and-never-the-twain-shall-tweet.

23 Daryl Bem, entrevista por telefone, 13 de abril de 2016.

24 Rosenhan, *Odyssey into Lunacy*, Capítulo 3, 36.

25 David Rosenhan, *Odyssey into Lunacy*, Capítulo 3, 24.

26 A internação de Carl Wendt (em alguns documentos ele é chamado de "Carl Wald", "Paul" e "Mark Schulz") é discutida em várias versões do Capítulos 3, 5, 6, 7 e 8 de *Odyssey into Lunacy*. Detalhes sobre a duração da internação e a descrição do hospital também são mencionados na lista de pseudopacientes não identificados de David Rosenhan e em um documento intitulado "Hospital Descriptions", encontrado em seus arquivos pessoais.

27 Rosenhan, *Odyssey into Lunacy,* Capítulo 3, 29–30.

28 Rosenhan, *Odyssey into Lunacy*, Capítulo 5, 8.

29 Rosenhan, *Odyssey into Lunacy*, Capítulo 7, 47.

30 Rosenhan, *Odyssey into Lunacy*, Capítulo 3, 32.

31 Trecho de um questionário nos Arquivos pessoais de David L. Rosenhan.

32 David Rosenhan, "On Being Sane in Insane Places", 386.

33 Sandra Blakeslee, "8 Feign Insanity in Test and Are Termed Insane", *The New York Times*, 21 de janeiro de 1973, http://nyti.ms/1XVaRs9.

CAPÍTULO 12: ... E APENAS OS INSANOS SABIAM QUEM ERA SÃO

1 David Rosenhan, carta a Phil Abelson, 14 de agosto de 1972, arquivos pessoais. Para saber mais sobre a contribuição de Phil Abelson para a ciência (e a *Science*), veja Jeremy Pearce,

"Phil Abelson, Chronicler of Scientific Advances, 91", *The New York Times*, 8 de agosto de 2004, https://www.nytimes.com/2004/08/08/us/philip-abelson-chronicler-of-scientific advances-91.html.

2 Carta a David Rosenhan, Correspondências Antes de 1974, Caixa 8, Documentos de David L. Rosenhan.

3 Carl L. Harp, carta a David Rosenhan, 16 de outubro de 1973, Correspondências anteriores a 1974, Caixa 8, Documentos de David L. Rosenhan

4 Carta a David Rosenhan, Correspondências anteriores a 1974, Caixa 3, Documentos de David L. Rosenhan.

5 David Rosenhan, carta, Correspondências anteriores a 1974, Caixa 3, Documentos de David L. Rosenhan.

6 David Rosenhan, carta a Pauline Lord, 21 de dezembro de 1973, Documentos de David L. Rosenhan.

7 George Alexander, "Eight Feign Insanity, Report on 12 Hospitals", *Los Angeles Times*, 18 de janeiro de 1973: 1.

8 Sandra Vkajeskee, "Can Doctors Distinguish the Sane from the Insane?" *Independent Record*, 28 de janeiro de 1973, 30.

9 Lee Hickling, "'Mania', 'Schizo' Labels Cause Wrangle", *Burlington Free Press*, 7 de novembro de 1975, 11.

10 Sandra Blakeslee, "...And Only the Insane Knew Who Was Sane", *Palm Beach Post*, 1º de fevereiro de 1973, 17.

11 *Doubleday & Company, Inc. v. David L. Rosenhan*, 5048/80, Suprema Corte do Estado de Nova York, Condado de Nova York, 12 de março de 1980.

12 Bruce J. Ennis e Thomas R. Litwick, "Psychiatry and the Presumption of Expertise: Flipping coins in the courtroom", *California Law Review* 62, nº 3 (1974).

13 Paul S. Appelbaum, *Almost a Revolution: Mental health law and the limits of change* (Oxford: Oxford University Press, 1994).

14 Jeffrey Lieberman, entrevista por telefone, 25 de fevereiro de 2016.

15 Robert Whitaker, *Mad in America: Bad science, bad medicine, and the enduring mistreatment of the mentally ill* (Nova York: Basic Books, 2002), 170.

16 Allen Frances, entrevista por telefone, 4 de janeiro de 2016.

17 Michael E. Staub, *Madness Is Civilization: When the diagnosis was social, 1948–1980* (Chicago: University of Chicago Press, 2011), 178.

18 Jack Drescher, "Out of DSM: Depathologizing homosexuality", *Behavioral Science* 5 (2015): 565–75.

19 Daryl Bem, entrevista por telefone, 13 de abril de 2016.

20 Bingham, *Witness to the Revolution*, 180.

336   NOTAS

21 Edmund Bergler, *Homosexuality: Disease or way of life?* (Nova York: Hill & Wang, 1956), 28–29.

22 *Before Stonewall* (documentário), dirigido por Greta Schiller e Robert Rosenberg, First Run Features, 1985.

23 "The Times They Are A-Changing", *The Sixties*, CNN.

24 Para saber mais sobre Robert Galbraith Heath, veja Lone Frank, *The Pleasure Shock: The rise of deep brain stimulation and its forgotten inventor* (Nova York: Dutton, 2018).

25 Cathy Gere, *Pain, Pleasure, and the Greater Good: From the panopticon to the skinner's box and beyond* (Chicago: University of Chicago Press, 2017), 193.

26 Gere, *Pain, Pleasure, and the Greater Good*, 196–97.

27 Stuart Auerbach, "Gays and Dolls Battle the Shrinkers", *Washington Post*, 15 de maio de 1970: 1.

28 Ira Glass, "Episode 204: 81 Words", *This American Life*, National Public Radio, 18 de janeiro de 2002, https://www.thisamericanlife.org/204/81-words.

29 "About This Document: Speech of 'Dr. Henry Anonymous' at the American Psychiatric Association 125th Annual Meeting, May 2, 1972", *Historical Society of Pennsylvania Digital Histories Project* (site), http://digitalhistory.hsp.org/pafrm/doc/speech-drhenry-anonymous-john-fryer-american-psychiatric-association-125th-annual-meeting.

30 Eu me baseei nas seguintes fontes para descrever o Dr. Anônimo de John Fryer: Glass, "Episode 204: 81 Words"; Documentos de John Fryer na Historical Society of Pennsylvania; e Dudley Clendinen, "John Fryer, 65, Psychiatrist Who Said He Was Gay in 1972, Dies", *The New York Times*, 5 de março de 2003, http:// www.nytimes.com/2003/03/05/obituaries/05FRYE.html.

31 John Fryer, "Speech for the American Psychiatric Association 125th Annual Meeting", sem data, John Fryer Papers, Collection 3465, 1950–2000, Historical Society of Pennsylvania (Filadélfia).

32 Confirmei esse detalhe nos documentos da coleção particular de John Fryer e David Rosenhan.

33 Dudley Clendinen, "Dr. John Fryer, 65, Psychiatrist Who Said in 1972 He Was Gay", *The New York Times*, 5 de março de 2003, https://www.nytimes.com/2003/03/05/us/dr-john-fryer-65-psychiatrist-who-said-in-1972-he-was-gay.html.

34 Decker, *The Making of the DSM-III*, 312.

35 "Summary Report of the Special Policy Meeting of the Board of Trustees, Atlanta, Georgia. February 1–3, 1973", *American Journal of Psychiatry* 130, nº 6 (1973): 732.

36 Jack Drescher, "An Interview with Robert L. Spitzer", em Jack Drescher e Joseph P. Merlino, eds., *American Psychiatry and Homosexuality: An oral history* (Londres: Routledge, 2007), 101.

37 Kutchins e Kirk, *Making Us Crazy*, 69.

NOTAS 337

38 Drescher, "Out of DSM", 571.

39 Para mais informações sobre os direitos dos gays e sua conexão com a doença mental, veja Eric Marcus, *Making Gay History: The half-century fight for lesbian and gay equal rights* (Nova York: Harper Perennial, 2002).

40 Vern L. Bullough, *Before Stonewall: Activists for gay and lesbian rights in historical context* (Londres: Routledge, 2002), 249.

41 Marcie Kaplan, "A Woman's View of the DSM-III", *American Psychologist* (julho de 1983): 791.

CAPÍTULO 13: W. UNDERWOOD

1 *Doubleday & Company, Inc. v. David L. Rosenhan.*

2 Luther Nichols, carta a David Rosenhan, 17 de setembro de 1974, arquivos pessoais de David L. Rosenhan

3 Manuscrito de "Odyssey into Lunacy", arquivos pessoais de David Rosenhan.

4 Trecho do anuário, *Stanford Quad, 1973*. Impressão, Arquivos da Universidade Stanford.

5 Bill Underwood, Bert S. Moore e David L. Rosenhan, "Affect and Self-Gratification", *Developmental Psychology* 8, nº 2 (1973): 209–14; e David L. Rosenhan, Bill Underwood e Bert Moore, "Affect Moderates Self-Gratification and Altruism", *Journal of Personality and Social Psychology* 30, nº 4 (1974): 546–52.

6 Bert Moore, "Re: Request for help with contact information", e-mail para Susannah Cahalan, 15 de janeiro de 2015.

7 David Rosenhan, *Odyssey into Lunacy*, Capítulo 3, 38.

8 Bill Underwood, "Re: Request for Interview", e-mail para Susannah Cahalan, 31 de janeiro de 2015.

CAPÍTULO 14: OITO MALUCO

Grande parte deste capítulo veio de diversas entrevistas com Bill Underwood e Maryon Underwood durante um período de quatro anos, mas especialmente da primeira vez que os visitei pessoalmente em sua casa no Texas, em 9 de fevereiro de 2015.

1 Para saber mais sobre Charles Whitman, veja o poderoso documentário *Tower*, dirigido por Keith Maitland, Go-Valley Productions, 2016.

2 Lauren Silverman, "Gun Violence and Mental Health Laws, 50 Years After Texas Tower Sniper", *Morning Edition*, National Public Radio, 29 de julho de 2016, https://www. npr.org/sections/health-shots/2016/07/29/487767127/gun-violence-and-mental-health -laws-50-years-after-texas-tower-sniper.

338   NOTAS

3 David Eagleman, "The Brain on Trial", *The Atlantic*, julho–agosto de 2011, https://www.theatlantic.com/magazine/archive/2011/07/the-brain-on-trial/308520.

4 Obrigada ao Dr. William Carpenter por insights sobre a história da neuroimagem.

5 N. C. Andreasen, S. A. Olsen, J. W. Dennert e M. R. Smith, "Ventricular Enlargement in Schizophrenia: Relationship to positive and negative symptoms", *American Journal of Psychiatry* 139, nº 3 (1982): 297–302.

6 Martha E. Shenton, Chandlee C. Dickey, Melissa Frumin e Robert W. McCarley, "A Review of MRI Findings in Schizophrenia", *Schizophrenia Research* 49, nºˢ 1–2 (2001): 1–52. Agradeço ao Dr. William Carpenter por conversar comigo sobre os avanços e contínuas limitações da tecnologia de escaneamento.

7 Robin Murray, "Mistakes I Have Made in My Research Career", *Schizophrenia Bulletin* 43, nº 1 (2017): 253–56, https://academic.oup.com/schizophreniabulletin/article/43/2/253/2730504.

8 Nancy Andreasen, *The Broken Brain: The biological revolution in psychiatry* (Nova York: Harper & Row, 1984), 53.

9 Agradeço a Maree Webster, que, em 14 de janeiro de 2016, explicou muitas das complexidades de estudar o cérebro e ainda me mostrou um banco de cérebros impressionante que ela administra.

10 R. Tandon, M. S. Keshavan e H. A. Nasrallah, "Schizophrenia, Just the Facts: What we know in 2008. Part 1: Overview", *Schizophrenia Research* 100 (2008): 4, 11.

11 Janine Zacharia, "The Bing 'Marshmallow Studies': 50 years of continuing research", Distinguished Lecture Series, Stanford, https:// bingschool.stanford.edu/news/bing marshmallow-studies-50-years-continuing-research.

12 W. Mischel et al., "Delay of Gratification in Children", *Science* 24, nº 4 (1989): 933–38.

13 Robyn Harrigan, entrevista por telefone, 2 de novembro de 2016.

14 Craig Haney, entrevista pessoal, 17 de fevereiro de 2017.

15 Rosenhan, *Odyssey into Lunacy*, Capítulo 3, 38.

16 Marc F. Abramson, "The Criminalization of Mentally Disordered Behavior: Possible side-effect of a new mental health law", *Hospital & Community Psychiatry* 23, nº 4 (1972): 101–5.

17 A história de Agnews foi compilada a partir de uma variedade de fontes, incluindo um tour privado no Agnews Museum proporcionado a mim por Kathleen Lee em 21 de outubro de 2015. Os arquivos da Santa Clara University também foram úteis: "Agnews State Hospital", Silicon Valley History online, Santa Clara University Library Digital Collections, http://content.scu.edu/cdm/landingpage/collection/svhocdm.

18 Izzy Talesnick, entrevista pessoal, 22 de outubro de 2015.

19 Descobri isso nos prontuários médicos de Bill Underwood no Agnews State Hospital, rastreado com a ajuda de Bill Underwood e Florence Keller.

Notas   339

20 Robert Bartels, entrevista por telefone, 15 de janeiro de 2015.

CAPÍTULO 15: ALA 11

1 Alma Menn, entrevista pessoal, 23 de outubro de 2015. Também encontrei referências à Ward 11 [Ala 11] como I-Ward [Ala-I].

2 Jane Howard, "Inhibitions Thrown to the Gentle Winds: A new movement to unlock the potential of what people could be—But aren't", *Life*, 12 de julho de 1968, 48–65.

3 Art Harris, "Esalen: From '60s Outpost to the Me Generation", *Washington Post*, 24 de setembro de 1978, https://www.washingtonpost.com/archive/opinions/1978/09/24/esalen-from-60s-outpost-to-the-me-generation/f1db58bb-e77f-4bdf-9457-e07e6b4cc800/?utm_term=.a8248c047098.

4 Walter Truett Anderson, *The Upstart Spring: Esalen and the american awakening* (Boston: Addison-Wesley, 1983), 239.

5 A história de vida de Dick Price foi compilada de uma variedade de fontes, incluindo Jeffrey J. Kripal, *Esalen: America and the religion of no religion* (Chicago: University of Chicago Press, 2007); Wade Hudson, "Dick Price: An interview", Esalen.org, 1985, https://www.esalen.org/page/dick-price-interview; e Anderson, *The Upstart Spring*.

6 Anderson, *The Upstart Spring*, 38.

7 Anderson, *The Upstart Spring*, 39.

8 A descrição do Institute of Living veio de uma visita pessoal ao museu em suas instalações; também de Luke Dittrich, *Patient H.M.: A story of memory, madness, and family secrets* (Nova York: Random House, 2016), 60.

9 Barry Werth, "Father's Helper", *New Yorker*, 9 de junho de 2003, https://www.newyorker.com/magazine/2003/06/09/fathers-helper.

10 Werth, "Father's Helper".

11 The Gestalt Legacy Project, *The Life and Practice of Richard Price: A gestalt biography* (Morrisville, NC: Lulu Press, 2017), 39.

12 Kripal, *Esalen*, 80.

13 The Gestalt Legacy Project, *The Life and Practice of Richard Price*, 40.

14 A descrição da terapia de coma insulínico veio de "A Brilliant Madness", *American Experience*, PBS, dirigido por Mark Samels, WGBH Educational Foundation, 2002.

15 The Gestalt Legacy Project, *The Life and Practice of Richard Price*, 4.

16 The Gestalt Legacy Project, *The Life and Practice of Richard Price*, 40.

17 Kent Demaret, "Gene Tierney Began Her Trip Back from Madness on a Ledge 14 Floors Above the Street", *People*, 7 de maio de 1979, https://people.com/archive/gene-tierney-began-her-trip-back-from-madness-on-a-ledge- 14-floors-above-the-street-vol-11-no-18.

18 The Gestalt Legacy Project, *The Life and Practice of Richard Price*, 77.

19 Hudson, "Dick Price: An interview".

20 Para saber mais sobre Kingsley Hall, veja o documentário *Asylum*, dirigido por Peter Robinson, 1972. Agradeço a Richard Adams, um dos cinegrafistas que trabalharam no filme, que me deu valiosas perspectivas e me forneceu uma versão não editada.

21 Kripal, *Esalen*, 169.

22 Alma Menn, entrevista pessoal, 23 de outubro de 2015.

23 Joel Paris, *Fall of an Icon: Psychoanalysis and academic psychiatry* (Toronto: University of Toronto Press, 2005), 30.

24 United Press International, "79-Year-Old Former Doctor Loses License to Practice", *Logansport Pharos-Tribune*, 8 de abril de 1983, 3.

25 The Gestalt Legacy Project, *The Life and Practice of Richard Price*, 76.

26 Minha descrição da Ala 11 veio de uma variedade de fontes, incluindo entrevistas com Alma Menn (23 de outubro de 2015) e Voyce Hendrix (8 de dezembro de 2016); o artigo de pesquisa publicado: Maurice Rappaport et al., "Are There Schizophrenics for Whom Drugs May Be Unnecessary or Contraindicated?", *International Pharmapsychiatry* 13 (1978): 100–111; e fontes secundárias como Michael Cornwall, "The Esalen Connection: Fifty years of re-visioning madness and trying to transform the world", *MadinAmerica* (blog), 12 de dezembro de 2013, https://www.madinamerica.com/2013/12/esalen-connection-fifty-years-re-visioning-madness-trying-transform-world.

27 Alma Menn, entrevista pessoal, 23 de outubro de 2015.

28 Rappaport, "Are There Schizophrenics".

29 Michael Cornwall, "Remembering a Medication-Free Madness Sanctuary", *Mad in America* (blog), 3 de fevereiro de 2012, https://www.madinamerica.com/2012/02/remembering-a-medication-free-madness-sanctuary.

30 John R. Bola e Loren Mosher, "Treatment of Acute Psychosis Without Neuroleptics: Two-year outcomes from soteria project", *Journal of Nervous Disease* 191, nº 4 (2003): 219–29.

31 John Reed e Richard Bentall, eds., *Models of Madness: Psychological, social, and biological approaches to schizophrenia* (Londres: Routledge, 2004), 358.

32 Reed e Bentall, *Models of Madness*, 358.

33 B. Mooney, entrevista por telefone, 18 de janeiro de 2017.

34 Para saber mais sobre a abordagem do modelo de clube, veja Colleen McKay, Katie L. Nugent, Matthew Johnsen, William W. Easton e Charles W. Lidz, "A Systematic Review of Evidence for the Clubhouse Model of Psychosocial Rehabilitation", *Administration and Policy in Mental Health and Mental Health Services* 45, nº 1 (2018): 28–47, https://www.ncbi.nlm.nih.gov/pubmed/27580614.

Notas   341

35 Para saber mais sobre Geel, um lugar fascinante com uma história ainda mais impressionante, veja Angus Chen, "For Centuries, a Small Town Has Embraced Strangers with Mental Illness", *NPR*, 1º de julho de 2016, https://www.npr.org/sections/health-shots/2016/07/01/484083305/for-centuries-a-small-town-has-embraced-strangers-with-mental-illness.

36 Elena Portacolone, Steven P. Segal, Roberto Mezzina e Nancy Scheper-Hughes, "A Tale of Two Cities: The exploration of the trieste public psychiatry model in San Francisco", *Culture, Medicine, and Psychiatry* 39, nº 4 (2015). Agradeço muito a Kerry Morrison por me informar sobre este lugar incrível.

37 The Gestalt Legacy Project, *The Life and Practice of Richard Price*, 83.

CAPÍTULO 16: ALMA CONGELADA

Este capítulo também foi baseado em diversas entrevistas pessoais e por telefone com os Underwood.

1 Izzy Talesnick e Jo Gampon, entrevista pessoal, 22 de outubro de 2015.

2 Valenstein, *Great and Desperate Cures*, 51.

3 Entrevista com "Jim" no Agnews Historic Cemetery and Museum, 21 de outubro de 2015, http://santaclaraca.gov/Home/Components/ServiceDirectory/ServiceDirectory/1316/2674.

4 Entrevista com Anthony Ortega no Patton Hospital Museum, 29 de outubro de 2016, http://www.dsh.ca.gov/Patton/Museum.aspx.

5 *A Cova da Serpente* (filme), dirigido por Anatole Litvak, Twentieth Century Fox Film Corporation, 1948.

6 Valenstein, *Great and Desperate Cures*, 53.

7 Kesey, *One Flew Over the Cuckoo's Nest*, 62. Publicado no Brasil com o título *Um Estranho no Ninho*.

8 S. G. Korenstein e R. K. Schneider, "Clinical Features of Treatment-Resistant Depression", *Journal of Clinical Psychiatry* 62, nº 16 (2001): 18–25.

9 Charles Kellner, "ECT Today: The Good It Can Do", *Psychiatric Times*, 15 de setembro de 2010, http://www.psychiatrictimes.com/electroconvulsive-therapy/ect-today-good-it-can-do.

10 Scott O. Lilienfeld, "The Truth About Shock Therapy", *Scientific American*, 1º de maio de 2014, https://www.scientificamerican.com/article/the-truth-about-shock-therapy.

11 Hilary J. Bernstein et al., "Patient Attitudes About ECT After Treatment", *Psychiatric Annals* 28 (1998): 524–27, https://www.healio.com/psychiatry/journals/psycann/1998-9-28-9/%7B189440aa-c05e-4cbb-ae9b-992c9ec85dba%7D/patient-attitudes-about-ect-after-treatment. Para uma perspectiva hilária pró-ECT, veja Carrie Fisher, *Shockaholic* (Nova York: Simon & Schuster, 2011).

342   Notas

12 "Resolution Against Electroshock: A crime against humanity", ECT.org, http://www.ect.
org/resources/resolution.html.

13 Brady G. Case, David N. Bertolio, Eugene M. Laska, Lawrence H. Price, Carole E.
Siegel, Mark Olfson e Steven C. Marcus, "Declining Use of Electroconvulsive Therapy
in US General Hospitals", *Biological Psychiatry* 73, nº 2 (2013): 119–26.

14 Garry Walterand Andrew McDonald, "About to Have ECT? Fine, But Don't Watch It
in the Movies", *Psychiatric Times*, 1º de junho de 2004, https://www.psychiatrictimes.
com/antisocial-personality-disorder/about-have-ect-fine-dont-watch-it-movies-sorry-
portrayal-ect-film/page/0/1.

15 Agradecimento especial a Bill Underwood e Florence Keller por conseguir encontrar esse
registro.

16 Scull, *Decarceration*, 147.

17 Scull, *Decarceration*, 147.

18 Linda Goldston, "After More than 120 Years, Agnews Is Closing This Week", *Mercury
News*, 24 de março de 2009, https://www.mercurynews.com/2009/03/24/after-more
-than-120-years-agnews-is-closing-this- week.

CAPÍTULO 17: ROSEMARY KENNEDY

Este capítulo foi escrito com a imensurável ajuda do trabalho de E. Fuller Torrey em seu
livro *American Psychosis: How the federal government destroyed the mental illness treatment
system* (Oxford: Oxford University Press, 2013), assim como de diversas entrevistas pessoais e por telefone conduzidas por ele.

1 Rael Jean Isaac e Virginia Armat, *Madness in the Streets: How psychiatry and the law
abandoned the mentally ill* (Arlington, VA: Treatment Advocacy Center, 1990), 56.

2 Scull, *Decarceration*, 73.

3 Thomas Szasz, *The Manufacture of Madness: A comparative study of the inquisition and the
mental health movement* (Syracuse: Syracuse University Press, 1970).

4 George S. Stevenson, "Needed: A plan for the mentally ill", *The New York Times*, 27 de
julho de 1947.

5 Isaac e Armat, *Madness in the Streets*, 69.

6 Torrey, *American Psychosis*.

7 "Inventory of the Department of Mental Hygiene — Modesto State Hospital Records",
Online Archive of California, https://oac.cdlib.org/findaid/ark:/13030/tf267n98b9/?-
query=Modesto.

8 "Inventory of the Department of Mental Hygiene — Dewitt State Hospital Records", *Online Archive of California*, https://oac.cdlib.org/findaid/ark:/13030/tf396n990k/?query=-
Dewitt+state+hospital.

9 "Inventory of the Department of Mental Hygiene — Mendocino State Hospital Records", *Online Archive of California,* https://oac.cdlib.org/findaid/ark:/13030/tf2c6001q2/.

10 "Agnews Developmental Center", *State of California Department of Developmental Services*, https://www.dds.ca.gov/Agnews/.

11 E. Fuller Torrey, *Out of the Shadows: Confronting America's mental illness crisis* (Nova York: Wiley, 1996), 143.

12 A história de Rosemary foi compilada de duas biografias recentes: Kate Clifford Larson, *Rosemary: The hidden Kennedy daughter* (Nova York: Houghton Mifflin Harcourt, 2015); e Elizabeth Koehler-Pentacoff, *Missing Kennedy: Rosemary Kennedy and the secret bonds of four women* (Baltimore: Bancroft Press, 2015).

13 Larson, *Rosemary*, 45.

14 Para saber mais sobre António Egas Moniz e Walter Freeman, leia Jack El-Hai, *The Lobotomist: A maverick medical genius and his tragic quest to rid the world of mental illness* (Hoboken, NJ: Wiley, 2005).

15 Para um obra devastadora e obrigatória sobre o legado de Walter Freeman, veja Michael M. Phillips, "The Lobotomy Files: One doctor's legacy", *Wall Street Journal*, 13 de dezembro de 2013, http://projects.wsj.com/lobotomyfiles/?ch=two.

16 Jack El-Hai, "Race and Gender in the Selection of Patients for Lobotomy", *Wonders & Marvels*, http://www.wondersandmarvels.com/2016/12/race-gender-selection-patients-lobotomy.html.

17 Louis-Marie Terrier, Marc Leveque e Aymeric Amelot, "Most Lobotomies Were Done on Women" (carta ao editor), *Nature* 548 (2017): 523.

18 Lyz Lenz, "The Secret Lobotomy of Rosemary Kennedy", *Marie Claire*, 31 de março de 2017, https://www.marieclaire.com/celebrity/a26261/secret-lobotomy-rosemary-kennedy.

19 Dittrich, *Patient H.M.*, 75–77, e Larson, *Rosemary*, 168–70.

20 Laurence Leamer, *The Kennedy Women: The saga of an American family* (Nova York: Random House, 1995), 338.

21 Larson, *Rosemary*, 175.

22 "Rosemary Kennedy, Senator's Sister, 86, Dies", *The New York Times*, 8 de janeiro de 2005, https://www.nytimes.com/2005/01/08/obituaries/rosemary-kennedy-senators-sister-86-dies.html.

23 Larson, *Rosemary*, 180.

24 John F. Kennedy, "Remarks upon Signing a Bill for the Construction of Mental Retardation Facilities and Community Mental Health Centers, 31 October 1963", arquivos da John F. Kennedy Presidential Library and Museum, https://www.jfklibrary.org/asset-viewer/archives/JFKWHA/1963/JFKWHA-161-007/JFKWHA-161-007.

25 Appelbaum, *Almost a Revolution*, 8.

344 NOTAS

26 Appelbaum, *Almost a Revolution*, 8.

27 Torrey, *American Psychosis*, 76.

28 Richard G. Frank, "The Creation of Medicare and Medicaid: The emergence of insurance and markets for mental health services", *Psychiatric Services* 51, nº 4 (2000): 467.

29 "The Medicaid IMD Exclusion: An overview and opportunities for reform", Legal Action Center, https://lac.org/wp-content/uploads/2014/07/IMD_exclusion_fact_sheet.pdf.

30 Torrey, *American Psychosis*, 164.

31 Alisa Roth, *Insane: America's criminal treatment of mental illness* (Nova York: Basic Books, 2018), 91.

32 Frank, "The Creation of Medicare and Medicaid", 467.

33 Para saber mais sobre a Mental Health Parity and Addiction Equity Act (MHPAEA) [Lei de Equidade de Vícios e Paridade de Saúde Mental], veja https://www.cms.gov/cciio/programs-and-initiatives/other-insurance-protections/mhpaea_factsheet.html.

34 Lizzie O'Leary e Peter Balonon-Rosen, "When It Comes to Insurance Money, Mental Health Is Not Treated Equal", *Marketplace*, 5 de janeiro de 2018, https://www.marketplace.org/2018/01/05/health-care/doctors-get-more-insurance-money-psychiatrists-when-treating-mental-health.

35 Tara F. Bishop, Matthew J. Press, Salomeh Keyhani e Harold Alan Pincus, "Acceptance of Insurance by Psychiatrists and the Implications for Access to Mental Health Care", *JAMA Psychiatry* 71, nº 2 (2014): 176–81, https://www.ncbi.nlm.nih.gov/pmc/articles/PMC3967759.

36 Para uma ótima abordagem de decisões marcantes que mudaram a política de saúde, veja Appelbaum, *Almost a Revolution*.

37 Torrey, *American Psychosis*, 89.

38 Scull, *Decarceration*, 68.

39 David Mechanic, *Inescapable Decisions: The imperative of health reform* (Piscataway, NJ: Transaction Publishers, 1994), 172.

40 Essa mudança de percentual surgiu da comparação de números de leitos na era J. F. K. (504.600) para 52.539 em 2004, encontrados em E. Fuller Torrey et al., "The Shortage of Public Hospital Beds for Mentally Ill Persons: A report of the treatment advocacy center", Treatment Advocacy Center, Arlington, VA, https://www.treatmentadvocacycenter.org/storage/documents/the_shortage_of_publichospital_beds.pdf.

41 H. Richard Lamb e Victor Goertzel, "Discharged Mental Patients — Are They Really in the Community?" *Archives of General Psychiatry* 24, nº 1 (1971): 29–34.

42 Dominique Kinney, entrevista pessoal, 29 de outubro de 2016.

NOTAS 345

PARTE QUATRO

1 Hunter S. Thompson, "Fear and Loathing at the Super Bowl", *Rolling Stone*, 28 de fevereiro de 1974, https://www.rollingstone.com/culture/culture-sports/fear-and-loathing-at-the-super-bowl-37345/.

CAPÍTULO 18: O CAÇADOR DA VERDADE

1 David Rosenhan, carta a James Floyd, 24 de janeiro de 1973, Documentos de David L. Rosenhan.

2 Rosenhan, lista de pseudopacientes.

3 Rosenhan, "On Being Sane in Insane Places", 252.

4 Rosenhan, "On Being Sane in Insane Places", manuscrito anterior não datado, arquivos pessoais.

5 Bill Underwood, e-mail para Susannah Cahalan, 26 de março de 2017.

6 Fleischman, carta ao editor, 356.

7 Thaler, carta ao editor, 358.

8 Seymour S. Kety, "From Rationalization to Reason", *American Journal of Psychiatry* 131 (1974): 959.

9 J. Vance Israel, carta ao editor, *Science*, 27 de abril de 1973, 358.

10 Meagan Phelan, e-mail para Susannah Cahalan, 14 de março de 2016. A mensagem dizia: "Obrigada por sua solicitação. Infelizmente, o processo de revisão por pares dos artigos de pesquisa como o citado abaixo é confidencial, assim, receio que não posso fornecer as respostas para suas perguntas."

11 David Rosenhan, carta a Henry O. Patterson, 31 de julho de 1975, Documentos de David L. Rosenhan.

12 Ben Harris, entrevista por telefone, 19 de dezembro de 2016.

13 Robert Spitzer, "On Pseudoscience in Science, Logic in Remission, and Psychiatric Diagnosis: A critique of Rosenhan's 'On Being Sane in Insane Places,'" *Journal of Abnormal Psychology* 84, nº 5 (1975): 442–52.

14 David Rosenhan, carta a Alexander Nies, 10 de julho de 1973, Documentos de David L. Rosenhan.

15 Spitzer, "On Pseudoscience in Science", 447.

16 Robert Spitzer, carta a David Rosenhan, 5 de dezembro de 1974, Documentos de David L. Rosenhan.

17 David Rosenhan, carta a Robert Spitzer, 15 de janeiro de 1975, Documentos de David L. Rosenhan.

346 NOTAS

18 Alix Spiegel, "The Dictionary of Disorder", *New Yorker*, 3 de janeiro de 2005, https://www.newyorker.com/magazine/2005/01/03/the-dictionary-of-disorder.

19 Decker, *The Making of the DSM-III*, 89.

20 Janet Williams, entrevista por telefone, 27 de maio de 2017; confirmação por e-mail com seus dois filhos, Laura e Daniel Spitzer.

21 Janet Williams, entrevista por telefone, 16 de março de 2016.

22 Janet Williams, entrevista por telefone, 16 de março de 2016.

23 Janet Williams, entrevista por telefone, 27 de abril de 2017.

24 Tim Murphy, "'You Might Very Well Be the Cause of Cancer': Read Bernie Sanders' 1970s-Era Essays", *Mother Jones*, 6 de julho de 2015, https://www.motherjones.com/politics/2015/07/bernie-sanders-vermont-freeman-sexual-freedom-fluoride.

25 Rosenhan, carta a Spitzer, 15 de janeiro de 1975.

26 David Rosenhan, carta ao editor, *Science*, 27 de abril de 1973, 369.

27 Spitzer, carta a Rosenhan, 5 de março de 1975.

28 Rosenhan, carta a Spitzer, 15 de janeiro de 1975.

29 Rosenhan, "On Being Sane in Insane Places", 385.

CAPÍTULO 19: "TODAS AS OUTRAS PERGUNTAS PARTEM DAÍ"

1 Rosenhan, "On Being Sane in Insane Places", 383.

2 Extraído dos prontuários médicos do Haverford State Hospital.

3 "Schizophrenia: Symptoms and causes", MayoClinic, https://www.mayoclinic.org/diseases-conditions/schizophrenia/symptoms-causes/syc-20354443.

4 Theodore A. Stern, *Massachusetts General Hospital Handbook of General Hospital Psychiatry* (Filadélfia: Saunders, 2010), 531.

5 Clara Kean, "Battling with the Life Instinct: The paradox of the self and suicidal behavior in psychosis", *Schizophrenia Bulletin* 37, nº 1 (2011): 4–7, https://academic.oup.com/schizophreniabulletin/article/37/1/4/1932702; e Clara Kean, "Silencing the Self: Schizophrenia as self-disturbance", *Schizophrenia Bulletin* 35, nº 6 (2009): 1034–36, https://www.ncbi.nlm.nih.gov/pmc/articles/PMC2762621/.

6 Prontuários médicos do Haverford State Hospital.

7 Dr. Michael Meade, e-mail para Susannah Cahalan, 17 de março de 2019.

8 Extraído dos prontuários médicos de David Lurie no Haverford State Hospital.

9 Meade, e-mail para Susannah Cahalan.

10 Florence Keller, e-mail para Susannah Cahalan, 9 de novembro de 2017.

11 Prontuários médicos do Haverford State Hospital.

NOTAS   347

12 "Services Pending for Psychiatrist F. Lewis Bartlett", TulsaWorld.com, 26 de maio de 1989, https://www.tulsaworld.com/archives/services-pending-for-psychiatrist-f-lewis -bartlett/article_01472847-cb55-5e2e-b8b2 -9daaf6c4f704.html.

13 Informações sobre a vida do Dr. Bartlett vieram por meio de entrevistas com Mary Bartlett, Claudia Bushee e Carole Adrienne Murphy.

14 F. Lewis Bartlett, "Institutional Peonage: Our Exploitation of Mental Patients", *Atlantic Monthly*, julho de 1964, 116–18.

15 F. Lewis Bartlett, carta a Ken Kesey, 16 de março de 1962, arquivos pessoais de Mary Bartlett.

16 Mary Bartlett, entrevista por telefone, 30 de janeiro de 2017.

17 Ervin Staub, entrevista por telefone, 25 de agosto de 2017.

18 Extraído dos prontuários médicos de David Lurie no Haverford State Hospital.

19 Extraído dos prontuários médicos de David Lurie no Haverford State Hospital.

20 Trecho de "On Being Sane in Insane Places", de David Rosenhan, 387.

21 Rosenhan, "On Being Sane in Insane Places", 387.

CAPÍTULO 20: CRITÉRIO-SUBVERSÃO

Sou imensamente grata ao trabalho de Hannah Decker e seu cativante e informativo livro *The Making of the DSM-III,* que me ajudou a escrever este capítulo. Obrigada a Janet Williams, Michael First, Allen Frances e Ken Kendler por fornecerem algumas preciosas percepções desse processo.

1 A informação sobre como os prontuários médicos de "David Lurie" acabaram nas mãos de Spitzer veio das cartas trocadas entre Rosenhan e Spitzer.

2 Robert Spitzer (convidado), "Spitzer's Apology Changes 'Ex-Gay' Debate", *Talk of the Nation*, National Public Radio, 21 de maio de 2012, https://www.npr. org/2012/05/21/153213796/spitzers-apology-changes-ex-gay-debate.

3 Benedict Carey, "Robert Spitzer, 83, Dies; Psychiatrist Set Rigorous Standards for Diagnosis", *The New York Times*, 26 de dezembro de 2015, https://www.nytimes. com/2015/12/27/us/robert-spitzer-psychiatrist-who-set-rigorous-standards-for-diagnosis-dies-at-83.html.

4 Decker, *The Making of the DSM-III*, 103.

5 Robert Spitzer, "More on Pseudoscience in Science and the Case for Psychiatric Diagnosis", *Archives of General Psychiatry* 33, nº 4 (1976): 466, https://jamanetwork. com/journals/jamapsychiatry/article-abstract/491528?resultClick=1.

6 Scull, *Psychiatry and Its Discontents*, 282.

7 Gerald L. Klerman, "The Advantages of *DSM-III*", *American Journal of Psychiatry* 141, nº 4 (1984): 539.

348 NOTAS

8 Luhrmann, *Of Two Minds*, 225.

9 Decker, *The Making of the DSM-III*, 115.

10 Decker, *The Making of the DSM-III*, 225.

11 Decker, *The Making of the DSM-III*, 71.

12 John P. Feighner, Eli Robins, Samuel B. Guze, Robert A. Woodruff, George Winokur e Rodrigo Munoz, "Diagnostic Criteria for Use in Psychiatric Research", *Archives of General Psychiatry* 26 (janeiro de 1972): 57–63.

13 Rick Mayes e Allan V. Horwitz, "DSM-III and the Revolution in the Classification of Mental Illness", *Journal of the History of the Behavioral Sciences* 41, nº 3 (2005): 25.

14 American Psychiatric Association, *Diagnostic and Statistical Manual of Mental Disorders*, 3ª ed. (Washington, D.C.: American Psychiatric Association, 1980).

15 Kutchins e Kirk, *Making Us Crazy*, 176.

16 Gary Greenberg, "Inside the Battle to Define Mental Illness", *Wired*, 27 de dezembro de 2010, https://www.wired.com/2010/12/ff_dsmv.

17 Healy, *The Antidepressant Era*, 213.

18 American Psychiatric Association, *Diagnostic and Statistical Manual of Mental Disorders*, 3ª ed., 6.

19 American Psychiatric Association, *Diagnostic and Statistical Manual of Mental Disorders*, 3ª ed., 8.

20 American Psychiatric Association, *Diagnostic and Statistical Manual of Mental Disorders*, 3ª ed., 8.

21 Wilson, "DSM-III and the Transformation of American Psychiatry", 399.

22 Shorter, *A History of Psychiatry*, 302.

23 Andreasen, *The Broken Brain*, 249.

24 Janet Williams, entrevista por telefone, 27 de maio de 2017.

25 Luhrmann, *Of Two Minds*, 231.

26 Allen Frances, entrevista por telefone, 4 de janeiro de 2016.

CAPÍTULO 21: A SCID

1 A palestra *in memoriam* de Robert L. Spitzer aconteceu em 26 de outubro de 2016, no Columbia's Herbert Pardes Building.

2 David Rosenhan, "On Being Sane in Insane Places", 255.

3 Michael First, Spitzer Memorial Lecture, 26 de outubro de 2016.

4 Ken Kendler, Spitzer Memorial Lecture, 26 de outubro de 2016.

5 Shorter, *A History of Psychiatry*, 302.

6 Decker, *The Making of the DSM-III*, 109.

7 Janet Williams, entrevista por telefone, 27 de maio de 2017.

8 Spiegel, "The Dictionary of Disorder".

9 https://www.newyorker.com/magazine/2005/01/03/the-dictionary-of-disorder. Spiegel, "The Dictionary of Disorder".

10 M. Loring e B. Powell, "Gender, Race, and DSM-III: A study of the objectivity of psychiatric diagnostic behavior", *Journal of Health and Social Behavior* 29, nº 1 (1988): 1–22, http://dx.doi.org/10.2307/2137177.

11 Robert C. Schwartz e David M. Blankenship, "Racial Disparities in Psychotic Disorder Diagnosis: A review of the literature", *World Journal of Psychiatry* 4, nº 4 (2014): 133–40, https://www.ncbi.nlm.nih.gov/pmc/articles/PMC4274585/.

12 Taylor, *Hippocrates Cried*, 171.

13 Scull, *Psychiatry and Its Discontents*, 284.

14 Benedict Carey, "Keith Conners, Psychologist Who Set Standard for Diagnosing A.D.H.D., Dies at 84", *The New York Times*, 13 de julho de 2017, https://nyti.ms/2vi AJFe.

15 Carey, "Keith Conners".

16 Frances, *Saving Normal*, xviii.

17 Frances, *Saving Normal*, xviii.

18 Frances, *Saving Normal*, 75.

19 C. Moreno et al., "National Trends in the Outpatient Diagnosis and Treatment of Bipolar Disorder in Youth", *Archives of General Psychiatry* 64 (2007): 1032–39.

20 Este número veio da comparação dos números dos anos 1960/1970 em Thomas F. Boat e Joel T. Wu, eds., *Mental Disorders and Disabilities Among Low-Income Children* (Washington, D.C.: National Academies Press, 2015), https://www.ncbi.nlm.nih.gov/books/NBK332896/, com as taxas de 2018 encontradas em "Data & Statistics on Autism Spectrum Disorder", Centers for Disease Control and Prevention, https://www.cdc.gov/ncbddd/autism/data.html.

21 Melissa L. Danielson et al., "Prevalence of Parent-Reported ADHD Diagnosis and Treatment Among U.S. Children and Adolescents, 2016", *Journal of Clinical Child & Adolescent Psychology* 47, nº 2 (2018), https://www.tandfonline.com/doi/full/10.1080/15 374416.2017.1417860.

22 Frances, *Saving Normal*, xviii.

23 Frances, *Saving Normal*, xiv.

24 Thomas J. Moore e Donald R. Mattison, "Adult Utilization of Psychiatric Drugs and Differences by Sex, Age, and Race", *JAMA Internal Medicine* 177, nº 2 (2017), https://jamanetwork.com/journals/jamainternalmedicine/fullarticle/2592697.

25 Scull, *Madness in Civilization*, 408.

350 Notas

26 Thomas Insel, "Post by Former NIMH Director Thomas Insel: Transforming diagnosis", National Institute of Mental Health, 29 de abril de 2013, https://www.nimh.nih.gov/about/directors/thomas-insel/blog/2013/transforming-diagnosis.shtml.

27 A SCID que integra este capítulo é de minha entrevista com o Michael First em seu consultório em 20 de abril de 2016.

28 James McKinley Jr., "Patz Trial Jury, in Blow to Defense, Is Told Suspect Was a Longtime Cocaine Addict", *The New York Times*, 10 de março de 2015, https://www.nytimes.com/2015/03/11/nyregion/patz-trial-jury-in-blow-to-defense-is-told-suspect-was-a-longtime-cocaine-addict.html.

29 "How Mad Are You?", Episódios 1 e 2, Horizon, BBC, 29 de novembro de 2008, https://www.bbc.co.uk/programmes/b00fm5ql.

PARTE CINCO

1 A citação (muitas vezes erroneamente atribuída a Stephen Hawking) veio dessa entrevista com Daniel Boorstin: Carol Krucoff, "The 6 O'clock Scholar", *Washington Post*, 29 de janeiro de 1984, https://www.washingtonpost.com/archive/lifestyle/1984/01/29/the--6-oclock-scholar/eed58de4-2dcb-47d2-8947-b0817a18d8fe/?utm_term=.a9cc826ca-6cd. Agradeço à Quote Investigator (https://quoteinvestigator.com/2016/07/20/knowledge/) por me fornecer a fonte apropriada.

CAPÍTULO 22: A NOTA DE RODAPÉ

1 Grande parte deste capítulo se baseou em diversas entrevistas com Harry Lando conduzidas entre 2016 e 2019. Também inclui partes de rascunhos de David Rosenhan intitulados "My Basic Assumptions: Notes upon Notes" e um rascunho de sua lista de pseudopacientes encontrada em seus arquivos pessoais.

2 Trecho de Harry Lando, "On Being Sane in Insane Places: A supplemental report", *Professional Psychology*, fevereiro de 1976: 47–52.

3 Lando, "On Being Sane in Insane Places", 47.

4 Rosenhan, "On Being Sane in Insane Places", 258.

5 Para saber mais sobre a Dra. Thelma Hunt, veja Nicole Brigandi, "Thelma Hunt (1903–1992)", *Feminist Psychologist* 32, nº 3 (2005), https://www.apadivisions.org/division-35/about/heritage/thelma-hunt-biography.aspx.

6 Valenstein, *Great and Desperate Cures*, 165.

7 Walter Freeman e James W. Watts, *Psychosurgery: Intelligence, emotion and social behavior following prefrontal lobotomy for mental disorders* (Springfield, IL: Charles C. Thomas, 1942).

8 Albert Bandura, Dorothea Ross e Sheila A. Ross, "Transmission of Aggression Through Imitation of Aggressive Models", *Journal of Abnormal and Social Psychology* 63 (1961): 575–82, https://psychclassics.yorku.ca/Bandura/bobo.htm#f2.

9 David Rosenhan, "My Basic Assumptions: Notes upon Notes", arquivos pessoais de David Rosenhan.

10 Rosenhan, "My Basic Assumptions".

11 Alguns exemplos: "Novato Man Held After Jump Threat", *Daily Independent Journal*, 2 de novembro de 1964, 8; "Daly City Wife Plucked from Golden Gate Span", *San Mateo Times*, 14 de março de 1963, 24; "Model Foils S.F. Suicide", *San Mateo Times*, 25 de junho de 1962, 9; e "Man Bound, Dynamite at His Throat" *Los Angeles Times*, 5 de junho de 1970, 146.

12 Robert Whitaker, *Mad in America*, 213.

13 Rosenhan, "My Basic Assumptions".

14 Rosenhan, "My Basic Assumptions".

15 Rosenhan, "My Basic Assumptions".

CAPÍTULO 23: É TUDO COISA DA SUA CABEÇA

Este capítulo foi baseado na entrevista pessoal com Harry Lando em novembro de 2016.

1 Lando, "On Being Sane in Insane Places", 47.

2 Rosenhan, "Pseudopatient Description", notas datilografadas, arquivos pessoais.

3 David Rosenhan, carta a Walter Mischel, novembro de 1971; "On Being Sane in Insane Places", segundo rascunho, arquivos pessoais de David Rosenhan.

4 Rosenhan, "On Being Sane in Insane Places", 396.

5 Rosenhan, "On Being Sane in Insane Places", 396.

6 George Bower, *It's All in Your Mind*, WGUC-FM, 14 de dezembro de 1972, NPR, Coleções Especiais e arquivos acadêmicos da Universidade de Maryland.

CAPÍTULO 24: SISTEMA DE SAÚDE MENTAL SOMBRIO

1 Elizabeth Lando King, entrevista por telefone, 19 de janeiro de 2017.

2 Agradeço ao relato do *San Francisco Gate* por essa perspectiva sobre como é a vida no Zuckerberg San Francisco General Hospital, especificamente este artigo: Mike Weiss, "Life and Death at San Francisco's Hospital of Last Resort", *San Francisco Gate*, 11 de dezembro de 2006, https://www.sfgate.com/health/article/GENERAL-LIFE-AND-DEATH-AT-SAN-FRANCISCO-S-2483930.php#photo-2639598.

3 Weiss, "Life and Death at San Francisco's Hospital of Last Resort".

352   NOTAS

4 Weiss, "Life and Death at San Francisco's Hospital of Last Resort".

5 "SF General Hospital Nurses Claim Psychiatric Unit State of Emergency", KTVU, 28 de abril de 2016, http://www.ktvu.com/news/sf-general-hospital-nurses-claim-psychiatric -unit-state-of-emergency.

6 Heather Knight, "Ex-ER Psychiatrist: More inpatient treatment needed in SF", *San Francisco Chronicle*, 9 de outubro de 2018, https://www.sfchronicle.com/bayarea/ heatherknight/article/Ex-ER-psychiatrist-More-inpatient-treatment-13291361.php.

7 Mark Gale, e-mail para Susannah Cahalan, 27 de maio de 2019.

8 Mark Gale, entrevista por telefone, 5 de agosto de 2017.

9 D. J. Jaffe, *Insane Consequences: How the mental health industry fails the mentally ill* (Amherst, NY: Prometheus Books, 2017), 78.

10 Jaffe, *Insane Consequences*, 22.

11 C. Holly, A. Andrilla, Davis G. Patterson, Lisa A. Garberson, Cynthia Coulthard e Eric H. Larson, "Geographic Variation in the Supply of Selected Behavioral Health Providers", *American Journal of Preventive Medicine* 54, nº 6 (2018): 199–207, https:// www.ajpmonline.org/article/S0749-3797(18)30005-9/fulltext.

12 Stacy Weiner, "Addressing the Escalating Psychiatrist Shortage", *AAMC News* (Association of American Medical Colleges), 13 de fevereiro de 2018, https://news.aamc.org/patient -care/article/addressing-escalating-psychiatrist-shortage.

13 Nathaniel Morris, "This Secret Experiment Tricked Psychiatrists into Diagnosing People as Having Schizophrenia", *Washington Post*, 1º de janeiro de 2018.

14 Este psicólogo prefere permanecer anônimo.

15 Esta enfermeira prefere permanecer anônima.

16 Joel Braslow, entrevista por telefone, 11 de março de 2015.

17 Thomas Insel, entrevista pessoal, 1º de abril de 2015.

18 Monica Malowney, Sarah Keltz, Daniel Fischer e Wesley Boyd, "Availability of Outpatient Care from Psychiatrists... A Simulated-Patient Study in Three Cities", *Psychiatric Services* 66, nº 1 (janeiro de 2015).

19 E. Fuller Torrey, "Second Chance Lecture" na Conferência da Schizophrenia International Research Society, 1º de abril de 2016.

20 Torrey, *American Psychosis*, 98.

21 "Indicators of Mental Health Problems Reported by Prisoners and Jail Inmates, 2011 – 2012", *Bureau of Justice Statistics* (2017), https:// www.bjs.gov/content/pub/pdf/imh prpji1112_sum.pdf.

22 "Indicators of Mental Health Problems", Bureau of Justice.

23 Lorna Collier, "Incarceration Nation", *American Psychological Association* 45, nº 9 (2014): 56, https://www.apa.org/monitor/2014/10/incarceration.

24 "Serious Mental Illness (SMI) Prevalence in Jails and Prisons", Treatment Advocacy Center Office of Research and Public Affairs, setembro de 2016, https://www.treatmentadvocacycenter.org/storage/docu ments/backgrounders/smi-in-jails-and-prisons.pdf.

25 "Serious Mental Illness", Treatment Advocacy Center; e Gale Holland, "L.A. County Agrees to New Policies to End the Jail-to-Skid Row Cycle for Mentally Ill People", *LA Times*, 7 de dezembro de 2018, https://www.latimes.com/local/lanow/la-me-ln-skid -row-jail-20181207-story.html.

26 Richard Lamb, entrevista pessoal, 29 de outubro de 2015.

27 Algumas pessoas argumentaram que a conexão nítida entre a desinstitucionalização e transinstitucionalização é muito simplista. Para uma perspectiva mais detalhada sobre a história do encarceramento, veja Michelle Alexander, *The New Jim Crow: Mass incarceration in the age of colorblindness* (Nova York: New Press, 2012); Bryan Stevenson, *Just Mercy: A story of justice and redemption* (Nova York: Spiegel & Grau, 2014); e John Pfaff, *Locked In: The true causes of mass incarceration — And how to achieve real reform* (Nova York: Basic Books, 2017).

28 Powers, *No One Cares About Crazy People*, 203.

29 Shorter, *A History of Psychiatry*, 277.

30 "Denying the Mentally Ill" (editorial), *The New York Times*, 5 de junho de 1981, https://www.nytimes.com/1981/06/05/opinion/denying-the-mentally-ill.html.

31 Dominic Sisti, "Psychiatric Institutions Are a Necessity", *The New York Times*, 9 de maio de 2016, https://www.nytimes.com/roomfordebate/2016/05/09/getting-the-mentally -ill- out-of-jail-and-off-the-streets/psychiatric-institutions-are-a-necessity.

32 E. T. Torrey, M. T. Zdanowicz, A. D. Kennard, "The Treatment of Persons with Mental Illness in Prisons and Jails: A state survey", *Treatment Advocacy Center*, 8 de abril de 2014, https://www.treatmentadvocacy center.org/storage/documents/backgrounders/how%20many%20individuals%20 with%20serious%20mental%20illness%20are%20 in%20jails%20and%20pris ons%20final.pdf.

33 *J. H. v. Miller.*

34 "Lawsuit Alleges Many Defendants with Mental Illness Jailed for Well Over a Year Awaiting Mental Health Treatment", *ACLU Pennsylvania*, 22 de outubro de 2015, https://www.aclupa.org/news/2015/10/22/lawsuit-alleges-many-defendants-mental-illness-jailed-well-o.

35 "J. H. v. Miller (Formerly J. H. v. Dallas)", *ACLU Pennsylvania*, 22 de outubro de 2015, https://www.aclupa.org/our-work/legal/legaldocket/jh-v-dallas.

36 "ACLU-PA Goes Back to Court on Behalf of People Who Are Too Ill to Stand Trial", *ACLU Pennsylvania*, 19 de março de 2019, https://www.aclupa.org/news/2019/03/19/aclu-pa-goes-back-court-behalf-people-who-are-too-ill-stand.

37 Eric Balaban, "Time Has Come to Save Mentally Ill Inmates from Solitary Confinement" (editorial), *Arizona Capital Times*, 27 de fevereiro de 2018, https://

azcapitoltimes.com/news/2018/02/27/time-has-come-to-save-mentally-ill-inmates
-from-solitary-confinement.

38 Hannah Fry, "Inmate Rips Out Her Own Eye and Eats It: Report slams mental healthcare in California prisons", *Los Angeles Times*, 5 de novembro de 2018, https://www.latimes.com/local/lanow/la-me-ln-prison-report-20181105-story.html.

39 Roth, *Insane*, 135.

40 Craig Haney, "Madness and Penal Confinement: Observations on mental illness and prison pain", rascunho, fornecido por Craig Haney.

41 Tracey Kaplan, "Guard Trial: Fellow inmate testifies Michael Tyree was 'screaming for his life'", *Mercury News*, 23 de março de 2017, https://www.mercurynews.com/2017/03/23/jail-trial-testimony-over-inmate-death-probes-delay-summoning-help-for-michael-tyree.

42 J. E. D. Esquirol, "Des établissemens des aliénés en France, et des moyens d'améliorer le sort de ces infortunés: Mémoire présenté à Son Excellence le ministre de l'intérieur, en septembre 1818", reproduzido em Mark S. Micale e Roy Porter, eds., *Discovering the History of Psychiatry* (Oxford: Oxford University Press, 1994), 235.

43 Roth, *Insane*, 2.

44 Craig Haney, entrevista pessoal, 17 de fevereiro de 2017.

45 Jimmy Jenkins, "Whistleblower: Patients with mental illness suffering in Arizona" (programa de rádio), KJZZ, 1º de junho de 2018, https://kjzz.org/content/644690/whistleblower-patients-mental-illness-suffering-arizona-prisons.

46 David Fathi, entrevista por telefone, 7 de abril de 2015.

47 Craig Haney, entrevista pessoal, 17 de fevereiro de 2017.

48 Agradeço ao Dr. Torrey e a D. J. Jaffe por dedicar um tempo a falar comigo sobre essas questões. Para saber mais sobre a perspectiva do Dr. Torrey, veja seu profícuo corpo de trabalho acadêmico, que inclui alguns dos livros citados aqui: *American Psychosis*, *Surviving Schizophrenia*, *The Insanity Offense* e *Out of the Shadows*. Para saber mais sobre D. J. Jaffe, veja https://mentalillnesspolicy.org/ e seu livro *Insane Consequences*. Para um excelente resumo das soluções de D. J. Jaffe para esses muitos problemas na cidade de Nova York, veja D. J. Jaffe e Stephen Eide, "How to Fix New York's Mental Health Crisis Without Spending More Money", *New York Post,* 11 de maio de 2019, https://nypost.com/2019/05/11/how-to-fix-new-yorks-mental-health-crisis-without-spending-more-money/.

49 Doris A. Fuller, Elizabeth Sinclair, H. Richard Lamb, James D. Cayce e John Snook, "Emptying the 'New Asylums': A beds capacity model to reduce mental illness behind bars", *Treatment Advocacy Center*, janeiro de 2017, https://www.treatmentadvocacycenter.org/storage/documents/emptying-new-asylums.pdf.

NOTAS 355

50 D. J. Jaffe, "Insane Consequences: How the mental health industry fails the mentally ill", TEDx no National Council of Behavioral Health, 25 de abril de 2018, https://mental illnesspolicy.org/tedtalk-and-op-eds/.

51 Jaffe, *Insane Consequences*, 233–34.

52 Jaffe, *Insane Consequences*, 232–33.

53 Jaffe, *Insane Consequences*, 234–35.

54 "Improving Civil Commitment Laws and Standards", Treatment Advocacy Center, https://www.treatmentadvocacycenter.org/fixing-the-system/improving-laws-and -standards.

55 E. Fuller Torrey, "Stigma and Violence: Isn't it time to connect the dots?" *Schizophrenia Bulletin* 37, nº 5 (2011): 892–96, https://www.ncbi.nlm.nih.gov/pmc/articles/ PMC3160234/.

56 D. J. Jaffe é citado em Carrie Arnold, "How Do You Treat Someone Who Doesn't Accept They're Ill?" BBC, 7 de agosto de 2018, http://www.bbc.com/future/story/20180806 -how-do-you-treat-someone-who-doesnt-accept-theyre-ill.

57 Lesley Stahl, "Half of the Inmates Shouldn't Be Here, Says Cook County Sheriff", *60 Minutes*, 21 de maio de 2017, https:// www.cbsnews.com/news/cook-county-jail-sheriff -tom-dart-on-60-minutes/.

58 Thomas Insel, entrevista pessoal, 1º de abril de 2015.

CAPÍTULO 25: O GOLPE FINAL

1 Girishwar Misra e Anand Prakash, "Kenneth J. Gergen and Social Constructionism", *Psychological Studies* 57, nº 2 (2012): 121–25, https://link.springer.com/article/10.1007/ s12646-012-0151-0.

2 Kenneth Gergen, entrevista por telefone, 17 de janeiro de 2016.

3 Nancy Horn, entrevista por telefones, 3 de novembro de 2015; 25 de fevereiro de 2015; 13 de março de 2015; e pessoalmente, 14 de abril de 2015.

4 "Institutional Review Boards Frequently Asked Questions", U.S. Food & Drug Administration (1998), https://www.fda.gov/regulatory-information/search-fda -guidance-documents/institutional-review-boards-frequently-asked-questions.

5 A história do Chestnut Lodge foi coletada de uma variedade de fontes, entre elas Ann-Louise S. Silver, "Chestnut Lodge, Then and Now", *Contemporary Psychoanalysis* 33, nº 2 (1997): 227–49; Neal Fitzsimmons, "Woodlawn Hotel—Chestnut Lodge Sanitarium, the Bullard Dynasty", *Montgomery County Historical Society* 17, nº 4 (1974): 2–11; e entrevistas com ex-funcionários, incluindo uma entrevista por telefone com Cindy Sargent em 6 de outubro de 2015 e uma entrevista pessoal com Pamela Shell em 15 de junho de 2015.

356 NOTAS

6 A história do Dr. Ray Osheroff veio de Mark Moran, "Recalling Chestnut Lodge: Seeking the human behind the psychosis", *Psychiatric News*, 25 de abril de 2014, https:// psychnews.psy chiatryonline.org/doi/10.1176/appi.pn.2014.5a17; Sandra G. Boodman, "'A Horrible Place, a Wonderful Place'", *Washington Post*, 8 de outubro de 1989, https:// www.washingtonpost.com; e Sharon Packer, "A Belated Obituary: Raphael J. Osheroff, MD", *Psychiatric Times*, 28 de junho de 2013, http://www.psychiatrictimes.com/blog/ belated-obituary-raphael-j-osheroff-md.

7 Packer, "A Belated Obituary".

8 Asha Beh, "Historic Rockville Asylum Destroyed in Two-Alarm Fire", NBC Washington, 13 de julho de 2009, https://www.nbcwashington.com/news/local/Historic-Rockville -Asylum-Destroyed-in-Two-Alarm-Fire.html.

9 A entrevistada deseja permanecer anônima.

10 Rosenhan, *Odyssey into Lunacy*, Capítulo 6, 13.

11 Judith Godwin, e-mail para Susannah Cahalan, 9 de fevereiro de 2016.

12 A história de Grace Hartigan foi compilada de uma variedade de fontes, incluindo Cathy Curtis, *Restless Ambition* (Oxford: Oxford University Press, 2015); William Grimes, "Grace Hartigan, 86, Abstract Painter, Dies", *The New York Times*, 18 de novembro de 2008, https://www.nytimes.com/2008/11/18/arts/design/18hartigan.html; e Michael McNay, "Grace Hartigan", *The Guardian*, 23 de novembro de 2008, https:// www.theguardian.com/artanddesign/2008/nov/24/1. Também foram úteis as entrevistas por telefone com Cathy Curtis (8 de fevereiro de 2016); Daniel Belasco (11 de fevereiro de 2015); e Hart Perry (12 de fevereiro de 2016).

13 Rex Stevens, entrevista por telefone, 14 de fevereiro de 2016.

14 Trecho da descrição de David Rosenhan para seu livro não publicado, de seus arquivos pessoais.

15 Cartas entre Mary Peterson e David Rosenhan podem ser encontradas nos documentos de David L. Rosenhan.

16 Mary Pledge Peterson, *Life Is So Daily in Cincinnati* (Cincinnati: Cincinnati Book Publishers, 2012).

17 Phil Nuxhall, "An Angel on Wheels", *Positive 365*, 2012, http:// www.positive365.com/ Positive-Magazine/Positive-2012/An-Angel-on-Wheels.

18 Rosenhan, *Odyssey into Lunacy*, Capítulo 3, 16.

19 Betty Pledge Maxey, entrevista por telefone, 13 de janeiro de 2016; e Connie Selvey, entrevista por telefone, 26 de janeiro de 2016.

20 Florence Keller, entrevista por telefone, 26 de março de 2016.

21 "The 5 Founding Fathers of Positive Psychology", Positive Psychology Program, 8 de fevereiro de 2019, https://positive psychologyprogram.com/founding-fathers.

22 Para saber mais sobre Seligman, veja sua autobiografia, *The Hope Circuit: A psychologist's journey from helplessness to optimism* (Nova York: Public Affairs, 2018).

23 Prontuários médicos e cartas registrando a estadia de Rosenhan e Seligman no Norristown foram encontradas nos documentos de David L. Rosenhan.

24 Rosenhan registrou várias idades para Carl em diferentes lugares, como o livro não publicado e sua lista de pseudopacientes.

25 Bruce Lambert, "Perry London, 61, Psychologist; Noted for His Studies of Altruism", *The New York Times*, 22 de junho de 1992, https://www.nytimes.com/1992/06/22/nyregion/perry-london-61-psychologist-noted-for-his-studies-of-altruism.html.

26 Miv London, entrevista por telefone, 8 de fevereiro de 2016.

27 Vivian London, entrevistas por Skype, 8 de fevereiro de 2016 e 3 de março de 2016.

28 Vivian London, e-mail para Susannah Cahalan, 8 de fevereiro de 2016.

29 David Rosenhan, carta a David Hapgood, 4 de novembro de 1970, documentos de David L. Rosenhan.

30 "Dr. Maury Leibovitz, Art Dealer and Clinical Psychologist, 75", *The New York Times*, 5 de junho de 1992, https://www.nytimes.com/1992/06/05/arts/dr-maury-leibovitz-art-dealer-and-a-clinical-psychologist-75.html.

31 Josh Leibovitz, entrevista por telefone, 10 de fevereiro de 2016.

32 Mensagem de texto para Susannah Cahalan, 13 de fevereiro de 2016.

33 Josh Leibovitz, e-mail para Susannah Cahalan, 2 de março de 2016.

34 Rosenhan, *Odyssey into Lunacy*, Capítulo 6, 16–17.

35 Rosenhan, *Odyssey intoLunacy*, Capítulo 6, 18–19.

CAPÍTULO 26: UMA EPIDEMIA

1 Susannah Cahalan, "In Search of Insane Places" (correspondência), *Lancet Psychiatry* 4, nº 5 (2017), http://dx.doi.org/10.1016/S2215-0366(17)30138-4.

2 Carole Westmoreland, entrevista por telefone, 5 de dezembro de 2016.

3 Sarah Griffiths, "The Language of Lying", *Daily Mail*, 5 de novembro de 2014, http://www.dailymail.co.uk/sciencetech/article-2821767/The-language-LYING-Expert-reveals-tiny-clues-way-people-talk-reveal-withholding-truth.html.

4 Jamie Pennebaker, entrevista por telefone, maio de 2017.

5 Florence Keller, e-mail para Susannah Cahalan, 15 de fevereiro de 2017.

6 *Doubleday & Company, Inc. v. David L. Rosenhan.*

7 Isen, Horn e Rosenhan, "Effects of Success and Failure on Children's Generosity".

8 Underwood, Moore e Rosenhan, "Affect and Self-Gratification".

9 David L. Rosenhan, Peter Salovey e Kenneth Hargis, "The Joys of Helping: Focus of attention mediates the impact of positive affect on altruism", *Journal of Personality and Social Psychology* 40, nº 5 (1981): 899–905.

10 David L. Rosenhan, "Moral Character", *Stanford Law Review* 27, nº 3 (1975): 925–35.

11 David L. Rosenhan, "Pseudoempiricism: Who owns the right to scientific reality?" *Psychological Inquiry* 2, nº 4 (1991): 361–63.

12 James M. Wood, Richard R. Bootzin, David Rosenhan, Susan Nolen-Hoeksema e Forest Jourden, "Effects of 1989 San Francisco Earthquake on Frequency and Content of Nightmares", *Journal of Abnormal Psychology* 101, nº 2 (1992): 219–24.

13 Michael Wald, entrevista por telefone, 16 de fevereiro de 2016.

14 David L. Rosenhan, Sara L. Eisner e Robert J. Robinson, "Notetaking Aids Juror Recall", *Law and Human Behavior* 18, nº 1 (1994): 53–61.

15 William C. Thomson, Geoffrey T. Fong e David L. Rosenhan, "Inadmissible Evidence and Jury Verdicts", *Journal of Personality and Social Psychology* 40, nº 3 (1981): 453–63.

16 David Rosenhan, "Intense Religiosity", manuscrito comentado, não publicado, de seus arquivos pessoais.

17 O ex-estudante de pós-graduação prefere permanecer anônimo.

18 Eleanor Maccoby, entrevista pessoal, 22 de fevereiro de 2017.

19 E-mail de Walter Mischel para Lee Ross, encaminhado para Susannah Cahalan, 15 de fevereiro de 2017.

20 Esta pessoa prefere permanecer anônima.

21 Nancy Horn, entrevista por telefone, 13 de maio de 2019.

22 Jack Rosenhan, entrevista pessoal, 20 de fevereiro de 2017.

23 Bill e Maryon Underwood, entrevista por telefone, 8 de julho de 2016.

24 Harry Lando, entrevista pessoal, 19 de novembro de 2016.

25 Para um excelente resumo da fraude de Stapel, veja Yudhijit Bhattacharjee, "The Mind of a Con Man", *The New York Times*, 26 de abril de 2013, https://www.nytimes.com/2013/04/28/magazine/diederik-stapels-audacious-academic-fraud.html; e Martin Enserink, "Dutch University Sacks Social Psychologist over Faked Data", *Science News*, 7 de setembro de 2011, https://www.sciencemag.org/news/2011/09/dutch-university-sacks-social-psychologist-over-faked-data.

26 D. A. Stapel e S. Lindenberg, "Coping with Chaos: How disordered contexts promote stereotyping and discrimination", *Science* 332 (2011): 251–53.

27 Bhattacharjee, "The Mind of a Con Man".

28 Para um excelente resumo de como esse nível de fraude acontece na acadêmia, veja Richard Harris, *Rigor Mortis: How sloppy science creates worthless cures, crushes hope, and wastes billions* (Nova York: Basic Books, 2017).

NOTAS   359

29 Ed Yong, "Psychology's Replication Crisis Is Running Out of Excuses", *The Atlantic*, 19 de novembro de 2018, https://www.theatlantic.com/science/archive/2018/11/psychologys-replication-crisis-real/576223/.

30 Susan Dominus, "When the Revolution Came for Amy Cuddy", *The New York Times*, 18 de outubro de 2017, https://www.nytimes.com/2017/10/18/magazine/when-the-revolution-came-for-amy-cuddy.html.

31 Stephanie Pappas, "Turns Out, Faking a Smile Might Not Make You Happier After All", *LiveScience*, 3 de novembro de 2016, https://www.livescience.com/56740-facial-feedback-hypothesis-fails-in-replication-attempt.html.

32 Daniel Engber, "Everything Is Crumbling", *Slate*, 6 de março de 2016, http://www.slate.com/articles/health_and_science/cover_story/2016/03/ego_depletion_an_influential_theory_in_psychology_may_have_just_been_debunked.html.

33 "Estimating the Reproducibility of Psychological Science", *Science* 349, nº 6251 (28 de agosto de 2015): 943–53, http://science.sciencemag.org/content/349/6251/aac4716/tab-pdf.

34 Tyler W. Watts, Greg J. Duncan e Haonan Quan, "Revisiting the Marshmallow Test: A conceptual replication investigating links between early delay of gratification and later outcomes", *Psychological Science* 29, nº 7 (2018), https://doi.org/10.1177/0956797618761661.

35 Brian Resnick, "The 'Marshmallow Test' Said Patience Was a Key to Success. A New Replication Tell Us S'More", *Vox*, 8 de junho de 2018, https://www.vox.com/science-and-health/2018/6/6/17413000/marshmallow-test-replication-mischel-psychology.

36 Perry, *Behind the Shock Machine*.

37 Dariusz Dolinski, Tomasz Grzyb, Michal Folwarczny, "Would You Deliver an Electric Shock in 2015? Obedience in Experimental Paradigm Developed by Stanley Milgram in the Fifty Years Following the Original Study", *Social Psychological and Personality Science* 8, nº 8 (2017): 927–33, https:// journals.sagepub.com/doi/10.1177/1948550617693060.

38 Agradeço a Philip Zimbardo por dedicar seu tempo a conversar comigo por Skype, 2 de outubro de 2015.

39 Haney, Banks e Zimbardo, "Interpersonal Dynamics in a Simulated Prison".

40 Claudia Dreifus, "Finding Hope in Knowing the Universal Capacity for Evil", *The New York Times*, 3 de abril de 2007, https://www.nytimes.com/2007/04/03/science/03conv.html.

41 Ben Blum, "The Lifespan of a Lie", *Medium*, 7 de junho de 2018, https://medium.com/s/trustissues/the-lifespan-of-a-lie-d869212b1f62.

42 Blum, "The Lifespan of a Lie".

43 Brian Resnick, "The Stanford Prison Study Was Massively Influential. We Just Found Out It Was a Fraud", *Vox*, 13 de junho de 2018, https://www.vox.com/2018/6/13/17449118/stanford-prison-experiment-fraud-psychology-replication.

44 Peter Gray, entrevista por telefone, 28 de dezembro de 2016.

45 "Ex-UQ Academic Found Guilty of Fraud", 9 News.com, 24 de outubro de 2016, https://www.9news.com.au/national/2016/10/24/17/05/ex-uq-academic-found-guilty-of-fraud.

46 Choe Sang-Hun, "Disgraced Cloning Expert Convicted in South Korea", *The New York Times*, 26 de outubro de 2009, https:// www.nytimes.com/2009/10/27/world/asia/27clone.html.

47 Para uma história cheia de reviravoltas sobre o escândalo de Theranos, veja John Carreyrou, *Bad Blood: Fraude bilionária no Vale do Silício* (Rio de Janeiro: Alta Books, 2019).

48 Richard Horton, "Offline: What Is Medicine's 5 Sigma?" *Lancet* 385 (2015), https://www.thelancet.com/journals/lancet/article/PIIS0140-6736(15)60696-1/fulltext.

49 John P. A. Ioannidis, "Why Most Published Research Findings Are False", *PLOS Medicine* 2, nº 8 (2005), https://journals.plos.org/plosmedicine/article?id=10.1371/journal.pmed.0020124.

50 John P. A. Ioannidis, Robert Tarone e Joseph K. McLaughlin, "The False-Positive to False-Negative Epidemiological Studies", *Epidemiology* 22, nº 4 (2011): 450–56, https://www.gwern.net/docs/statistics/decision/2011-ioannidis.pdf.

51 Ben Goldacre, "Studies of Studies Show That We Get Things Wrong", *The Guardian*, 15 de julho de 2011, https://www.theguardian.com/commentisfree/2011/jul/15/bad-science-studies-show-we-get-things-wrong.

52 Goldacre, "Studies of Studies".

53 Eli Rosenberg e Herman Wong, "This Ivy League Food Scientist Was a Media Darling. He Just Submitted His Resignation, School Says", *Washington Post*, 20 de setembro de 2018, https://www.washingtonpost.com/health/2018/09/20/this-ivy-league-food-scientist-was-media-darling-now-his-studies-are-being-retracted/?utm_term=.4457b7c5cb0b.

54 Michael I. Kotlikoff, "Statement of Cornell University Provost Michael I. Kotlikoff", Cornell University, 20 de setembro de 2018, https://statements.cornell.edu/2018/20180920-statement-provost-michael-kotlikoff.cfm.

55 Gina Kolata, "Harvard Calls for Retraction of Dozens of Studies by Noted Cardiac Researcher", *The New York Times*, 15 de outubro de 2018, https://www.nytimes.com/2018/10/15/health/piero-anversa-fraud-retractions.html.

56 O estudo original, posteriormente retratado, é de A. J. Wakefield, S. H. Murch, A. Anthony, J. Linnell, D. M. Casson, M. Malik, et al., "Ileal Lymphoid Nodular Hyperplasia, Non-specific Colitis, and Pervasive Developmental Disorder in Children", *Lancet* 351 (1998): 637–41. O artigo definitivo que expôs a fraude do estudo é da Editors, "Wakefield's Article Linking MMR Vaccine and Autism Was Fraudulent", *BMJ* (2011), https://www.bmj.com/content/342/bmj.c7452.full.print#ref-2.

57 T. R. Insel e E. M. Scolnick, "Cure Therapeutics and Strategic Prevention: Raising the Bar for Mental Health Research", *Molecular Psychiatry* 11 (2006): 13.

NOTAS 361

58 Um estudo do NIMH, intitulado Clinical Antipsychotic Trials of Intervention Effectiveness (CATIE), comparou medicamentos mais antigos com antipsicóticos atípicos e descobriu que "os medicamentos mais novos não eram mais eficazes ou mais bem tolerados do que os antigos", com a exceção de um, a Clozapina. "Questions and Answers About the NIMH Clinical Antipsychotic Trials of Intervention Effectiveness Study (CATIE) — Hase 2 Results", National Institute of Mental Health, https://www.nimh.nih.gov/funding/clinical-research/practical/catie/phase2results.shtml.

59 Duff Wilson, "Side Effects May Include Lawsuits", *The New York Times*, 2 de outubro de 2010, https://www.nytimes.com/2010/10/03/business/03psych.html.

60 Katie Thomas, "J&J to Pay $2.2 Billion in Risperdal Settlement", *The New York Times*, 4 de novembro de 2013, https://www.nytimes.com/2013/11/05/business/johnson-johnson-to-settle-risperdal-improper-marketing-case.html.

61 Robert Whitaker, *Anatomy of an Epidemic: Magic bullets, psychiatric drugs, and the astonishing rise of mental illness in America* (Nova York: Crown, 2010), 358.

62 Psiquiatra, entrevista pessoal.

63 Esta pessoa prefere permanecer anônima.

64 Para uma incrível história sobre como o antipsicótico certo (neste caso, a Clozapina) ajudou a mudar completamente uma vida, veja Bethany Yeiser's *Mind Estranged: My journey from schizophrenia and homelessness to recovery* (2014).

65 Kitty Farooq et al., "Why Medical Students Choose Psychiatry — A 20 Country Cross-Sectional Survey", *BMC Medical Education* 14, nº 12 (2014), https://bmcmededuc.biomedcentral.com/articles/10.1186/1472-6920-14-12.

66 M. M. Weissman, H. Verdeli, S. E. Bledsoe, K. Betts, H. Fitterling e P. Wickramaratne, "National Survey of Psychotherapy Training in Psychiatry, Psychology, and Social Work", *Archives of General Psychiatry* 63, nº 8 (2006): 925–34, https://www.ncbi.nlm.nih.gov/pubmed/16894069.

67 Allen Frances, entrevista por telefone, 4 de janeiro de 2016.

CAPÍTULO 27: LUAS DE JÚPITER

1 Rita Charon e Peter Wyer, "The Art of Medicine", *Lancet* 371 (2008): 296–97, https://www.thelancet.com/pdfs/journals/lancet/PIIS0140-6736 (08)60156-7.pdf.

2 Belinda Lennox, entrevista por telefone, 29 de dezembro de 2016.

3 S. Guloksuz e J. van Os, "The Slow Death of the Concept of Schizophrenia and the Painful Birth of the Psychosis Spectrum", *Psychology Medicine* 48, nº 2 (2018): 229–44, https://www.ncbi.nlm.nih.gov/pubmed/28689498.

4 Jim van Os, entrevista por telefone, 3 de agosto de 2017.

362 NOTAS

5 No Japão, psiquiatras substituíram o termo *Seishin Bunretsu Byo* (síndrome da mente dividida) por *Togo Shitcho Sho* (transtorno de integração) em 2002. Existem evidências de que essa mudança na nomenclatura abriu melhores canais de comunicação entre médicos e pacientes: antes da mudança, apenas 7% dos psiquiatras sempre compartilhavam o diagnóstico com os pacientes; depois de sete meses, 78% o faziam.

6 Per Bergsholm, "Is Schizophrenia Disappearing?". *BMC Psychiatry* 16 (2016), https://bmcpsychiatry.biomedcentral.com/articles/10.1186/s12888-016-1101-5.

7 A. Lasalvia, E. Penta, N. Sartorius e S. Henderson, "Should the Label Schizophrenia Be Abandoned?" *Schizophrenia Research* 162, nos 1–3 (2015): 276–84, https://www.ncbi.nlm.nih.gov/pubmed/25649288.

8 Minha compreensão do *RDoC* veio de várias fontes, mas foi principalmente compilada de uma entrevista pessoal em 15 de junho de 2015, e de "*Research Domain Criteria (RDoC)*", National Institute of Mental Health, https://www.nimh.nih.gov/research/research-funded-by-nimh/rdoc/index.shtml.

9 Sarah Deweerdt, "US Institute Maintains Support for Diagnoses Based on Biology", *Spectrum*, 9 de maio de 2018. Para saber mais sobre os critérios RDoC, veja https://www.psychiatrictimes.com/nimh-research-domain-criteria-rdoc-new-concepts-mental-disorders.

10 Frederick J. Frese, Edward L. Knight e Elyn Saks, "Recovery from Schizophrenia: With Views of Psychiatrists, Psychologists, and Others Diagnosed with This Disorder", *Schizophrenia Bulletin* 35, no 2 (2009): 370–80, https://www.ncbi.nlm.nih.gov/pmc/articles/PMC2659312/.

11 Linda Geddes, "Huge Brain Study Uncovers 'Buried' Genetic Networks Linked to Mental Illness", *Nature News*, 13 de dezembro de 2018, https://www.nature.com/articles/d41586-018-07750-x.

12 The Brainstorm Consortium, "Analysis of Shared Heritability in Common Disorders of the Brain", *Science* 360, no 6395 (2018), https://www.ncbi.nlm.nih.gov/pmc/articles/PMC6097237/; e Alastair G. Cardno e Michael J. Owen, "Genetic Relationship Between Schizophrenia, Bipolar Disorder, and Schizoaffective Disorder", *Schizophrenia Bulletin* 40, no 3 (2014): 504–15, https://www.ncbi.nlm.nih.gov/pmc/articles/PMC3984527/.

13 Karen Zusi, "Psychiatric Disorders Share an Underlying Genetic Basis", *Science Daily*, 21 de junho de 2018, https://www.science daily.com/releases/2018/06/180621141059.htm.

14 Um desses exemplos vem da Oxford University: Belinda R. Lennox, Emma C. Palmer-Cooper, Thomas Pollack, Jane Hainsworth, Jacqui Marks, Leslie Jacobson, "Prevalence and Clinical Characteristics of Serum Neuronal Cell Surface Antibodies in First-Episode Psychosis: A Case-Control Study", *Lancet Psychiatry* 4, no 1 (2017): 42–48, https://www.thelancet.com/journals/lanpsy/article/ PIIS2215- 0366%2816%2930375-3/fulltext.

15 Moises Velasquez-Manoff, "He Got Schizophrenia. He Got Cancer. And Then He Got Cured", *The New York Times*, 29 de setembro de 2018, https://www.nytimes.

com/2018/09/29/opinion/sunday/schizophrenia-psychiatric-disorders-immune-system.
html.

16 F. Dickerson et al., "Adjunctive Probiotic Microorganism to Prevent Rehospitalization
in Patients with Acute Mania: A Randomized Control Trial", *Bipolar Disorders* 20, nº 7
(2018): 614–21.

17 Emily G. Severance et al., "Probiotic Normalization of *Candida albicans* in Schizophrenia:
A Randomized, Placebo-Controlled Longitudinal Pilot Study", *Brain Behavior and
Immunity* 62 (2017): 41–45.

18 Erick Messias, Chuan-Yu Chen e William W. Eaton, "Epidemiology of Schizophrenia:
Review of findings and myths", *Psychiatric Clinics of North America* 8, nº 9 (2011): 14–
19, https://www.ncbi.nlm.nih.gov/pmc/articles/PMC3196325/.

19 Obrigada, Dr. William Carpenter, pela dica. Erick Messias, Brian Kirkpatrick e Evelyn
Bromet, "Summer Birth and Deficit Schizophrenia: A Pooled Analysis from Six
Countries", *JAMA Psychiatry* 61, nº 10 (2004): 985–99, https://jamanetwork.com/
journals/jamapsychiatry/fullarticle/482066.

20 Steven Hyman, entrevista por telefone, 10 de fevereiro de 2017.

21 Aswin Ekar et al., "Schizophrenia Risk from Complex Variation of Complement
Component 4", *Nature* 530 (2016): 177–83, https:// www.nature.com/articles/
nature16549.

22 Lisa Girard, "Single-Cell Analysis Hits Its Stride: Advances in Technology and
Computational Analysis Enable Scale and Affordability, Paving the Way for Translational
Studies", Broad Institute, 21 de maio de 2015, https://www.broadinstitute.org/news/
single-cell-analysis-hits-its-stride.

23 Stephen S. Hall, "Neuroscience's New Toolbox", *MIT Technology Review*, 17 de junho de
2014, https://www.technologyreview.com/s/528226/neurosciences-new-toolbox.

24 Mo Costandi, "CLARITY Gives a Clear View of the Brain", *The Guardian*, 10 de abril
de 2013, https://www.theguardian.com/science/neurophilosophy/2013/apr/10/clarity
-gives-a-clear-view-of-the-brain.

25 Ruixan Gao et al., "Cortical Column and Whole-Brain Imaging with Molecular
Contrast and Nanoscale Resolution", *Science* 363, nº 6424 (2019), https://science.
sciencemag.org/content/363/6424/eaau8302.

26 Dina Fine Maron, "Getting to the Root of the Problem: Stem Cells Are Revealing New
Secrets About Mental Illness", *Scientific American*, 27 de fevereiro de 2018, https://
www.scientificamerican.com/article/getting-to-the-root-of-the-problem-stem-cells-are
-revealing-new-secrets-about-mental-illness.

27 Visitei a instalação e recebi um tour com Guillermo Cecchi e companhia em 16 de novembro de 2016.

28 Thomas R. Insel, "Digital Phenotyping: A Global Tool for Psychiatry", *World Psychiatry*
17, nº 3 (2018): 276–78, https://www.ncbi.nlm.nih.gov/pmc/articles/PMC6127813/.

29 Mark Moran, "U.S. Seniors Matching to Psychiatry Increases for Sixth Straight Year", *Psychiatric News*, American Psychiatric Association, 29 de março de 2018, https://doi.org/10.1176/appi.pn.2018.4a.

30 Carol Peckham, "Medscape Psychiatrist Compensation Report 2018", *Medscape*, 18 de abril de 2018, https://www.medscape.com/slideshow/2018-compensation-psychiatrist-6009671#8.

31 Peckham, "Medscape Psychiatrist Compensation Report 2018".

32 Mary O'Hara e Pamela Duncan, "Why 'Big Pharma' Stopped Searching for the Next Prozac", *The Guardian*, 27 de janeiro de 2016, https://www.theguardian.com/society/2016/jan/27/prozac-next-psychiatric-wonder-drug-research-medicine-mental-illness.

33 David Cunningham Owens e Eve C. Johnstone, "The Development of Antipsychotic Drugs", *Brain and Neuroscience Advances*, 5 de dezembro de 2018, https://journals.sagepub.com/doi/full/10.1177/2398212818817498#articleCitationDownloadContainer.

34 Matt Schiavenz, "Seeing Opportunity in Psychedelic Drugs", *The Atlantic*, 8 de março de 2015, https://www.theatlantic.com/health/archive/2015/03/a-psychedelic-revival/387193.

35 Para saber mais sobre estimulação cerebral profunda, no passado e no presente, veja Frank, *The Pleasure Shock*.

36 Agradeço à psiquiatra de Columbia Cheryl Corcoran, que compartilhou detalhes sobre seu trabalho com estimulação cerebral profunda em nossa entrevista por telefone em 11 de abril de 2017.

37 Benedict Carey, "Fast-Acting Depression Drug, Newly Approved, Could Help Millions", *The New York Times*, 9 de março de 2015, https:// www.nytimes.com/2019/03/05/health/depression-treatment-ketamine-fda.html.

38 "What to Know About Ketamine-Based Drug for Depression and More", *Today*, 6 de março de 2019, https://www.today.com/video/what-to-know-about-ketamine-based-drug-for-depression-and-more-1452994627709.

39 Eric Kandel, "A New Intellectual Framework for Psychiatry", *American Journal of Psychiatry* 155, nº 4 (1998): 457–69, https://www.ncbi.nlm.nih.gov/pubmed/9545989; e Louis Cozolino, *The Neuroscience of Psychotherapy: Healing the social brain,* 2ª ed. (Nova York: W. W. Norton, 2010).

40 Eric R. Kandel, "The New Science of the Mind", *The New York Times*, 6 de setembro de 2013, https://www.nytimes.com/2013/09/08/opinion/sunday/the-new-science-of-mind.html.

41 Niall Boyce, entrevista por telefone, 19 de abril de 2016.

42 Matthew State, entrevista por telefone, 13 de março de 2017.

43 E. Fuller Torrey, entrevista por telefone, 14 de janeiro de 2016.

44 Joel Braslow, entrevista por telefone, 10 de março de 2015.

Notas 365

45 Oliver Sacks, "The Lost Virtues of the Asylum", *New York Review of Books*, 24 de setembro de 2009, de https://www.nybooks.com/articles/2009/09/24/the-lost-virtues-of-the -asylum.

46 Dominic Sisti, Andrea G. Segal e Ezekiel J. Emanuel, "Improving Long-Term Psychiatric Care: Bring Back the Asylum", *JAMA* 313, nº 3 (2015): 243–44.

47 Confirmado por e-mails fornecidos a mim por Dominic Sisti em 29 de abril de 2019.

48 Dominic Sisti, entrevista por telefone, 6 de julho de 2017.

49 Maree Webster, entrevista no Stanley Medical Research Institute Laboratory of Brain Research, 14 de janeiro de 2016.

50 Para um maior detalhamento dos fatores ambientais associados ao desenvolvimento de doenças mentais graves, veja Joel Gold e Ian Gold, *Suspicious Minds*.

51 E. Fuller Torrey e Robert H. Yolken, "Toxoplasma Gondii and Schizophrenia", *Emerging Infectious Diseases* 9, nº 11 (2003): 1375–80, https://wwwnc.cdc.gov/eid/ article/9/11/03-0143_article.

52 Rebecca Pinto e Roger Jones, "Schizophrenia in Black Caribbeans Living in the UK: An Exploration of Underlying Causes of the High Incidence Rate", *British Journal of General Practice* 58, nº 551 (2008): 429–34, https://bjgp.org/content/58/551/429.

53 Um de muitos estudos que demonstraram correlação entre a vida urbana e a esquizofrenia é de James Kirkbride, Paul Fearon, Craig Morgan, Paola Dazzan, Kevin Morgan, Robin M. Murray e Peter B. Jones, "Neighborhood Variation in the Incidence of Psychotic Disorders in Southeast London", *Social Psychiatry and Psychiatric Epidemiology* 42, nº 6 (2007): 438–45, https://link.springer.com/article/10.1007%Fs00127-007-0193-0.

54 John M. Kane et al., "Comprehensive Versus Usual Community Care for First-Episode Psychosis: 2-Year Outcomes from the NIMH RAISE Early Treatment Program", *American Journal of Psychiatry* 173, nº 4 (2016): 362–72, https://www.ncbi. nlm.nih.gov/pubmed/26481174.

55 Agradeço ao Dr. Robert Heinssen, à Dra. Lisa Dixon e ao Dr. John Kane por seus pontos de vista sobre intervenção precoce e RAISE. Para mais informação, veja Robert K. Heinssen, Amy B. Goldstein e Susan T. Azrin, "Evidence-Based Treatment for First Episode Psychosis: Components of Coordinated Specialty Care", National Institute of Mental Health, 14 de abril de 2014, https:// www.nimh.nih.gov/health/topics/ schizophrenia/raise/evidence-based-treatments-for-first-episode-psychosis-components- -of-coordinated-specialty-care.shtml.

56 Para uma maravilhosa análise de alucinação auditiva, veja Charles Fernyhough, *The Voices Within: The history and science of how we talk to ourselves* (Nova York: Basic Books, 2016), 4.

57 Albert R. Powers, Megan S. Kelley e Philip R. Corlett, "Varieties of Voice-Hearing: Psychics and the Psychosis Continuum", *Schizophrenia Bulletin* 43, nº 1 (2017): 84–98, https://academic.oup.com/schizophreniabulletin/article/43/1/84/2511864.

58 Tanya Marie Luhrmann et al., "Culture and Hallucinations: Overview and Future Directions", *Schizophrenia Bulletin* 40, nº 4 (2014): 213–20.

59 Joseph Frankel, "Psychics Who Hear Voices Could Be onto Something", *The Atlantic*, 27 de junho de 2017, https://www.theatlantic.com/health/archive/2017/06/psychics-hearing-voices/531582.

60 Para saber mais sobre a terapia do diálogo aberto, veja Tom Stockmann, "Open Dialogue: A New Approach to Mental Healthcare", *Psychology Today*, 12 de julho de 2015, https://www.psychologytoday.com/us/blog/hide-and-seek/201507/open-dialogue-new-approach-mental-healthcare.

61 Vistei o McLean Hospital em agosto de 2017. Agradeço ao Dr. Dost Ongur e ao Dr. Joseph Stoklosa por me permitir a visita e por dedicar seu tempo a me mostrar suas técnicas.

62 Para uma excelente discussão sobre o efeito placebo e a história, veja Jo Marchant, *Cure: A journey into the science of mind over body* (Nova York: Crown, 2016); Melanie Warner, *The Magic Feather Effect: The science of alternative medicine and the surprising power of belief* (Nova York: Scribner, 2019); e Gary Greenberg, "What If the Placebo Effect Isn't a Trick?" *The New York Times*, 7 de novembro de 2018, https://www.nytimes.com/2018/11/07/magazine/placebo-effect-medicine.html.

63 Daniel McQueen, Sarah Cohen, Paul St. John-Smith e Hagen Rampes, "Rethinking Placebo in Psychiatry: The Range of Placebo Effects", *Advances in Psychiatric Treatment* 19, nº 3 (2013): 171–80.

64 C. E. Kerr, I. Milne e T. J. Kaptchuk, "William Cullen and a Missing Mind-Body Link in the Early History of Placebos", *Journal of the Royal Society of Medicine* 101, nº 2 (2008): 89–99, https://www.ncbi.nlm.nih.gov/pmc/articles/PMC2254457/.

65 Kerr, Milne e Kaptchuk, "William Cullen and a Missing Mind-Body Link".

66 Suzanne White, "FDA and Clinical Trials: A Short History", U.S. Food & Drug Administration, https://www.fda.gov/media/110437/download.

67 J. D. Levine, N. C. Gordon, R. Smith e H. L. Fields, "Analgesic Responses to Morphine and Placebo in Individuals with Postoperative Pain", *Pain* 10, nº 3 (1981): 379–89.

68 Sarah C. Lidstone, Michael Schulzer e Katherine Dinelle, "Effects of Expectation on Placebo-Induced Dopamine Release in Parkinson Disease", *Archives of General Psychiatry* 67, nº 8 (2010), https://jamanet work.com/journals/jamapsychiatry/fullarticle/210854.

69 Dr. Ted Kaptchuk, entrevista por telefone, 18 de janeiro de 2016.

70 Michelle Dossett, Lin Mu, Iris R. Bell, Anthony J. Lembo, Ted J. Kaptchuk e Gloria Y. Yeh, "Patient-Provider Interactions Affect Symptoms in Gastroesophageal Reflux Disease: A Pilot Randomized, Double-Blind, Placebo-Controlled Trial", *PLoS One* 10, nº 9 (2015), https://www.ncbi.nlm.nih.gov/pmc/articles/PMC4589338/.

71 Warner, *The Magic Feather Effect*, 70.

72 E-mail para Susannah Cahalan, 23 de março de 2019.

73 Rossa Forbes, *The Scenic Route: A way through madness* (Rolla, MO: Inspired Creations, 2018), 71. Obrigada, Rossa, por compartilhar a história de seu filho comigo por telefone, também.

EPÍLOGO

1 Rosenhan, "On Being Sane in Insane Places", 397.

2 Florence Keller, entrevista pessoal, 18 de fevereiro de 2017.

3 Julia Suits, *The Extraordinary Catalog of Peculiar Inventions: The curious world of the DeMoulin brothers and their fraternal lodge prank machines — from human centipedes to revolving goats to electric carpets and smoking camels* (Nova York: Penguin, 2011).

4 Lee Ross, entrevista pessoal, 18 de fevereiro de 2017.

5 Uma cópia do discurso de Lee Shulman me foi fornecida por Lee por e-mail em 2 de dezembro de 2013.

6 A história de Jack e seu pai e de sua viagem para a cidade de Nova York veio de várias entrevistas pessoais e por telefone.

ÍNDICE

A

Aaron T. Beck, 42
abordagem holística, 26
Abraham Luchins, 129
abusos, 27, 76
afasia de Wernicke, 27
afetividade e altruísmo, 141–142
afogamento simulado, 20
Alan Watts, 157
Al Bandura, 228
alienista, 5
Alois Alzheimer, 27
alucinações, 50
Alzheimer, doença, 7
ambiente de apoio, 163
ambiente urbano, 301
Amos Tversky, 123
análise de texto, 278
análise direta, 161
anosognosia, 8, 256
Anthony David, 5
antipsicóticos, 73–75
antipsiquiatria
   argumentos, 42
António Egas Moniz
   Prêmio Nobel, 175
asilo, 15, 17–18
atendimento comunitário, 180
atirador, 145
autoanticorpos a alvos cerebrais, 8

B

banhos de surpresa, 27
Benjamin Rush, 27
B. F. Skinner, 158
Bill Underwood, pseudopaciente,
   143–154
   alta, 169
Bob Dylan, 157

C

cadeiras giratórias, 27
cadeira tranquilizadora, 27
caixa orgônica, 188
campos de concentração, 76–77
Carl Wernicke, 27
cérebro
   alteração, 147
Charles Manson, 122, 157
Charles Socarides, 133
Charles Whitman, 144–145
   causa biológica, 146
Chris Frith, 28
Clara Kean, 195
clorpromazina, 72
complexo de Édipo, 32
comportamento altruísta, 200
comportamento de trapaça
   confiança, 69
comportamentos pró-sociais
   em crianças, 68
confiabilidade, 214

Índice

convulsões, 25
credulidade psiquiátrica, 39
crise de replicabilidade, 282
cristianismo, 25

D

Daniel Kahneman, 123
Daryl Bem, 124
David Rosenhan
  abandono do estudo, 279
  estudo, 38–46
  filho, 140
  impotência, 95
  internação, 79–86
  livro, 139, 278
  o congelamento, 92
  pesquisas, 279
  reputação, 280
delírio do chapéu de papel alumínio, 194
demência precoce, 30
depressão, 73
desconfiança desenfreada, 287
despersonalização, 44
desumanização dos pacientes, 98
diagnóstico, 5
  nebulosidade, 7
diagnósticos falsos
  seculo XIX, 15
Dick Price, 158
Diederik Stapel, 282
direitos civis
  movimento, 65
direitos humanos, 179
dispositivos de escuta passiva, 296
distúrbio mental
  definição, 136
  DSM-III, 207
  sobreposição genética, 294
distúrbios
  classes, 207
doenças mentais, 4, 60
  apoio restaurador, 164

categorias, 14
condição física, 11
criminalização, 252
dicotomia, 12
doenças impostoras, 38
idiotismo, 14
insanidade, 14
mito, 64–65
pessoas não brancas, 251
presídio, 250
  mulheres, 251
tratamentos atuais, 286
doenças orgânicas do sistema
  nervoso, 29
doenças sem causa e cura, 7
Dorothea Dix, 18
DSM-5, 212–222
DSM-III, 206–210
  diagnostico, 206
  eixos, 206
  tipos de distúrbios, 207
dualismo mente/corpo, 29

E

Edmund Bergler, 133
efeito de consenso falso, 49
efeito placebo, 303–304
ego, 32
Eleanor Maccoby, 123, 280
eletrochoque, 167–168
eletrochoque, terapia, 167–168
Eli Todd, 19
Elizabeth Holmes, 285
Elizabeth Packard, 16
Emil Kraepelin, 29
encarceramento, 252–256
  desconfiança, 255
  despersonalização, 253
  efeitos, 255
encefalite autoimune, 6
epidemia de fraude, 285
epidemia de opiáceos, 7

erro de julgamento
  médicos, 151
erro fundamental de atribuição, 49
Ervin Staub, 200
Esalen Institute, 157
escravidão, 14
escravo
  disestesia etiópica, 14
  drapetomania, 14
  preguiça patológica, 14
especialista em insanidade, 17
esquizofrenia, 30, 64, 73
  conceito amplo, 293
  fatores sociais, 301
  julgamentos culturais, 302
  pesquisa genética, 286
  tipo residual, 99
estágio fálico, 32
esterilização forçada, 31
estigma dos diagnósticos de
      doenças mentais, 112
estrutura familiar, 35
estudo de Rappaport, 163
estudo de Rosenhan
  críticas, 185
  distorções, 201
  erros, 183–186
  pseudopacientes, 120–128
  treinamento, 230
estudo sobre obediência, 68
eugenia, 31
exames por imagens
  cérebro, 146
exames preventivos, 8
exorcismo, 26
experimento do joão-bobo, 228
experimento do marshmallow, 147
  replicação, 283

F

falibilidade da crença, 49
False Claims Act, 287

feministas, 15–16, 136
fenotipagem digital, 296
filosofia do tratamento moral, 19
Florence Keller, 57
Frank "Lewis" Bartlett, 198
fraude acadêmica, 285

G

generosidade, 142
Gestalt, 160–161
glioblastoma, 145
gregos antigos, 25
guerra às drogas, 297
Guerra do Vietnã, 59
Guerra Fria, 62

H

habeas corpus, 16, 153, 184
Harry Lando, pseudopaciente, 226–240
  internação, 233–236
Henri Laborit, 72
hindus, 25
hipótese do feedback facial, 282
histeria, 14
  sufragistas, 14
homossexualidade
  direitos, 134–135
  doença mental, 132–138
  psicanálise, 133
  tentativas de "cura", 133–134
hospício
  raiva, 107
hospital psiquiátrico
  arquitetura, 84–85
  hierarquia, 101
Humphry Osmond, 83–84

I

id, 32
ideação suicida, 196
ilha Blackwell, 17–24

372 ÍNDICE

Charles Dickens, 20
Iluminismo, 98
infecções, 4
insanidade, 187
  definições, 15
Institute of Living, 159
intensa religiosidade, 279
interesses religiosos, 16
internação, 87–89
inveja do pênis, 32
irracionalidade, 26
It´s All in Your Mind, programa de TV
  David Rosenhan, 245

J

James Watts, 175
Janet Malcolm, 33
Jeffrey Lieberman, 132
Joan Baez, 157
John Carreyrou, 285
John F. Kennedy, 174, 177
John Fryer, 135–138
judaísmo, 25
Julian Silverman, 161–162

K

Kathleen "Kick" Kennedy, 175
Ken Kendler, 212
Ken Kesey, 158
Kiyoshi Izumi, 84–85
Kurt Schneider, 30

L

Lady Rosina, 15
Lee Ross, 48, 124
Lei da Comunidade de
    Saúde Mental, 178
liberdades civis, 256
linguagem de diagnóstico, 29
Linus Pauling, 158
lobotomia, 167, 228

loucura, 5
  causas, 25–29
  iluministas, 26
  influência do ambiente, 84
  origens genéticas, 31
  religião, 26
  sobrenatural, 25
Louis Pasteur, 22
LSD, 83
Lyndon Johnson, 178

M

Mad in America, blog e livro, 287
mãe esquizofrenogênica, 35
mãe-geladeira, 35
Marcie Kaplen, 137
Martin Seligman, 270
Mary Peterson, 268–269
Maury Leibovitz, pseudopaciente, 272
medicamentos psiquiátricos, 286
medicina
  progresso, 9
médicos
  arrogância, 44
médiuns, 302
melanoma, 9
método do picador de gelo, 175
Michael Meade, 4
  cérebro, 4
Michel Foucault, 63, 98
  olhar médico, 98
mídia, 131–132
Mike Murphy, 158
modelagem do comportamento, 228
Mollie Rosenhan, 79–80
movimento antiautoridade, 63
movimento antipsiquiatria, 65, 173
movimento antivacina, 286

N

Nancy Horn, 260–261
nazistas, 31

campos de extermínio, 76
neokraepelinianos, 205
neurociência, 9
neurologia, 29
neurose institucional, 77
niilismo diagnóstico, 35

O

On Pseudoscience in Science, artigo, 186
orientação sexual, 134–136

P

Paul Eugen Bleuler, 30
peonagem institucional, 198
permeabilidade existencial, 195
Perry London, 271
p-hacking, 282
Philippe Pinel, 19, 254
Philip Zimbardo, 51, 283
poses de poder, 282
preocupados crônicos, 33
prevenção, 22
prisões
  ritos de humilhação, 253
  subdiagnosticação, 255
  terapia, 254
probióticos, 295
profecias autorrealizáveis, 63, 110
Projeto de Reprodutibilidade, 283
pseudopacientes
  inventados, 277
psicanálise, 32, 288
psicologia
  anormal, 69
  intuitiva, 49
  social, 282
psicose, 7, 9, 166
  maníaco-depressiva, 30
  unitária, 14, 175
psicoterapia, 298
psiquiatria, 3

correntes, 132
dependência de drogas, 72–73
diagnóstico, 3
diferenças cruciais, 8
empresas farmacêuticas, 286
ferramentas, 3
Johann Christian Reil, 26
linguagem, 73
publicação acadêmica, 282

Q

queima em fogueiras, 26

R

raça e gênero, 214
R. D. Laing, 64, 157, 160–161
reação anticientífica, 286
reações autoimunes, 4
realismo ingênuo, 49
reforma penitenciária, 284
reificação dos diagnósticos
    psiquiátricos, 212
remedicalização, 208
René Descartes, 26
revolução da pesquisa em
    neuroquímica, 146
Risperdal, 287
Robert Galbraith Heath, 133
Robert Spitzer, 136, 187–190
  David Rosenhan, 189–192
Robert Woodruff, 203
Robin Winkler, 129
Ronald Reagan, 42, 133
Rosemary Kennedy, 174–177
  lobotomia, 175–176
    consequências, 176
  nascimento, 174
  sociabilidade, 174
Roy Porter, 26
Russell Barton, 77

S

sacrifícios, 25
Sandra Bem, 124
San Francisco General Hospital, 231
sanidade, 187
santuários sem medicamentos, 163
saúde mental
  privatização, 179
Science, revista, 129, 186
Segunda Guerra Mundial, 31, 32, 68
sífilis, 28–29
  encefalite autoimune, 29
Sigmund Freud, 32, 164
  conflito subjacente, 33
síndrome cardíaca X, 7
síndrome da morte súbita infantil, 7
síndrome de ansiedade, 293
síndrome de Ehlers-Danlos, 247
síndrome de Guillain-Barré, 50
síndrome de Munchausen, 37
síndrome psicótica, 293
sintomas de primeira ordem
    da esquizofrenia, 194
Sir Edward Bulwer-Lytton, 15
sistema imunológico
  vínculo com o cérebro, 294–295
sobreviventes psiquiátricos, 163
sofrimento, 5
Solomon Asch, 97
Soteria House, 163
Souhel Najjar, 12
Stanley Milgram, 68
suicídio, 26
superego, 32

T

TDAH, 215
tempo de autointeresse, 228
teoria da autopercepção, 124
teoria da infecção focal, 31
teoria da rotulação, 96

teoria da rotulação social, 63
teoria do esgotamento do ego, 282
terapia de coma insulínico, 159–160
terapia de confronto, 263
terapia de conversa, 298
terapia de conversão, 133
terapia de diálogo aberto, 302
terapia de regressão, 263
terapia eletroconvulsiva
  ECT, 168
testes de choque
  contestação, 283
Thomas Szasz, 129
tortura, 20, 26
traços de personalidade, 97
transinstitucionalização, 251
transmissão de pensamentos, 194
transtorno bipolar, 30
transtorno da personalidade
    sociopata, 133
transtorno de estresse
    pós-traumático, 177
  veteranos, 136–138
transtorno de personalidade
    autodestrutiva
  feministas, 136–138
transtorno obsessivo-compulsivo, 73
transtorno psicótico não
    especificado, 195
transtornos do espectro psicótico, 294
tratamento moral, 150
trepanação, 25

V

vacinas, 8

W

Walter Freeman, 175
Walter Mischel, 123, 147
workhouses, 18
Wyatt versus Stickney, ação, 179

PERMISSÕES

Página 88: Extraído dos prontuários médicos do Haverford State Hospital. Arquivos pessoais de David Rosenhan. Permissão concedida por Florence Keller e Jack Rosenhan.

Página 97: Extraído dos prontuários médicos do Haverford State Hospital. Arquivos pessoais de David Rosenhan. Permissão concedida por Florence Keller e Jack Rosenhan.

Página 112: Extraído dos prontuários médicos do Haverford State Hospital. Arquivos pessoais de David Rosenhan. Permissão concedida por Florence Keller e Jack Rosenhan.

Página 127: Trecho do questionário. Arquivos pessoais de David Rosenhan. Permissão concedida por Florence Keller e Jack Rosenhan.

Página 135: Trecho manuscrito do discurso de John Fryer. John Fryer, "Speech for the American Psychiatric Association 125th Annual Meeting", sem data, John Fryer Papers, Collection 3465, 1950–2000, Historical Society of Pennsylvania (Filadélfia). Permissão concedida por Historical Society of Pennsylvania.

Página 141: Trecho dos esquemas de David Rosenhan. Reproduzido com permissão de Jack Rosenhan.

Página 141: Trecho do anuário. Universidade Stanford, *Stanford Quad, 1973*. Impresso, Arquivos da Universidade Stanford. Reproduzido com permissão da Universidade Stanford.

Página 170: Prontuário médico de "William Dickson". Permissão concedida por Bill Underwood para publicação.

Página 194: Extraído dos prontuários médicos do Haverford State Hospital. Arquivos pessoais de David Rosenhan. Reproduzido com permissão de Florence Keller e Jack Rosenhan.

376   PERMISSÕES

Página 196: Extraído dos prontuários médicos do Haverford State Hospital. Arquivos pessoais de David Rosenhan. Reproduzido com permissão de Florence Keller e Jack Rosenhan.

Página 201: Extraído dos prontuários médicos do Haverford State Hospital. Arquivos pessoais de David Rosenhan. Reproduzido com permissão de Florence Keller e Jack Rosenhan.

Página 201: Extraído dos prontuários médicos do Haverford State Hospital. Arquivos pessoais de David Rosenhan. Reproduzido com permissão de Florence Keller e Jack Rosenhan.

Página 226: Trecho de Harry Lando, "On Being Sane in Insane Places: A Supplemental Report", *Professional Psychology*, fevereiro de 1976: 47–52. Reproduzido com permissão de Harry Lando.

Página 267: Trecho do esquema de David Rosenhan. Reproduzido com permissão de Jack Rosenhan.